U0534613

未 ADR 探索家

失衡的免疫
THE IMMUNE MIND

［英］蒙蒂·莱曼（Monty Lyman）——— 著
王晨——— 译

四川科学技术出版社
·成都·

图书在版编目（CIP）数据

失衡的免疫 /（英）蒙蒂·莱曼著；王晨译. --
成都：四川科学技术出版社，2025.4. --（前沿科学新
知丛书）. -- ISBN 978-7-5727-1743-7
Ⅰ. R392-49
中国国家版本馆 CIP 数据核字第 2025LM0807 号

著作权合同登记图进字 21-2025-042
THE IMMUNE MIND by Monty Lyman.
Copyright © Monty Lyman 2024
Published by arrangement with INTERCONTINENTAL LITERARY AGENCY LTD, through The Grayhawk Agency Ltd.
Simplified Chinese edition copyright © 2025 by United Sky (Beijing) New Media Co., Ltd.
All rights reserved.

失衡的免疫
SHIHENG DE MIANYI

著　　者	［英］蒙蒂·莱曼
译　　者	王　晨
出 品 人	程佳月
责任编辑	万亭君　唐晓莹
选题策划	联合天际·边建强
责任出版	欧晓春
封面设计	何　睦　王喜华
出版发行	四川科学技术出版社
	成都市锦江区三色路 238 号　　邮政编码 610023
	官方微博：http://weibo.com/sckjcbs
	官方微信公众号：sckjcbs
	传真：028-86361756
成品尺寸	155mm × 230mm
印　　张	18.5
字　　数	336 千
印　　刷	北京联兴盛业印刷股份有限公司
版次 / 印次	2025 年 4 月第 1 版　2025 年 4 月第 1 次印刷
定　　价	68.00 元

ISBN 978-7-5727-1743-7
版权所有　翻印必究
本社发行部邮购组地址：成都市锦江区三色路 238 号新华之星 A 座 25 层
电话：028-86361758　邮政编码：610023

本书若有质量问题，请与本公司图书销售中心联系调换
电话：010 - 52435752

未经许可，不得以任何方式
复制或抄袭本书部分或全部内容
版权所有，侵权必究

献给罗伯、汉娜和菲恩

作者按

有时，我不得不向家宴上的客人解释，医学生毕业时并不是必须宣读《希波克拉底誓言》[1]，听到我的回答，他们总是略感失望地轻叹一声。不过，这一古老誓言仍是许多现代医学伦理准则的基础，包括保护患者隐私的神圣性："在治疗过程中，甚至在治疗之外，我所看到或听到的与患者生活有关的事情，皆是绝不可外传之事，我将保守秘密。"在本书中，我已通过多重谨慎措施保护患者的隐私——姓名、特征和地点都已经过处理。

虽然我的临床和研究兴趣是探索大脑、免疫系统和肠道微生物如何相互作用，但并没有机构或利益因素驱使我去推广特定的检测或治疗方案。对于这个令人着迷的新兴领域，通过详细地研究以及对世界各地专家和患者的采访，我形成了自己的看法，而且这些看法与我本人所属机构——英国国民健康服务体系、牛津大学精神病学系和林肯学院的主张完全不同。虽然我写这本书的目的是希望它可以改善人们的生活和健康状况，但个性化的医疗建议应该来自你的医生。

---

[1] 《希波克拉底誓言》对现代医学界有着深远的影响，至今被一些国家和地区作为医学生毕业或医生执业宣誓的文本。——译注（后文如无特殊说明，均为译注）

序言

我今天心情很糟糕,感觉自己很蠢,我讨厌所有的人和所有的事。

(来自达尔文写给查尔斯·莱尔的信,1861年10月1日)

"这周过得不太顺。"艾玛说。我停顿了一两秒。我做错了什么吗?原本一切都进行得非常顺利。她的病症一开始很简单,现在我却需要重新思考我此前所学的关于心理健康的一切。

那是我接受精神病学专业培训的第一年,艾玛是我的第一批接受认知行为疗法[1]的患者之一。不久前,我接受了这种心理疗法的基础培训,最后阶段是治疗一名重度抑郁障碍(大多数人称之为"抑郁症")患者。一共有12个疗程,每周一次,每次诊疗后,都有一位资深临床医生对我进行指导。艾玛是一位40多岁的财务顾问,10多年来饱受严重抑郁症的困扰。通常情况下,她充满了活力,她经常从她位于牛津市中心的联排别墅出发,乘飞机前往世界各地与客户会面。而且她玩起来和工作一样不遗余力,一半的空闲时间用来参加伦敦的派对,另一半的空闲时间则用来带着她那只漂亮的迷你贵宾犬在牛津郡绿树成

---

[1] 一种以实证研究为基础的心理治疗方法,旨在通过改变个体的不良认知模式和适应不良行为来缓解情绪困扰,改善心理问题。其核心理念是:认知、情绪和行为三者相互影响,调整其中一方可以带动整体的改变。

荫的户外漫步。她的抑郁症状总是"突如其来……像是落下一道帷幕……发作之后,生活就像蒙上了一层颗粒状的黑白滤镜一样"。

由于疫情,第一次会诊我们是通过视频连线进行的。当时她的情况很糟糕,整个人陷入极度痛苦的状态之中,她认为自己在工作上一无是处,在生活中也不讨人喜欢。她平日里的那些热情和干劲儿全都消失了,无法从任何事情中获得乐趣,就连她最喜欢的喜剧节目也让她笑不出来了。每次会诊前,艾玛都会将她的抑郁评分输入医院的在线系统,然后我会在整个治疗过程中关注并研究她的抑郁评分。分数是根据患者健康问卷结果计算得出的,该问卷可对患者的抑郁症状进行评估,具体如下:情绪低落、体验快乐的能力下降(快感缺失)、疲劳、睡眠问题、食欲改变、注意力下降、负罪感、行为迟缓和自杀念头。除了最后一项,她在其他方面的得分都相当高,最终得到18分(满分27分),代表她的抑郁程度为中重度。

令我高兴的是,在接下来的几周里,这个分数开始下降。更重要的是,伴随这项相对武断的症状评分的下降,艾玛的主观体验也出现了改善。事实上,她看到自己的情绪缓慢而稳定地好转,深受鼓舞。艾玛发现,认知行为疗法这种务实的方法很适合自己:从寻找积极的证据来"审判"她的消极思维模式,到参加有意义的活动(而且频率越来越高)。看到这些转变真的太好了,但我必须承认,我的安全感和满足感主要来自我在每次会诊前收到的数字(她的抑郁评分)。也许量化带来的幻觉有助于缓解我对自己初涉心理健康领域的不安全感。我涉足心理健康领域的时间很晚。在医学院读书时,我一直想象自己会成为传染病学、皮肤病学或风湿病学等涉及免疫学领域的专家。这些学科领域的专家深入研究了生物学中一个极为复杂的系统:免疫系统。

序言

我喜欢组成人体免疫大军的各种微小群体的野蛮之美。免疫细胞识别和消灭病原菌的方式也令我着迷。就其本质而言，免疫系统犹如一个被持续数千年的微生物战争微调过的军事组织。我甚至在攻读医学学位期间拿到了免疫学硕士学位，课题是研究新发现的免疫细胞（固有淋巴细胞）在接触到少量细菌或病毒时如何作出反应。

但在我获得实习医生资格后不久，我决定转到精神科。尽管这是一个不完美的学科，有着曲折的发展历史，但当我看到那些睿智而富有同情心的精神科医生利用自己的专业知识帮助患者积极改变其人生时，它有着令人抗拒不了的吸引力。我希望自己能与患者并肩作战，将他们作为独立的个体对待，并从心理学、生物学和社会学的角度帮助他们。而我与艾玛的经历似乎验证了这一点。

然而，事情到了第7周就变得不一样了。在会诊前的几分钟，我登录了医院的在线系统，脑子里充满了乐观的多巴胺，因为我预计艾玛的评分会低于上周的8分。电脑屏幕上闪现出她的数据图表：6周以来稳步改善，随后急剧上升到16分。这和她刚开始接受治疗时的评分很接近。"这周过得不太顺。"她在会诊开始时说。短暂的停顿后，我询问原因。"噢，我只是又感染了新冠……"

值得庆幸的是，她的症状不严重，而且只持续了几天。当12个疗程的认知行为治疗结束时，我们一起携手应对的抑郁问题已经完全得到解决。然而，一个看似无关紧要的想法在我的脑海中挥之不去：病毒感染为何会出现中重度抑郁症的症状？我回想了一下自己最近一次患上流感时的症状：情绪低落、快感缺失、嗜睡、疲倦，以及食欲减退。事实上，人们在感染急性期经历的一些症状似乎更多是精神上的，而不是身体上的。无论你染上的是新冠、霍乱，还是普通感冒，都存在疾病行为，即我们对抗感染时的感受和行为。你的免疫系统似乎正在动员你的大脑，让它做出有助于抵抗疾病的行为：主要是包裹住身体，然后躺在床上。事实上，一个越来越被接受的假设是，疾病行为不仅为个体提供了生存优势（节省能量以击退病毒），也能为整个群体的健康提供益处：让你感到低落、孤独和疲倦的精神状态会阻止你去参加聚会，从而避免你将病毒"共享"给一起狂欢的人。

但在艾玛的故事中，还有另一件事一直萦绕在我的心头。第一次会诊时，当我试图探究她此前抑郁症复发的原因时，她脱口而出："这有点儿奇怪，每当我的抑郁症复发或者有压力时，湿疹就会发作。"她卷起套头衫的袖子，露出一截红肿的手臂。正是在这里，在这个相当不起眼的接受认知行为疗法的抑郁症病例研究中，我第一次看到了免疫系统和心智之间的某种"双向"关系。艾玛的免疫系统动员了她的大脑——更确切地说，是动员了她负责思考和感受的心智——来帮助应对病毒感染；而她的心智也激活了她的免疫系统，引起皮肤炎症。

在本书中，我将探索这门令人兴奋的新科学，揭示免疫系统与心智联结的力量，当它们出现异常时会发生什么，以及我们如何利用这些知识来改善我们的身心健康。除了大多数人在某一时刻都体验过的疾病行为，医生们在很久以前就观察到了免疫系统可能会以其他方式影响精神状态，从体弱者和老年人中常见的幻觉和急性谵妄，到未接受治疗的艾滋病患者和淋病患者表现出的多种（且往往是极端的）精神症状。但在医学界，免疫系统会导致或加重精神障碍的观点尚未形成共识。即使在今天，当我告诉其他医学专业人士，我的临床和研究兴趣涉及心智和免疫系统之间的关系时，他们也常常露出半是怜悯半是疑惑的表情，仿佛我正在专攻伪科学。医学界的保守派对"免疫系统与心智之间存在联系"这一观点的抵触情绪更强烈。在写下这些文字的一周前，一位退休的精神科医生在一次晚宴上建议我："把它归入'有趣但不合情理'的类别……你这是在浪费时间，小伙子！"正如我们即将看到的那样，人们之所以不愿意探索身心之间的联系，根源在于被称为"身心二元论"的思维方式：身体是一台实体机器，而心智是完全独立的存在。我倾向于将身体各个器官看作一辆汽车的独立部件——为特定的目的而精心打造，直到最后一刻才被组装起来。例如，胃是食物搅拌器，心脏是血泵，两个系统可能为同一个目的协同工作，也可能相互影响。这种复杂的协作关系挑战了传统医学对器官系统的简单划分。

在本书中，我想移除存在于我们心智和身体之间的那道屏障。我所说的"我们"主要指的是启蒙运动后的西方文化传统和医学学术传统。我这样做首先是因为我自己也根植于这两种传统之中。但同时，我也认为，尽管过去两个世纪以来西方医学界取得了诸多惊人的发展，但代价是对人类心理学的混乱视而不见。我认为，我们的社会完全误解了身心之间的关系。这种误解产生的影响不仅仅是学术上的，还给人们带来了原本可以被预防和缓解的伤害。越来越多的人正在经历（越来越多的医生也认识到）那些无法与特定器官或科室明确关联的症状。长期被疾病困扰的人，以及治疗这些疾病的医生，都太容易陷入将某种病症贴上"身体"或"精神"标签的陷阱。对于前者，我们可能低估了心智改变身体的力量以及我们对它的感知。对于后者，我们可能没有意识到我们的心智常常受看不见的生理过程的支配。现实情况是，没有一种精神障碍不是身体上的，而大多数身体疾病都与精神因素有关。我们已经被训练得习惯把疾病归为其中一类，甚至去一家医院看身体疾病，而去另一家医院看精神疾病。我从自己当医生的经验中知道，存在一些隐性和显性的压力使我们迫使患者接受"要么身体有问题，要么精神有问题"的传统诊断，即使我们明显能看出，两个标签中的任何一个都不能完美地适配患者的真实状况。

我一开始写这本书时，打算涉及两个医学领域：免疫学和精神病学。我想探索它们是如何在不同的方向上发展和演变的，以及免疫系统与心智联系背后的新科学如何帮助我们理解心理健康问题。然而，我最终发现了更多。我现在认为，心智和免疫系统不是简单地联系在一起，而是可以被视为同一个系统（我将其称为"防御系统"）的一部分。这个系统的功能是保护我们免遭外部有害因素的伤害，无论这些事物是像熊一样大还是像细菌一样小。免疫系统和大脑共同作用，区分敌友，并对后者作出适当的反应。我认为，将这些看似独立的系统视为一个统一的"超系统"，是一种摆脱身心二元论的清晰易懂的方式，并且有助于形成对人体机能如何工作的更准确的认知。这解释了为什么我们的免疫系统如此频繁地影响我们的思想和感受，以及为什么心理压力和创伤会影响我们身体的免疫大军。对这种防御系统的了解不仅彻底改变了我们对健康的理解，还改变了我们看待和治疗疾病的方式。

现在就和我一起移除那道被人为设置在心智和身体之间的屏障吧！在第一部分"开放心态"中，我们将探索心智和免疫系统之间的奇妙关系，以及人类和微生物世界重要的"外交"关系如何以意想不到的方式塑造我们的心智。它还将帮助我们理解防御系统的概念，而这将有助于我们回答被西方传统医学忽视或避而不答的问题：当我们生病时，为什么我们的情绪和行为会发生变化？为什么目前的许多精神治疗普遍存在局限性？为什么纯粹的心理压力源会激活我们的免疫系统？心态在降低患病风险和康复方面如何发挥作用？我引用了过去10年的惊人发现，这些发现揭示了心智和免疫系统是如何错综复杂地联系在一起的。我们还将看到，人类心智如何被免疫系统的主要目标——微生物塑造。微生物就是肉眼无法看见的微小生物。这些微小生物，包括细菌、病毒及寄生虫等，它们对人类心理健康的影响机理正逐步被我们探究。当我们了解到微生物无处不在的特性时，它们在人类健康中发挥的重要作用或许就不足为奇了。早在人类诞生之前，微生物就已在地球上繁衍生息。并且，我们体内和体表所携带的微生物数量，远远超过我们自身的细胞数量。众多微生物共同构建起一个庞大的生态体系，我们将其命名为"微生物组"。

在本书的第二部分"状况恶化"中，我基于这些关于身心的新认识，探讨了当我们的防御系统出问题时会发生什么：从抑郁到痴呆，从心理压力对身体的影响到病毒后疾病（post-viral disease）[1]症状。我们将看到，现代生活环境与我们的防御系统演化适应的原始环境存在显著差异，而某些精神障碍、过敏和自身免疫性疾病的增加都是防御系统失衡的结果。

最后，在第三部分"重置防御系统"中，我们主要探讨通过重新平衡已失衡的防御系统来改善身心健康的实用方法。

我希望你在阅读这本书时就像在进行一段旅行，从将自己视为一个被困在机器般身体里的灵魂，转变为身心完全交织在一起的个体存在。通过本书中所谈及的历史学、解剖学、哲学和生理学等方面的内

---

[1] 也常被称作病毒感染后综合征，是指在病毒急性感染期结束后，机体仍持续存在一系列健康问题的状况。

容，我希望你能培养出更广阔的人生观，对"身为人类意味着什么"萌生出更深层次的理解，并以宽广的爱善待自己、慷慨对待他人。我们需要保持开放的心态，因为心智本身就是开放的。

目 录

第一部分　开放心态：免疫系统与心智的科学革命　001

  1　两个系统的故事　003
  2　墙上的洞　022
  3　病感　036
  4　超系统的故事　049
  5　心智与微生物　067

第二部分　状况恶化：免疫失衡引发的现代疾病危机　089

  6　误伤友军　091
  7　发炎的心智　111
  8　炎性思维　136
  9　无主之地　151
  10　战争的代价　164

第三部分　重置防御系统：饮食、运动与心理调节　175

  11　抗炎生活　177
  12　吃　182
  13　玩耍　198
  14　爱　214

  致谢　228
  参考文献　230

第一部分

开放心态：免疫系统与心智的科学革命

第一部分　开放心态：免疫系统与心智的科学革命

1

两个系统的故事

神经学和免疫学是如何发展的，又是如何分离的

> 夜晚的航船擦身而过，并在擦身而过时交谈，
> 黑暗中只有信号灯和遥远的声音；
> 同样，在生命的海洋中，我们擦身而过，彼此交谈，
> 只有眼神和声音，然后又是黑暗和沉默。
>
> （亨利·华兹华斯·朗费罗，《神学家的故事》）

神经系统

在牛津高街漫步，迎接你的将是一场感官盛宴。当你沿着它平缓的曲线前行时，你会感觉自己就像在缓慢地展开一幅古老的画卷。高低错落的哥特式尖塔刺破天际线，饱经风霜的雕像神情茫然地矗立在壁龛中，破败的木结构房屋与学院雄伟的石头建筑相映成趣。它们"簇拥"在街道两旁，就像教授们聚在一起拍合照。不过很快，任何穿越时空的错觉都会破灭，因为敞篷旅游巴士载客时发出了刺耳的鸣

003

笛声。

人行道上挤满了迷路的游客和醉醺醺的青年人，他们沿着这座城市的"血管"四处穿行。在这样的喧嚣声中，即使是走完整条高街的当地人，也可能错过从这条繁忙大街两侧延伸出来的许多中世纪小巷。其中一条小巷通往一座古老的五山墙联排别墅，它在几个世纪的变迁中以各种不同的面貌示人，现在是一家名叫"清迈厨房"的高级餐厅。在这里，游客可以品尝到美味的泰国菜，但有些事情他们可能还不知道：当食客切割泰式马沙曼咖喱鸡或者去除冬阴功汤里大虾的虾线时，他们其实遵循了这座建筑悠久的解剖传统。

17世纪中期，这座建筑是托马斯·威利斯[1]医生的工作场所，他在这里接收病逝者的遗体。这位执着探索的医生大部分时间都在牛津及邻近城镇，与其他医生争夺患者资源。另外，威利斯还密切关注当地处决死刑犯的消息。他会在刑场四周守候观察，等待将新鲜尸体运回自己的解剖室。在那里，他会轻轻撬开尸体的颅骨，探索其中神秘的、黏糊糊的结构，并试图绘制出大脑中大部分未知的区域。威利斯得到了一群了不起的朋友的帮助。例如，罗伯特·波义耳[2]建议将解剖后的大脑浸泡在波特酒中，因为这种酒的酒精含量很高，可以保存样本。保存好样本后，威利斯的另一位朋友克里斯托弗·雷恩[3]以前所未有的细节描绘它们，这也展现了他在精密绘图方面的才能，这为他日后成

---

[1] 托马斯·威利斯（Thomas Willis，1621—1675），17世纪英国著名的神经解剖学家、临床神经科学创始人，写有多部医学著作，如《大脑解剖学》（Cerebri Anatome）。

[2] 罗伯特·波义耳（Robert Boyle，1627—1691），现代化学的奠基人，因其同名定律而闻名于世，该定律确定了测量气体的压力和体积之间的关系。——原注

[3] 克里斯托弗·雷恩（Christopher Wren，1632—1723），是英国皇家学会原会长、天文学家和著名建筑师。

为著名的建筑师奠定了基础。

威利斯是一位具有开创性的神经解剖学家,他描述和命名了许多大脑结构,并以令人难以置信的细致程度识别了多条脑神经,为现代医学教科书奠定了基础。他还创造了"neurologia"(神经学)一词,我们由此有了"neurology"(神经病学)这一术语。但也许最重要的是,他还是一位出色的临床医生,并把他在遗体捐献者(在医学教育领域被尊称为大体老师)大脑中的发现与他所观察到的遗体捐献者生前的状况相联系。通过将大脑和行为联系在一起,威利斯认为大脑皮层——构成大脑肥厚外层的灰质——是"人类理性灵魂的主要所在地……也是运动和思想的源泉"。他通过对存在学习障碍个体的大脑皮层尺寸和形状差异的研究得出了这一结论。考虑到当时人们普遍认为大脑皮层是一群聚集起来的血管,对智力来说并不重要,所以威利斯的发现被认为极具革命性。

他还提出思维活动存在于大脑之中,这一点在当时并不明确。到17世纪,对人类的思想源于何处的探索已经进行了数个世纪,并且在当时这仍然是激烈争论的话题。威廉·莎士比亚在其剧作中生动地呈现了这场争论:"告诉我,想象孕育于何处……是在心脏还是在头颅中?""心脏派"和"头颅派"各有一位德高望重的古希腊哲学家兼科学家来支持自己的主张。亚里士多德在很多事情上都是正确的,他认为思维活动在心脏中进行,并将大脑归入某种冷却系统;而盖伦认为思维活动存在于充满液体的脑室内。虽然盖伦的观点更接近事实,但两人都不正确。威利斯在17世纪40年代进入医学院学习,这意味着他将要花费大约14年时间死记硬背亚里士多德和盖伦的著作。然而,他的好奇心无法依靠纯粹的思索或者机械地重温经典来满足,因此,他必须观察真实的人,用双手接触真实的人体,在实践工作中增长见识。

威利斯的许多惊人发现都发表在他1664年出版的《大脑解剖学》一书中。我前往牛津大学圣约翰学院的特别收藏档案馆,查阅了那里保存的一本初版书。当我在图书管理员的密切注视下小心翼翼地翻阅书页时,我惊讶地发现现代教科书对其中的细节增添得如此之少,同时对其中的艺术性削减得又如此之多。雷恩对大脑下侧的描绘就像他后来对大教堂穹顶的描绘一样,注入了同样的精力和敬畏之心。《大脑解剖学》是一部开创性的出版物,甚至可以说,1664年标志着"头颅派"的胜利——人类的思想、情感和运动都发源于颅骨之内。

威利斯的解剖学和临床发现也为神经科学领域的进一步发展铺平了道路。19世纪初,英国解剖学家查尔斯·贝尔(Charles Bell)和法国生理学家弗朗索瓦·马让迪(François Magendie)各自发现,特定神经负责向脊髓传递感觉信号,而其他神经负责传递运动冲动。19世纪末,显微镜和细胞染色技术的进步使西班牙神经科学家圣地亚哥·拉蒙·卡哈尔(Santiago Ramóny Cajal)能够发现并系统描述出大脑和神经系统其他部分的构成部件:神经元。神经元(又称神经细胞)是一种特殊的细胞,通常由三部分组成:细胞体(包含神经元的DNA以及大部分细胞结构和功能)、树突(将外界信号传导至细胞体的树状突起)和轴突(将细胞产生的电信号向外传递的长索状突起)。由拉蒙·卡哈尔绘制的神经细胞树状突起结构的精美插图是科学史上著名的插图之一。到20世纪初,人们已经知晓神经元是构成大脑、脊髓和周围神经的细胞,而且它们对电流敏感,可以向彼此传递电信号。另一项重大发现是,一个神经元的轴突并不直接接触下一个神经元的树突,相邻神经元之间被一个微小的间隙隔开,这种接触结构被称为"突触"。当电脉冲到达第一个神经元的末端时，它会导致一种叫作"神经递质"的化学物质释放。这些神经递质穿过突触，激活下一个神经元，然后按照同样的方式激活下下一个神经元，以此类推。这样的解剖学和生理学框架为现代神经科学奠定了基础。

当我们将这些构成正常功能的大脑的要素组装在一起时，会发现我们也在为身体注入活力。神经元连接在一起形成一套复杂的电活性组织网络，就像某种电路板一样，统称为"神经系统"。它可以分为由大脑和脊髓组成的中枢神经系统，以及由这些结构之外的神经组成的周围神经系统，后者分布于整个人体。周围神经系统本身又分为两个主要部分，即躯体神经系统（负责向大脑传递感觉信息和控制自主运动）和自主神经系统（负责控制大部分无意识的身体功能，从呼吸到"战斗或逃跑"反应等）。

为了说明神经系统为什么重要，你先找一张纸。假设你翻动这张纸时心不在焉，食指指尖不小心从纸张的边缘划过。在适当的压力与合适的角度下，这张纸可能会变成"刀片"，切进指尖神经密集的皮肤中。在你感觉到任何疼痛之前——甚至在你还没意识到发生了什么，你的手臂就会迅速抽回。接下来，你会感受到手指传来一阵灼烧般的、跳动的痛感。那么，到底发生了什么？嵌在皮肤中的危险感知受体（痛觉感受器）被激活，并通过受体所连接的神经元（感觉神经）的表面发送电化学信号。该信号以大约每秒20米的速度传播，很快抵达脊髓。在那里，电化学信号遇到突触，并通过突触将信号传递给不同方向的神经。一些电脉冲从感觉神经传递到运动神经，从而激活手臂上的肌肉，使你的手在任何神经脉冲都未抵达大脑之前从产生刺激的物体上撤回。这是一种条件反射，它是自动的、不假思索的，不需要大脑知道。其他神经脉冲沿着脊髓上行，在神经元之间依次传递，最终进入大脑。

大脑将所有的感官信息（发生了什么，以及发生在身体的哪个部位）与其他背景线索（从你当前的情绪到你对过去类似经历的记忆）整合在一起。然后大脑在你的意识之外作出判定，皮肤防御系统的失守对身体构成了威胁，从而引发警报，让我们感受到疼痛。这种奇迹般的计算过程发生在几毫秒内。在手指被割伤后的两三秒内，你的情绪会很糟糕，对自己运动协调失衡和注意力不集中感到沮丧。之后，你会开始一次学习过程，向自己保证，下次翻页时会更小心。这样的经历有意识地（或在潜意识里）改变了你的行为。

这是教科书中概述的神经系统主要功能的粗略版本：神经系统接收来自身体和环境输入的信息，以有意义的方式整合这些信息，然后针对它们采取行动。它检测某项感官输入的信息是否对身体构成威胁，然后采取相应的行动。神经系统通常被视为一套高度复杂的系统，以大脑作为指挥中心，协调我们的感知能力，控制我们的运动，并激发我们的思想和感受。总而言之，大脑负责决定，身体遵循大脑的决定。

免疫系统

离开曾是威利斯工作场所的泰式餐厅，重新走进高街，向东走2分钟，你会看到一块灰色牌匾，它与一道由"科茨沃尔德石"建造、颜色如蜂蜜般的石墙相呼应，上面还刻有金色铭文：

第一部分　开放心态：免疫系统与心智的科学革命

1655—1668，这里的一栋房子里住着一位名叫
罗伯特·胡克（ROBERT HOOKE）
的发明家、科学家和建筑师，
他制作了一台显微镜，首次观察并描述了细胞结构。

1653年，胡克在牛津大学谋得了一个唱诗班指挥的职位，然后很快被威利斯聘为化学助理。在那里，胡克接触到威利斯所处的才华横溢的博学者圈子，包括罗伯特·波义耳和克里斯托弗·雷恩。这种激发智力的环境培养了他的思想，使他在物理学、古生物学等领域取得了多项科学突破。但胡克最著名的是，他对光学显微镜（当时这种新设备在荷兰刚被发明出来）的使用。1665年1月，即威利斯的医学杰作《大脑解剖学》出版后不到一年，胡克出版了《显微制图》（*Micrographia*）一书。胡克在书中描述了以前从未被发现的微观世界的奇观，这本书后来成为一本科学畅销书。胡克是一位有天赋的画家，他对微观世界（从蚕到单层软木）的详细描绘可以在英国皇家学会的在线档案馆免费观赏。这些插图的配文非常有趣，比如他将跳蚤比作骑士："身穿锃亮的黑色盔甲，盔甲精巧地连接在一起，十分漂亮，而且盔甲表面布满了尖刺。"

《显微制图》向公众揭示了一个肉眼不可见的世界。塞缪尔·佩皮斯（Samuel Pepys）称赞它是"我这一生中读过的最具独创性的著作"。这本畅销书也是一部具有里程碑意义的科学出版物，它引入了"细胞"（cell）这个术语，这是所有生命形态的构成单元。胡克也是第一个描述某种特定微生物的人——一种名为"毛霉菌"的真菌。《显微制图》出版10年后，同样富有创新精神（且自学成才）的荷兰科学家安东

尼·范·列文虎克（Antonie van Leeuwenhoek）观察并描绘了会动的微生物——他称它们为"微小的动物"，其中包括人类眼睛看到的第一种细菌。当"科学革命"[1]时期的大多数科学家抬头仰望天空时，这些先行者却低头赞叹着丰富的微生物宇宙。

这些发现为微生物学（研究微观生命的学科）以及免疫学（研究我们的免疫系统及其与这些微生物的相互作用机制的学科）奠定了基础。但发现微生物可以致病是两个世纪以后的事了。如果胡克知道跳蚤是传播鼠疫杆菌的载体，他也许就不会用如此可爱的词语来描述它们了。这种细菌是伦敦大瘟疫的罪魁祸首，在《显微制图》出版后的一年内，这场瘟疫夺去了伦敦四分之一的人口。对于传染性疾病，当时流行的假说是"瘴气假说"，这一假说似乎在人类历史上的大多数文化中占据主导地位。该假说认为，疾病是由受到污染的糟糕空气传播的，而来自希腊语的"miasma"（瘴气）一词就有"污染"的意思。另外，该假说甚至在人类的语言里也留下了痕迹：在英语中，"malaria"（疟疾）一词指的就是"糟糕的空气"。虽然我们现在知道这个假说是完全错误的，但在一个没有人发现微生物存在的证据，也没有理由相信其存在的世界里，"瘴气"是一个合理的推论。

在很久之前，古希腊、希伯来和伊斯兰文明早期文献中就有线索表明，人类可以直接将疾病传染给彼此，但即使到了胡克的时代，"传染理论"也仍未得到普遍认可。然而，大概就在胡克鉴定出第一个细胞的时候，传染病学和免疫学史上的另一场革命正在发生。这场革命并非发生在欧洲的大都会，而是在中国的一个村庄里。有人发现天花

---

[1] 指16—17世纪的欧洲科学革命，哥白尼、开普勒、伽利略、培根、笛卡尔和牛顿等人是这场科学革命的代表人物。

可以预防。方法是什么呢？刮擦感染者天花疮痂处的皮肤或者收集疮痂的脓液，然后将其擦拭或者涂抹在未感染者皮肤上的切口处。这一过程被称为"人痘接种"。事实证明，它可以有效地预防天花。在人痘接种法被发现前，天花的病死率高达30%。人们发现这一方法时还不知道天花病毒的存在，对其起效的免疫机制也一无所知。

人痘接种的首次科学实验在1721年展开。当时，英国驻奥斯曼帝国大使的妻子玛丽·沃特利·蒙塔古夫人回到英国后，成为这种预防天花方法的积极倡导者。蒙塔古夫人曾目睹自己的兄弟死于天花，她本人也感染了天花，虽然保住了性命，脸上却留下许多痘痕。在君士坦丁堡（今伊斯坦布尔），她花了大量时间和当地的妇女相处，了解和记录她们的习俗，其间偶然接触到人痘接种法。她希望自己的孩子能免遭同样的厄运，于是让大使馆的医生查尔斯·梅特兰（Charles Maitland）在君士坦丁堡为她的儿子接种了人痘。当他们回到英国时，她又让医生为她的女儿接种了人痘。接下来，她说服英国王室对人痘接种法的安全性进行试验，并试图劝说威尔士王妃开展人类历史上首批有记载的临床试验。当时，6名死刑犯得到了一个相对诱人的条件，即如果他们同意将天花患者的脓液涂抹在他们皮肤的切口上，那么他们当中幸存下来的人将不用再上绞刑架。所有死刑犯都病了几天，不过后来都康复了，最终被释放。威尔士亲王和王妃很快就给自己的孩子做了人痘接种。从此，人痘接种法开始流行起来。

然而，人痘接种并非没有危险，接种者中会有一小部分死亡。另一位观察力极其敏锐的先驱找到了更安全、更可靠的解决办法。18世纪末，爱德华·詹纳（Edward Jenner）医生在格洛斯特郡的偏远乡村日常巡诊时，他突然意识到预防天花的突破性方法原来每天都在自己眼前发生。穿行于乡间小道时，詹纳发现这里的挤奶女工们是唯一得了天花但皮肤上未留下疤痕的群体。他推测她们可能感染过牛痘——一种流行于牛群的"温和版"天花，对天花产生了免疫力。为了验证自己的猜测，他从染上牛痘的挤奶女工萨拉·内尔姆斯身上的疱疹处提取脓液，然后将其注入当地一个从未感染过天花的男孩詹姆斯·菲普斯手臂上的浅表切口中。6周后，詹纳又将天花患者的疮痂物质注入男孩的手臂。什么也没发生（男孩并未感染天花）。这灵光一现的时刻很快催生出世界上第一种疫苗（"疫苗"的英文"vaccine"来自拉丁语"vaccus"，意思就是"牛"）。

虽然事实证明，即使在完全不了解其工作原理的情况下，疫苗接种也能发挥作用，但我们不会长期摸黑前进。19世纪，疾病的"瘴气假说"被获得广泛认可的"细菌假说"取代。用最简单的话来说，该假说认为，大多数可传播的疾病是由特定微生物的感染引起的。1876年，德国医生、微生物学家罗伯特·科赫（Robert Koch）发现炭疽是由一种特殊的细菌引起的，即炭疽杆菌。后来，他还对其他一些传染性极强的疾病做了同样的研究，如结核病是由结核分枝杆菌引起的，霍乱是由霍乱弧菌引起的。科赫和他的竞争对手路易斯·巴斯德（Louis Pasteur）一起彻底改变了医学界的格局。得益于他们的贡献，人们清楚地认识到传染病是由致病性微生物（我们如今称之为"病原体"）引起的。

在"细菌假说"革命之后，也就是20世纪初，科学家发现了人体如何对这些微生物作出反应：依靠免疫系统。这一成就的重要意义体现在，两位杰出的科学家在1908年因此荣获诺贝尔奖。伊利亚·梅契尼科夫（Élie Metchnikoff）是一位来自乌克兰的科学家，后来在路易斯·巴斯德手下工作，他观察到细菌被一种异常的白细胞（巨噬细胞）吞噬并摧毁。与此同时，保罗·埃尔利希（Paul Ehrlich）和他的同胞罗伯特·科赫一起成功地治疗了白喉，他们没有使用免疫细胞，而是使用了免疫细胞产生的富含大分子蛋白的血浆。埃尔利希将这些大分子蛋白称为"抗体"。

在整个20世纪，好奇的头脑开始用进步的技术探索免疫系统广阔而隐秘的世界，且成果丰硕。随着免疫系统的每一次相互作用被逐一阐明，人们发现它是自然界中极其复杂的网络之一。免疫系统是一支由亿万个不同的细胞组成的庞大军队，它们具有区分"自己"和"非己"的精湛技能，无论"非己"是细菌、寄生虫、病毒、癌细胞还是物体碎片。这些细胞彼此交流——常常跨越相当远的距离，就像一个配合默契的管弦乐团一样启动和控制复杂的防御反应。免疫系统犹如将芭蕾舞演员的平衡技能与海军陆战队精英的攻击力融为了一体。一旦发现入侵者，免疫系统就会用各种残酷的手段摧毁它们：一些免疫细胞会吃掉病原体，一些免疫细胞将它们困在DNA网络中，还有一些免疫细胞会分泌特殊的分子，导致受感染的细胞程序性死亡。免疫系统制造的一些蛋白质会附着在病原体上，阻止它们进入细胞；另一些则会形成"攻击复合体"，并在病原体的侧面打出孔洞，让病原体充满水，然后爆炸。写到这里，我不禁觉得病原体有点儿可怜了。

当罗伯特·胡克在17世纪首次瞥见微观世界时，他无法预见它的庞大。他不知道的是，战争正在他的体内进行。病原体和免疫细胞进行着一场场军备进化竞赛。到20世纪初，我们终于能够解释人体是如何被感染和抵抗感染的了。疫苗的工作原理也变得清晰起来：如果我们的身体暴露于某种失去活性的细菌或病毒中，我们的免疫系统会将其识别为外来物质并立刻开始工作，让身体免遭感染。免疫系统会触发最初的炎症反应，而且从长远来看，它还会记住病原体的特定生物模式和结构。这使免疫系统能够在该微生物再次进入我们体内时迅速消灭它。人们还清楚地看到，免疫系统可以熟练地检测到身体从未见识过的病原体。20世纪80年代，谜团基本被解决。我们大致知道了我们为什么会有免疫系统，以及它是如何工作的。但一位科学家发现，拼图中有一块关键碎片就是无法贴合。

耶鲁大学免疫生物学教授查尔斯·詹韦（Charles Janeway）当时感到沮丧的是，我们仍然无法完全解释疫苗为何有效。20世纪初，疫苗学家希望人们不用再使用爱德华·詹纳发现的脏兮兮的牛脓，而是只注射一种从特定病原体中提取的纯化蛋白。然而，令人惊讶的是，这些靶向疫苗产生的反应微乎其微，甚至没有反应。经过反复实验，有效的疫苗似乎不仅要含有必要的病原体，还要含有在制备过程中使用的某种普通"杂质"——从铝佐剂到石蜡油等。但当詹韦问为什么这些物质对于免疫反应必不可少时，没有人能给出令人满意的回答。詹韦提出，除了拥有区分"自己"和"非己"的受体，还必须有检测威胁的受体。

例如，食物显然是"非己"的，但它通常不具威胁性。我们并不是每次吃墨西哥卷饼时都会引发全面的炎症反应。但疫苗中的杂质是一种威胁，我们的身体可以识别并作出反应。詹韦将这些假设的威胁检测受体称为"模式识别受体"，并认为一定存在一系列由我们的遗传编码制定的受体，它们在进化中诞生和发展，能够识别大多数病原体共有的分子和结构域，称为"分子模式"。模式识别受体本质上是预先设置的"条形码读取器"，负责识别特定的危险模式，然后启动免疫反应。这使得免疫系统的其他要素能够识别特定的病原体，对其作出反应，并最终记住它。詹韦的理论很快就被证明是正确的。1998年，人们发现了一种模式识别受体，它可以识别出多种病原菌外膜共有的一种分子。点燃免疫反应的火花终于找到了。

如今，免疫系统在概念上通常分为两部分：固有免疫系统和适应性免疫系统。固有免疫系统以即时、非特异性的方式对病原体作出反应，由感染部位的免疫细胞启动。适应性免疫系统反应速度较慢，但特异性更强，由能够长时间记住特定病原体的免疫细胞组成。为了更直观地说明这一点，并对免疫系统的工作原理有一个基本的了解，让我们再次回到你被纸张划出的伤口上。

当你心不在焉地将食指指尖划过纸张边缘时，像刀片一样锋利的纸张划伤了你的皮肤。在这个过程中，许多在显微镜下才能看到的微生物会从纸上落入新形成的皮肤切口中。它们中的大多数是无害的，但病原体除外，当它落入皮肤外层下方柔软的结缔组织层中时，会很快被那里的局部免疫细胞检测到。其中就包括巨噬细胞，这是梅契尼科夫发现并命名的一类免疫细胞。巨噬细胞表面的模式识别受体之一会锁定常见于许多细菌细胞壁中的一种分子。这种机制印证了查尔斯·詹韦提出的模式识别受体理论。此时，固有免疫系统已被激活，接下来将发生一场混战。巨噬细胞迅速分泌名为细胞因子的微小的可溶性蛋白。这一类分子对免疫系统至关重要，它们既可以在局部移动，也可以通过循环系统扩散至全身，并与其他免疫细胞相互作用。

免疫系统就像一个"八卦社群"，其主要"语言"之一就是细胞因子。在这种情况下，被激活的巨噬细胞会喷出促炎细胞因子，即引发炎症反应的分子。这些分子将其他免疫细胞（最有名的是中性粒细胞）

动员到受伤部位。这些新动员的细胞将负责清除进入伤口的任何病原体，而且它们还是灾难响应小组，会参与启动后续伤口愈合程序。其他局部免疫细胞也会参与进来。肥大细胞是带有"斑点"的球形细胞，它们是免疫系统的"地雷"。当被激活时，它们会分泌出包含组胺在内的多种强效酶的混合物。这些酶导致皮肤在过敏反应中出现红色风团，但当应对感染时，它们的主要作用是扩张局部血管，为进入"战场"的免疫细胞拓宽通道。最终形成炎症反应：身体对感染和损伤的复杂而强烈的反应。炎症及其影响可以表现为多种形式，这取决于它在体内的位置及持续时间。在皮肤上，我们可以看到炎症的许多典型症状：肿胀、发红、发热和疼痛。

就在这一切发生的同时，巨噬细胞开始做一些令人极为震惊的事情：它扮演起了"士兵"和"战地记者"的双重角色。它首先吞噬细菌，并利用自己储存的强效酶等杀菌物质将病原体融化成由蛋白质构成的混合物。其中一些微小的细菌碎片（抗原）是特定的细菌所独有的。以你被纸张划伤为例，巨噬细胞从你食指指尖的伤口处开始它的旅程，沿着你的手臂穿过淋巴管——这条免疫系统的"高速公路"连接全身各处的淋巴结（其形状、大小与蚕豆十分相似）。这些不起眼的团块（淋巴结）是免疫系统最专业战士的"军事驻地"。巨噬细胞（此时暂时放下武器，扮演起"战地记者"的角色）进入这些堡垒，将入侵细菌的特异蛋白撑在其表面，就像穿着"敌人"的制服一样。在这里，巨噬细胞开始与免疫系统的另一半——适应性免疫系统的成员相互作用。

继续用这样的比喻。免疫系统之后会动员名为T细胞的细胞，它们是免疫系统的"特种部队"。每个T细胞都有一个独特的受体用来识别潜在病原体的特征,而巨噬细胞作为"战地记者",会将加工后的细菌蛋白碎片(抗原)与其表面的特定分子结合,形成"细菌制服—证件照"复合物。不同的T细胞开始从巨噬细胞旁经过,抓住"战地记者"手中的"细菌制服—证件照"复合物,评估它们是否与自己专门对抗的"敌人"匹配。当T细胞的受体与巨噬细胞表面的这个复合物精确匹配时(通常在几个小时后),该T细胞会激活并与巨噬细胞结合在一起。通过一系列极其复杂的相互作用(其中有很多机制我们尚未完全理解),巨噬细胞向这些T细胞展示了此前战斗的"快照"——战斗发生的位置以及敌人的特征。之后,T细胞开始向其他细胞发送信号,并组织其他免疫细胞一起来抵御入侵者。

这一过程还涉及B细胞,它们会产生针对免疫系统检测到的突破皮肤屏障的特定细菌的抗体。这些抗体是一种免疫蛋白,经常被错误地描述成摧毁病原体的"子弹"或"热追踪导弹"。实际上,它们更像是"玩具箭",有一个吸盘可以附着在特定分子上。一旦附着在目标分子上,B细胞要么阻断其受体位点(有效地使其失去功能),要么对其进行标记,让反应较慢但更致命的免疫细胞将其杀死。这种反应的一个更显著的特征是,许多T细胞和B细胞会对特定的细菌形成"记忆",这样一来,如果将来该细菌再次突破人体的外部防御,免疫系统就可以迅速作出反应。

在复杂性方面,只有大脑可以与免疫系统相提并论。然而,令人惊讶的是,这两个系统在某些方面非常相似。它们都致力于区分"自己"和"非己",也能将环境中具有威胁性的线索从非威胁性的线索中筛选出来。从本质上说,无论是处理宏观事物还是微观事物,它们的任务都是识别、作出反应和记忆。当你被纸张划伤时,两个系统都会启动。人们认为，两个如此相似且有着共同目标（防御和生存）的系统可能会相互交流。但直到最近，传统观念还认为大脑和免疫系统是平行存在的。要了解人们是如何陷入这种认知困境的，需要回到17世纪。

分裂的人

让我们回到1664年。托马斯·威利斯出版了他的《大脑解剖学》，次年，罗伯特·胡克的《显微制图》也问世了。在英吉利海峡对岸，一部由另一位文化巨匠撰写的著作刚刚出版，即哲学家勒内·笛卡尔（René Descartes）的《论人》。这本书是在笛卡尔去世14年后才被整理付印的，它在很大程度上是一个将心智归入大脑的哲学案例。笛卡尔认为，人类的灵魂位于松果体中，这是一个微小的松果状结构（"pinea"一词来自拉丁语，意为松果），位于大脑的正中央。将心智归入大脑是一项重大成就——我们可以原谅笛卡尔不知道松果体实际上是一种睡眠周期调节器。

然而，笛卡尔提出的身心二元论至今仍是医学界争论的焦点。他认为，松果体是心智（非物质实体）和身体相互作用的纽带。笛卡尔主张心智和身体在本质上是两种不同的实体：物质的、机械般的身体由非物质的心智控制。这种理论（即笛卡尔二元论）产生的问题比答案还多，例如这两个独立的实体如何实现相互作用。不过，将身体视为一台机器也有好处。通过将心智放到一边，笛卡尔相当于签了一份浮士德式契约[1]，使科学家和医生能够专心研究身体器官，而不必担心人类心智的混乱性和复杂性。尽管笛卡尔的身心二元论有其用处，但它也制造了一个概念性的牢笼，将医学界禁锢在片面的观念中长达几个世纪。心智和身体是独立实体的观念至今仍深刻影响着现代医学界，特别是传统的西方医学界。我们的身体健康由内科医生和外科医生这样的医务人员负责，心理健康由心理学家和精神病学家负责。我们去一家医院治疗身体疾病，去另一家医院看心理问题。

享有豁免权的大脑

"……当然，我们不必担心大脑，因为它享有'免疫豁免'……"这是我在医学院上第一节课时，一位身穿花呢面料外套、戴着圆形眼镜的免疫学家带领我们漫游免疫世界时说的话。免疫系统似乎遍布人体的各个器官和孔道，但大脑是个例外。这位免疫学家向我们解释道，免疫豁免意味着大脑组织太珍贵了，不能让它受到炎症附带损害的影响，因此它既没有常驻免疫细胞，也严格限制外围免疫细胞进入其组织。

这并非只是猜测，而是建立在20世纪各种证据的基础上的。当时的人们早已知道，免疫系统将癌细胞视为"非己"，就像对待病原体一样，因此它在摧毁体内肿瘤方面起着关键作用。20世纪20年代，日本科学家发现，如果将肿瘤细胞植入老鼠体内，免疫系统会迅速对这些细胞发起攻击；但如果将肿瘤细胞植入老鼠的大脑中，它们似乎能

---

[1] 浮士德式契约源自《浮士德》，指以灵魂交换知识或力量的隐喻性协议，暗示短期获益伴随长期代价。

存活下来。免疫系统似乎无法抵达大脑内部。在当时，对于大脑独特的孤立位置，有两种解剖学解释：一种解释是，大脑似乎没有淋巴管，这表明它没有连接到免疫系统网络。另一种解释是，血脑屏障限制了免疫细胞及大分子物质的跨膜转运。血脑屏障是我们血液循环和大脑之间的一道厚厚的多细胞壁，一些分子较小的化学物质能够以被动扩散的方式穿过它，酒精和咖啡因就不需要过多介绍了。但除此之外，较大的分子和细胞无法穿透它，比如免疫系统的分子和细胞。过去，人们普遍认为，只有在血脑屏障的灾难性破坏导致严重疾病的情况下，大脑内的免疫活动才会发生。

大脑和免疫系统之间的这道屏障既是概念上的，也是结构上的。虽然神经系统（大脑、脊髓和周围神经）和免疫系统发挥相似的作用，但人们过去一直认为它们是独立的系统，用来抵御完全不同的威胁。人们的理解是，大脑利用感官来识别和应对"宏观"威胁，比如狮子的吼叫声，看到敌对部落的人手持长矛向你冲来，或者手在平底锅把手上停留太久而感受到的灼热。而免疫系统负责留意"微观"威胁。在人们的眼中，这两个系统就像陆军和海军。它们有着共同的首要目标——防御，但实现方式差异很大，战斗场所也截然不同。总而言之，这两个系统很像，但又相互独立。确实，我们的大脑和免疫系统有什么理由需要协同工作呢？为什么我们的心理健康会受到免疫防御的影响？这些疑问长期以来一直牢牢地掌控着医学界。在医学院，我的神经科学和心理学教科书没有丝毫笔墨涉及免疫系统。同样，我最爱的《詹韦免疫生物学》(*Janeway's Immunobiology*) 一书也没有提到大脑或心智。

当托马斯·威利斯和罗伯特·胡克在一天结束坐下来分享他们的发现并提出理论时，我怀疑他们是否充分了解他们发现的重要性。威利斯精心照料"神经科学"这根藤蔓，它将结出神经学、精神病学和心理学三个果实。胡克则种下一粒微小的种子，后来它长出微生物学和免疫学这两个分支。然而，随着这些分支学科不断发展，它们遵循了由笛卡尔构建的身心二元论的框架，对免疫系统和心智的研究朝着不同的方向发展。几个世纪以来，人们认为这些系统没有理由联系在一起，但正如我们即将看到的那样，这些系统之间的联系比我们想象的要紧密得多。我们将从一件令人震惊的事情开始：最近发现了一种新的解剖结构，它是一座名副其实的连接大脑和免疫系统的桥梁。这一发现有望彻底改变我们对身心的理解。

2

墙上的洞

隐藏的解剖结构和隐秘的生理机能如何改变医学界

>如果你想找到什么东西,没有什么比去寻找更好。
>如果你去寻找,你通常一定能找到一些东西,
>但它并不总是你想要的东西。
>
>(J. R. R. 托尔金,《霍比特人》)

这不可能是真的。那东西不应该存在。

2014年夏天一个闷热的夜晚,在美国弗吉尼亚州夏洛茨维尔,一个20多岁的实验室研究员正在揉他的眼睛。他刚刚在显微镜下看到的,真的是新的解剖结构吗?无论他当时是否知道,这一观察结果都将改变人类看待大脑、身体乃至人类自身的方式。

20世纪80年代和90年代,我们对免疫系统各个组成部分的理解已经取得了巨大的成就,神经科学和脑成像技术也有了显著进展。但是,任何认为这些系统之间在功能上有关系的提议都在挑战学界共识。然而,有些人,如来自魏茨曼科学研究所的米哈尔·施瓦兹(Michal

Schwartz),敢于质疑主流观点。1999年,她和同事们发现,T细胞有助于保护中枢神经系统中受损的神经元,让它们免于进一步退化。他们还观察到,免疫系统受损的小鼠患上神经退行性疾病(如运动神经元疾病)的速度比正常小鼠快得多。尽管这些发现在神经科学领域掀起了波澜,但在当时,大脑享有完全免疫豁免权的概念隐藏在血脑屏障这堵"不可逾越的墙"后面,仍然占据主导地位。

我在医学院读书时没有质疑过主流观点,但有一件事让我感到很不对劲。在外周损伤和炎症方面——让我们回想一下那个被纸张划伤的例子,我得到的教导是神经末梢可以释放炎症物质,如"P物质"。这种物质可以与免疫细胞相互作用,触发其他免疫反应,导致肥大细胞破裂并渗出强效的炎症介质。同时,免疫细胞产生的细胞因子可以和神经末梢的特定受体相互作用,使它们提高受伤部位对疼痛的敏感度。在我看来,至少在外周区域,免疫系统和神经系统似乎在用彼此的语言交流。有时我不免好奇,大脑内部是否也在进行类似的神经与免疫的跨界对话,这些对话朝着保护身体免遭伤害的共同目标而努力。不管怎样,在当时我还是相信我的教科书,它说大脑是支配一切的指挥中心,可以免遭身体内部微生物战争的影响。

但现在,情况看起来大不相同。过去十年,我们对大脑和免疫系统如何沟通的理解经历了一场彻底的革命——我并不是在轻率地使用"革命"这个字眼,这里不存在夸张的修辞手法。这场革命是由意志坚定、观察力敏锐的个人推动的,并得益于研究技术的显著改进。它揭示了大脑内部和外部的新解剖结构、新细胞和新通路。让我们从大脑外部的边缘地带开始我们的旅程:一个很少有人见过的、奇怪的、不受约束的地方。

在大脑表面

大脑与颅骨之间有三层脑膜，它们是包裹在大脑周围的纤维结构，对大脑内部脆弱而宝贵的脑组织起着保护和缓冲的作用。这种保护功能使得这三层脑膜的名称被赋予了"mater"[1]这一拉丁语后缀。

最内层是"软脑膜"（pia mater，在拉丁语中意为"温柔的母亲"），它是一层薄而脆弱的半透明膜，像保鲜膜一样紧贴在大脑的外表面。在软脑膜之上是"蛛网膜"（arachnoid mater，在拉丁语中意为"蜘蛛般的母亲"），它更像一个薄而松垮的塑料袋。蛛网膜和软脑膜之间有一条非常重要的间隙，名为"蛛网膜下腔"，里面充满了一种名为"脑脊液"的透明液体（你可能听说过这个名字，通过腰椎穿刺从脊柱底部抽取的液体就是它）。蛛网膜通过跨越这一间隙的蛛网状结构与软脑膜相连，该层的拉丁语名称就由此产生。最外层的脑膜是"硬脑膜"（dura mater，在拉丁语中意为"坚韧的母亲"），它与前两者截然不同。硬脑膜是一层致密的结缔组织，位于颅骨和蛛网膜之间，它像一个厚厚的帆布袋一样包裹着整个大脑。在某些方面，它更像是身体的其他部位，而不是大脑的一部分。硬脑膜最为人熟知的功能是将液体从大脑中排出。在颅骨下方的多个位置，硬脑膜会分开形成"硬脑膜窦"的腔隙结构。这些窦腔作为静脉通道收集从脑组织中流出的液体，使其在回流至心脏的途中进入颈内静脉。

在21世纪的头十年，人们越来越清楚地认识到，免疫细胞实际上可以前往大脑的脑膜再离开。但是为什么呢？它又是如何做到的呢？

---

[1] "mater"来自拉丁语，意为母亲。在医学领域用于指代与脑膜相关的英文术语，取其"像母亲般起保护作用"这层含义来描述各层脑膜对大脑的保护功能。

第一部分　开放心态：免疫系统与心智的科学革命

那个认为大脑与免疫系统无关的主流理论已经被强化，因为大脑中没有任何淋巴管（免疫系统的运输系统）。然而，免疫细胞却可以在没有淋巴管的情况下往返脑膜。当时，弗吉尼亚大学教授乔纳森·基普尼斯（Jonathan Kipnis）是少数几个质疑这一奇怪现象的人之一。"我们试图搞清楚特定免疫细胞，即T细胞，是如何进出大脑的，"基普尼斯在与我们的视频通话中回忆道，"2014年夏天，我的博士后同事安托万·卢沃（Antoine Louveau）将一只小鼠的整个脑膜放在显微镜下观察。卢沃观察到，硬脑膜静脉窦的粗血管在颅骨底部形成了一个'Y'字形。这没什么不寻常的。但当他仔细观察时，他发现静脉窦中的免疫细胞数量多得异常。他将显微镜的倍数再三增加，看到的景象确实很奇怪：大部分T细胞都不在血管内，而是沿着血管边缘游走。有序排列的免疫细胞看上去好像悬浮在显微镜的黑色背景中，沿着硬脑膜静脉窦的走向形成若干条带。这些条带可能是血管吗？不——如果是的话，它们会被用来识别血管的实验标志物染成红色。""于是我们去找其他同事，请他们提供标记淋巴管的标志物，这么做只是为了排除这种可能性。"基普尼斯说道，满是疑惑的语气中带着一丝希望。每个人都知道大脑没有淋巴管，所以为什么要看呢？染色完成后，卢沃再次向下凝视显微镜的镜头，这个20多岁的博士后看到了一些本不应该出现在那里的东西。他示意基普尼斯过来："我觉得我们有了一些重要的发现。"

　　在宽大的硬脑膜静脉窦旁边，出现了意想不到的东西。在新染色的荧光黄绿色中，有一个淋巴管网络。这一发现令人震惊到难以置信：21世纪，我们仍在发现新的解剖结构。处在比自己大得多的结构旁边的"脑膜淋巴管"，人类以前可能见过它们很多次，但从未留意或记录过它们。在此之前，在整个科学史上，我们所有人都错过了它。"实际上，我已经不记得我当时的反应，"基普尼斯说，"但有人告诉我，走廊里有很多人尖叫、鼓掌和跳舞。那是一个顿悟的时刻。"基普尼斯和他的团队一直在寻找可以让免疫系统进出大脑的门户。他们发现的是一个完整的通道网络。这些脑膜淋巴管直接将大脑的边缘与身体免疫系统的其他部分连接起来。脑膜淋巴管的发现本身意义重大，但其后续发展却让人感到困惑。

科学发现的核心原则是结果必须可复制。对基普尼斯而言，幸运的是，当人们得知欧洲的一个团队也独立发现了小鼠身上的脑膜淋巴管，并在基普尼斯的论文发表仅一个月后发表了论文时，这项发现在科学层面受到的质疑大大降低。很快，世界各地的实验室都在小鼠或其他动物体内发现了这些结构。但小鼠不是人类，下一个任务是看看人类是否也有脑膜淋巴管。2017年，研究人员向人类受试者体内注射了一种会聚集在淋巴管中的特殊染色剂，然后在核磁共振成像仪上观察他们的大脑——图像清晰地显示了一个复杂的脑膜淋巴管网络。

这项发现不仅揭示了大脑和身体之间的免疫通道，还为"如何排出脑脊液"这一谜题提供了之前缺失的一块拼图。除了血液，大脑还会排出脑脊液——但没有人真正知道脑脊液是如何被排出的。这种充盈于蛛网膜下腔的透明液体既可以缓冲脑和脊髓受到的冲击，又可以用浮力支撑大脑，防止大脑下部区域因自身重量受到挤压。人们曾经认为这些就是脑脊液仅有的作用。人们曾经还认为，脑脊液的循环相当简单：在大脑深处名为脑室的"洞穴"中产生后，脑脊液仅在大脑和脊髓的蛛网膜下腔周围循环；然后，它会通过蛛网膜颗粒进入硬脑膜静脉窦，并在那里流进血液。

但在2012年，丹麦神经科学家麦肯·内德加德（Maiken Nedergaard）和她在罗切斯特大学的团队发现，脑脊液在大脑的废物处理过程中也发挥着关键作用。脑脊液并不仅仅是用浮力支撑脑组织，它还可以进入大脑并对其进行"清洗"。为大脑供血的动脉穿过充满脑脊液的蛛网膜下腔，然后再深入大脑。内德加德发现，当这些动脉进入大脑时，动脉壁外侧和脑组织之间会形成一个间隙，使动脉成为管中管。当内管（动脉）搏动时，它会将外管中的脑脊液挤压进脑组织。然后脑脊液会冲洗大脑的神经元，清除并带走毒素和废物，接着又被吸收到某条静脉中，离开大脑，进入硬脑膜静脉窦。内德加德将其称为"大脑胶质淋巴系统"（glymphatic system）。这是因为它的作用方式与体内的传统淋巴系统有些类似，后者会帮助排出器官中的废弃物。"glymphatic"的前缀"gl-"来自"glia"（神经胶质细胞）——神经元之外的其他类型的脑细胞，我们很快就会介绍它们。特殊的神经胶质细胞（星形胶质细胞）形成该外管的壁，并使脑脊液能够进入脑组织并对其进行清洗。

可以理解的是，大多数神经学家通常不会深入研究复杂的大脑管道系统。但基普尼斯的团队以内德加德的发现为基础的研究方式至关重要：他们收集了令人信服的证据，证明脑膜淋巴管是脑脊液从大脑排出的主要途径。我们终于明白了这一切是如何结合起来的：干净的脑脊液产生于大脑深处的脑室，然后它通过内德加德发现的大脑胶质淋巴系统冲洗整个脑组织。变脏的脑脊液随后进入富含免疫细胞的硬脑膜，然后流入脑膜淋巴管。至关重要的是，变脏的脑脊液中漂浮着数千种微小的分子，它们为脑膜中的免疫细胞提供了大脑健康状况的"快照"——包括大脑是否发生感染或者存在炎症。这意味着虽然来自人体的免疫细胞并没有不受控制地进入大脑组织的通道，但它们会持续"品尝"大脑排出的"污水",对大脑内部产生的小分子蛋白和其他分子进行取样。

科学正在慢慢描绘一幅非比寻常的图景。我们大脑的边界——硬脑膜——有大量且多样的免疫细胞巡逻,这使得它与身体其他免疫活性器官相似。这些细胞可以接收到从脑组织流出的脑脊液的信息——具体地说,正如我们在第1节中看到的那样,它们通过捕获抗原(这些免疫细胞可以识别的物质)做到了这一点。然后它们可以沿着脑膜淋巴管向下移动,并将这些分子呈现给全身淋巴结中的特化免疫细胞。这些免疫细胞还可以通过监测流经硬脑膜窦中的血液成分,来获取身体其他部位的免疫信息。很多这样的事情在硬脑膜窦中发生,它沿着你的头顶延伸,从前额到后脑勺——正如基普尼斯所说:"在战争中,山顶永远是个好地方。"就在你头顶的正下方,坐落着你的免疫防御堡垒,监视着大脑和身体。你的免疫系统占据了制高点。

科学的发现并没有在这里止步。21世纪20年代初,基普尼斯的团队看到了另一个奇怪的现象,即脑膜中的许多常驻免疫细胞似乎来自与常规免疫细胞不同的区域。大多数免疫细胞都诞生于大块骨骼的骨髓深处,如髋骨或胸骨。一旦从那里的原始干细胞中分化出来,它们就会进入血液循环并开启行使功能的一生。然而,脑膜免疫细胞似乎不属于这一谱系,也不是从外周血管来的,但它们的补充速度与其他免疫细胞相似。它们到底是从哪里来的? 2018年,哈佛大学的一个研究小组意外地发现了这个谜团中缺失的那一环。通过细节极其丰富的成像技术,他们发现颅骨通过微小的骨结构(颅骨通道)与硬脑膜相连。这些石笋状结构含有血管,基普尼斯的团队发现,这些血管是连接脑膜免疫细胞及其来源(颅骨自身的骨髓)的通道。该团队在2022

年的另一项发现是,当变脏的脑脊液从大脑中被冲出来时,它可以沿着这些颅骨通道向上流动,将来自脑组织的免疫信息呈现给颅骨骨髓内的免疫系统。大脑内部的活动不断塑造着颅骨骨髓的构造。因此,你的颅骨不仅仅是一顶防护头盔,保护你的大脑免遭宏观世界的冲撞,它还是一座免疫瞭望塔,监测着大脑中的微观威胁。

10年前,大脑和头骨之间的区域被视为生物气泡膜,里面充满了减震液。现在,很明显的是,大脑被一个复杂的免疫器官包裹着。脑膜免疫系统的"天才之处"在于,它可以对大脑进行持续的监视,而不需要身体的免疫细胞驻扎在大脑宝贵的神经中,扰乱脆弱的大脑神经网络。仅凭这一发现就足以宣告一场神经科学革命,这场革命已经显示出治疗脑部疾病的希望。但在过去10年左右的时间里,免疫学还取得了同等分量甚至更重大的突破。这次突破涉及大脑本身。

在大脑内部

大脑由数百亿到上千亿个神经元组成,这些神经元像意大利面一样纠缠在一起,形成了复杂的神经网络,支撑着我们的思维和认知活动。但19世纪初,当人们发现神经元时,很明显就能看出这些神经细胞并不孤单。1856年,德国医生鲁道夫·菲尔绍(Rudolf Virchow)注意到神经元被包裹在某种由神秘的非神经元细胞形成的组织中。他怀疑这些组织为大脑的神经元"电线"提供了支架,并将这些新细胞称为"神经胶质细胞"。一个多世纪以来,人们合理地认为神经胶质细胞是"超级明星"神经元的被动支持细胞。然而,在过去的几十年里,人们清楚地认识到这与事实相去甚远。

神经胶质细胞数量众多，其数量大致是神经元数量的10倍，而且它们种类繁多。我们已经提到过星形胶质细胞。这是一种美丽的星形细胞，它用众多"长腿"中的一些来包裹血管，帮助形成血脑屏障。它的其他"腿"缠绕着无数神经元及其突触，为其提供必要的营养物质并调节穿过突触的活动。与此同时，室管膜细胞负责产生脑脊液，并通过它们表面的毛发状突起平滑移动脑脊液，将这种液体轻柔地送往目的地。少突胶质细胞用一层绝缘鞘包裹神经元的轴突。但在所有神经胶质细胞中，最有趣的也许是小胶质细胞。

1919年，西班牙神经科学家皮奥·德尔里奥·霍尔特加（Pío del Río Hortega）最早发现小胶质细胞。顾名思义，小胶质细胞往往比其他神经胶质细胞小。它们的模样看上去像小章鱼，位于中央的身体向外延伸出许多活跃的触手。20世纪20年代，人们观察到小胶质细胞在大脑中四处游荡——好像在觅食，吞噬并摧毁脑肿瘤内的受损细胞。它们的行为和免疫系统的巨噬细胞很像：四处游荡，用触手勘察四周的环境，清理碎片，摧毁受损或被感染的脑细胞。它们是如何进入大脑内部的，谁也不知道。直到21世纪10年代，这背后的原因才逐渐清晰起来。小胶质细胞不是从胚胎发育过程中的脑细胞分化而来的，所以从某种意义上说，它们并不是真正的神经胶质细胞。它们衍生自胚胎中的原始巨噬细胞，并在血脑屏障形成之前进入大脑。小胶质细胞是免疫大军的雇佣军分支，承担保卫大脑的任务。而且这不是一项短期安排。

我们对小胶质细胞研究得越多，就越发现它们的行为与免疫细胞相似。除了具有清理和吞噬作用，它们还会制造细胞因子，并被这些免疫分子激活和影响。一旦被损伤或感染激活，小胶质细胞就会变得越来越具有炎症性，产生促炎细胞因子，甚至将"战场"上的抗原呈递给进入大脑的外周免疫细胞。我们过去认为，人体免疫细胞涌入大脑是罹患疾病的征兆，但2020年一项引人注目的研究发现，在胎儿的大脑中，来自人体免疫系统的特定类型T细胞会穿过血脑屏障并与小胶质细胞相互作用，促进它们成熟，从而完善胎儿免疫系统的发育。大脑的这些"年轻卫士"很荣幸能够得到免疫系统经验丰富的"老兵们"的探访和训练。

事实上，大脑拥有自己的免疫大军，并且能与免疫系统的其他部分进行交流。我们才刚刚开始了解这个系统在人体健康状态下是如何运作的，更不用说它在生病时的作用了。不过，这种多面手细胞还有另一个最近发现的非常了不起的一面。可能和你以为的相反，当你从幼童长大成人时，大脑中的神经元数量并不会增加。事实上，当你还是个蹒跚学步的孩子时，大脑中神经元之间突触连接的数量已经达到峰值。在童年后期、青春期和成年早期（20岁左右）时，这些突触会逐渐减少。这不是坏事：它提高了帮助你成为你自己的效率。大脑不像乐高积木，发育的过程不是逐渐向其中添加元素。相反，它就像一大团黏土，需要陶工慢慢塑造成有意义和功能性的物品。经常使用的神经通路和突触往往会保持原状，而那些弃之不用的部分会被修除。正如神经科学家卡拉·沙茨（Carla Shatz）言简意赅地指出："一起放电的神经元会连接在一起。"换句话说，要么用它，要么失去它。这就是大脑如何改变自身以及我们如何学习的基础——这一过程被称为"神经可塑性"。

21世纪的头十年，"突触修剪"这一概念已经得到充分确立，但该过程是如何进行的却是一个谜。2007年，作为本·巴瑞斯（Ben Barres）

实验室的博士后研究员贝丝·史蒂文斯（Beth Stevens）有了一个令人意想不到的答案。在免疫系统中，一种名为补体蛋白的特定免疫分子会附着在微生物或受损细胞上，并向巨噬细胞发出"吃掉我"的信号。史蒂文斯发现，缺乏补体蛋白的小鼠无法修剪它们的突触。几年后，也就是2013年，史蒂文斯加入哈佛大学波士顿儿童医院，并建立了自己的实验室。在那里，她和自己的博士后研究员多萝西·谢弗（Dorothy Schafer）发现，一旦这些未使用的突触被补体蛋白包裹，小胶质细胞就会过来吞噬并摧毁它们（就像当附近有小孩时，往任何食物表面裹满巧克力酱之后会发生的事情一样）。史蒂文斯的团队后来发现，经常使用的突触会发出"不要吃我"的信号（就像在孩子的餐食上盖上他们不爱吃的菜一样）。小胶质细胞不仅仅相当于我们大脑中的巨噬细胞，它们还是大脑的雕刻师。如果要给小胶质细胞重新命名——有人如此提议，因为它们并不是真正的神经胶质细胞——我的建议是"microangelos"（小天使细胞）。不过出于某种原因，我并不认为这个名字会流行起来。小胶质细胞在突触修剪中的作用还可能与发育障碍有关。在患有精神分裂症等神经发育疾病的人群中，我们可以看到突触修剪异常的现象。虽然人们还不知道大脑连接的这些改变在疾病中是如何表现的，但针对小胶质细胞和补体蛋白的疗法有望在将来派上大用场。

免疫—大脑回路

如今，反对大脑免疫豁免论的证据已经非常充分。大脑不仅被脑膜中的一圈免疫细胞包围，它本身也充满了特化免疫细胞。通过一项又一项研究，人们越来越清楚地认识到，大脑与全身的免疫系统存在沟通。这些信号通过许多不同的通道双向传递——从身体到大脑，从大脑到身体。它们必须跨越的第一个障碍是血脑屏障，这是笛卡尔身心二元论概念的物理表现。事实证明，这堵令人生畏的"多层墙"的延展性比人们之前想象的要高得多。内皮细胞排列在血脑屏障的内层，它们展示出可被细胞因子（免疫系统的信使蛋白）激活的特定受体。这就像按门铃一样，内皮细胞将信息传递给大脑内的神经胶质细胞。在大脑中的特定位置还有一些特别的门户，称为脑室周围器，那里的脑组织可以采集外周循环中的少量免疫分子。正如我们所知，血液中循环的细胞因子抵达大脑周围的脑膜后，会被吸入淋巴系统的排水孔，通过脑脊液进入大脑内部。

免疫系统和大脑之间的另一类双向通道以神经的形式存在。人们在很久以前就知道，周围神经延伸到了身体的几乎每一块组织，向大脑提供信息并按照大脑的指令行事。然而，长期以来，人们还认为这不包括来自免疫系统的信息——又是一个现在已经被证伪的假设。有一种免疫—大脑连接被称为"炎症反射"。体内炎症被触发，促炎细胞因子会被迷走神经（vagus nerve，其中"vagus"是拉丁语，意为"漫游者"）检测到。这种非常长的神经从大脑蜿蜒而下，一直延伸到结肠，连接着沿途几乎所有内脏器官。迷走神经发送的信号可以绕过血脑屏障，向大脑发出外周炎症的警报。然后大脑通过迷走神经将信号发回脾脏。脾脏是一个毫无浪漫色彩的器官，位于腹部左后角，看起来似乎不受人喜爱且常常被忽视，但除了过滤血液，它还是免疫大军的主要驻军地。迷走神经的神经冲动具有镇静免疫细胞的非凡能力，可以使它们产生较少的促炎细胞因子。这有助于降低炎症过度反应的可能性，而炎症过度反应可能会导致不可逆的附带伤害。这个过程（免疫—大脑回路）是体内稳态的典型例子：大脑和身体努力实现一种平衡、稳定的内部状态——相当于对火灾警报器的复位。

在过去10年左右的时间里，显而易见的是，大脑和免疫系统会相互交流，但该领域最令人兴奋的发现之一出现在2021年年底。以色列理工学院的一个团队在小鼠的大脑中，精确定位了受试小鼠在饮用含有化学刺激物的水后出现肠道炎症时被激活的神经元[1]。这些神经元位于大脑皮层中名为岛叶的区域，这是一个调节大脑和身体之间关系的迷人区域，我们在后面会讲到。这个发现本身就是一项成就，但科学家接下来所做的事情才真正令人震惊。小鼠的炎症一旦完全消退，科学家就会使用化学遗传学技术来刺激小鼠大脑中相同的神经元。当他们这样做时（只刺激健康小鼠的大脑），他们在小鼠的肠道中引起了同样的炎症反应（不需要饮用含有化学刺激物的水）。大脑不仅存储和记住了炎症发生的事实，还准确地记得炎症发生的位置，且在身体或环境中并没有触发条件的情况下重现了相同的反应。为了验证这个双向调控机制，科学家再次通过含有化学刺激物的水引起小鼠的肠道炎症，但这次他们通过使大脑中相同的神经元失活来抑制免疫反应。

直到最近，认为大脑和免疫系统之间存在联系在科学上还是一件未被广泛接受的事情。免疫系统研究陷入了僵局。如今已明确，大脑是具有免疫功能的。它与人体的免疫大军有多条通信线路，在颅骨和脑膜中有一支强大的免疫驻军，甚至还有自己专门的小胶质细胞雇佣

---

[1] 我们需要认识到，人类健康的大多数突破都是以牺牲动物为代价的。正如伦理学中常常出现的情况一样，很难找到轻松的解决方案。我在书中引用的研究严格遵循了国际动物福利准则。——原注

军。大脑和免疫系统通过管道（淋巴管和血管）和神经联系在一起。它们说同一种语言，你甚至可以说它们是同一系统的一部分。我们身体的某一部分能从深层且本能的层面感受大脑和免疫的这种联系，但学科体系的专业细分——这种分类方式虽促进了不同学科领域的发展和医学教育的有序发展——也局限了整体认知的视角。将大脑和免疫系统联系起来的众多证据表明，它们的联系不可能是进化中的偶然事件，这种联系必须具有适应性目的。既然我们知道这两个系统是密不可分的，那我们便能饶有兴致地去探究其中的缘由了。

3

病感

你的心智如何成为免疫防御的一部分

> 洗掉,该死的污点!洗掉,我说!
>
> (威廉·莎士比亚,《麦克白》中麦克白夫人的台词)

我来到了斯德哥尔摩,这座瑞典城市拥有风景如画的粉彩建筑、树木繁茂的岛屿和丰富的艺术遗产。我来这里不是为了欣赏建筑、群岛,更不是为了ABBA[1],而是为了搞清楚我们为什么会感觉身体不舒服。更具体地说,我来这里是为了搞明白为什么我们的身体和大脑在感染或发生炎症时会让我们感觉到不适。当然,这需要我注射一定剂量的细菌。

但是,在探索我略带"受虐倾向"的实验之前,我们需要回到几个小时前,回到斯德哥尔摩大学心理学系那间崭新且明亮的办公室。我当时正在和马茨·莱坎德(Mats Lekander)交谈。莱坎德是斯德哥尔

---

[1] ABBA是一支来自瑞典的传奇流行乐队,其博物馆是瑞典的著名旅游景点。

第一部分　开放心态：免疫系统与心智的科学革命

摩大学和卡罗林斯卡医学院（卡罗林斯卡医学院每年负责颁发诺贝尔生理学或医学奖）的心理学和免疫学教授。莱坎德刚在乌普萨拉大学攻读心理学本科学位时，他对免疫系统毫无兴趣。他当时立志成为一名儿童心理学家。一天上午，他正在漫不经心地读一本书，其中一句话如神谕般进入了他的大脑。"是一些早期研究，这些研究表明我们的免疫细胞可以读取神经系统发出的信息……我开始思考情绪或行为是否会影响免疫力。"莱坎德回忆道。在当时，人们对免疫系统和心智之间的关系知之甚少，而那本书也没有进一步阐述。但这个想法吸引了他，并引发了一系列假设和实验猜想。他谈起自己最开始如何将免疫系统视为一个"漂浮的大脑"，它又如何与我们神经系统的大脑进行交流。虽然他最初的兴趣是探索大脑如何影响免疫系统，但他随后转而开始探索另一个方向，即外周生理过程如何影响人类的思想、感受和行为。"我开始着迷于免疫系统需要行为帮助的机制。鉴于微生物的威胁一直存在且严重，所以人类在进化过程中需要调动行为反应来应对威胁，保持健康。"

　　这让我的思考停了下来。免疫系统调动行为反应？这与我所有先入为主的看法相悖。我以为大脑是控制一切、至高无上的主人，全权指挥身体的行动。"大脑当然是监控者，"莱坎德解释道，"但它也被监控和塑造了。"当你意识到身体进化的主要目的不是支持思考的大脑时，这一点就说得通了。整个人体的进化是为了适应恶劣的环境，成功生存和发展。莱坎德认为，"我们有一个综合的防御系统，它由不同的特殊组件构成，这些组件擅长在不同层面检测不同的威胁"。例如，神经系统的经典感官——如视觉、听觉和触觉——保护我们的身体免遭"宏观"威胁（从狮子的血盆大口到敌人的刀剑）。但是，纵观人类历史，我们最大的敌人是以"微观"形式出现的。人类历史上的大多数死亡都是由我们看不见的生物造成的，如细菌、寄生虫和病毒。人类的免疫系统复杂得令人难以置信，这种复杂程度反映了它与看不见的病原体之间开展"军备竞赛"的漫长过程。然而，这个防御系统并不能独立运作。它最大的盟友是我们的大脑，它会召唤大脑来提供帮助。那么，我们的免疫系统需要我们执行什么样的行动？原因又是什么呢？

我们所有人都经历过疾病行为。这是我们在感染或发生炎症后表现出的一系列症状和行为：疲倦、情绪低落、食欲减退、对疼痛的敏感度增加、行为迟缓、探索外部世界的动力下降，以及体验快乐的能力下降。这是一种不可阻挡的、想要退缩和自我封闭的欲望。想想你上次被流感击倒的时候，那时你可能是蜷缩在毛毯下面看网络视频节目，而不是准备简历、做填字游戏或者组织聚会。考虑到现实世界中的大多数免疫激活症状都与人的情绪和动力相关，科学家和临床医生直到最近才开始考虑生病时免疫系统和大脑之间的联系，这真是太奇怪了。

如果说大脑和身体紧密相连，我们才刚刚开始解读它们的语言并倾听它们的对话。在过去20年里，像莱坎德这样的先驱试图通过在健康受试者身上引发疾病行为来探索这些联系。一种方法是接种疫苗，这可以产生短暂的炎症反应。不过，在这句话里，"可以"是一个关键词——并非所有疫苗接种（实际上，并非所有感染）都会导致疾病行为。莱坎德告诉我，他招募的许多志愿者都没有产生值得研究的反应。有一次，情况实在尴尬：一位电台主持人前来参观他的实验室并接种了疫苗，并在2个小时后的直播采访中自豪地宣布："我什么感觉也没有……我感觉非常好！"

因此，为了找到在健康受试者中诱发疾病行为的可靠方法，莱坎德决定使用一种效力强劲的物质——内毒素（又称脂多糖）。这是一个略显"凶恶"的术语，指的是出现在某些细胞外膜中的一种大分子，由脂质和长链糖组成。免疫细胞上的模式识别受体（我们在第1节中提到过它们）可以检测到这种分子，在这个案例中涉及的模式识别受体是Toll样受体4（TLR4）。当TLR4检测到内毒素时，就会激活强烈的炎症反应。内毒素的毒性非常强，微克级剂量就能引起不适，其毒性强到常常导致感染性休克，而感染性休克可能致命。因此，莱坎德必须向瑞典当局提供大量证据，让他们相信在严格控制剂量和监测条件下，向健康志愿者体内注射内毒素是安全且具有科学价值的。他的心理学家团队与一群专门研究感染的医生结成了跨学科联盟，共同制定了一个剂量模型方案，该方案已在世界各地的实验室中多次成功应用。这也包括在他们自己身上进行测试。"实际上，我打算不久后就和朋友们举办一场内毒素主题研讨会。"我没有问他是不是认真的，但我肯定他是认真的。有时，科学史上的重大突破，往往源自微克级的疯狂设想。

事实证明，内毒素是研究炎症如何影响大脑的好方法。当你使用它时，你的情绪会低落，焦虑会加剧。当受试者使用内毒素时，他们往往有更严重的社会脱离感，寻求奖励的意愿降低，解读他人情绪的能力也有所下降。大脑成像技术有力地支持了在这些实验条件下看到的行为：扫描显示，内毒素诱发的不适所造成的大脑改变与抑郁症造成的大脑改变之间存在明显的重叠。强大的新成像技术还揭示了内毒素引起的外周炎症如何迅速导致大脑本身的炎症：神经炎症。虽然疾病行为令人痛苦，但莱坎德不忘强调疾病行为对人类既具有适应性，又符合进化逻辑。如果我们的外部防御被致病细菌或病毒突破,通过休息和隔离,我们就可以为"发热和免疫激活"这一消耗大量能量的过程节省能量,降低被它们击倒的风险,并减少在人群中传播感染的可能性。这是至关重要的一点。人们很容易认为,与感染相关的行为症状是虚弱、损伤和应对能力不佳的迹象。但在短期内,这实际上对我们和其他人来说是一种健康、有益的防御机制。如果大脑与免疫系统完全隔绝,人类可能无法在和病原体的战争中幸存下来。

讨论之后,我觉得深入思考疾病行为的最好方式就是亲身体验。莱坎德鼓励我从伤寒疫苗开始,他脸上带着一种帮助一个英国人让其感受到身体不适的好奇和略带怜悯的表情。伤寒疫苗的效力往往比内毒素弱,并且不需要一整天的医疗监测。引起伤寒的细菌是伤寒沙门菌[1],伤寒疫苗含有一小部分伤寒沙门菌。它由这种细菌的独特外壳片段组成,这些物质足以让我的免疫系统识别出来,同时不会让我彻底感染上伤寒。在几天的时间里,我的适应性免疫系统就会形成对这种细菌的记忆,如果我将来被活体病原体感染,它会迅速作出反应。

就这样,我去了瑞典一家国际游客诊所。结果,我对最终把我指引到这里来的选择后悔不已。但一切都太晚了:一名技术娴熟又让人安心的瑞典护士为我注射了疫苗,一点儿也不疼。然后我离开诊所去吃晚饭。我要去和妻子以及两个跟我一同来斯德哥尔摩的朋友会合。当我漫步在老城区的鹅卵石街道上时,似乎一切正常。骑车的人向郊区涌去。然而此时,我的免疫系统已经悄然启动。我的固有免疫系统的细胞——对抗微生物的前线——已经使用它们的模式识别受体检测

---

[1] 具体地说,是肠沙门菌肠亚种伤寒血清型。本质上,致病细菌是肠沙门菌的一个特定亚型(血清型)。——原注

到了伤寒沙门菌片段上的分子模式。正如我们在第1节中所看到的那样，模式识别受体本质上是细菌条形码读取器，它被编码在我们的基因中并由我们的大多数免疫细胞配备，以便它们能一直检测常见的"细菌模式"。"细菌模式"的检测会触发免疫细胞的反应，最终导致炎症反应。这包括制造细胞因子，如白细胞介素-6。这些类似激素的分子会在身体及大脑（这一点至关重要）各处产生并调节免疫反应。当我来到餐厅与妻子和朋友会合时，促炎细胞因子已经随我的血液循环并开始和我的大脑交流。

这顿饭很美味，鱼汤里的食材是刚从海里捕捞起来的。朋友们向我讲述了他们观光的趣事——从皇宫到时尚咖啡馆，其中还夹杂着英国人在国外闹出的种种令人忍俊不禁的糗事，他们自嘲不已。但当他们问起我在斯德哥尔摩大学的采访和随后注射疫苗的情况时，我意识到自己不但想不出合适的语言，还毫无兴致告诉他们任何事情。这很不寻常。以前，面对一群被吸引住的听众，我可以连续几个小时谈论科学——不管这些听众是否失去了兴趣。此时我有一种奇怪但难以抗拒的感觉，我不想再和朋友们待在一起了。事实上，我开始厌恶待在任何人身边。我找了一个借口，回了酒店。

当我进入卧室时，疾病行为开始全面发作。我坐在床边的小书桌旁，尝试记录自己的感受，但只要开始打字，我就会完全失去思路。注意力根本无法集中，看书也不可能。我很快就体验到了彻底的快感缺失，即无法感受到任何快乐。即使是最简单的多巴胺炸弹式的电视节目，我也提不起一点兴趣。我感到郁闷，放任我的心智沉溺于极为失败主义的想法：这个痛苦的自我实验有什么意义？会有人对结果感兴趣吗？此时，我在被单下蜷缩成一团。我的身体和精神都自闭了。

然而，没过多久，疲劳就压倒了我：晚上8点左右，我就睡着了。

疫苗的作用在天亮时基本消退，但我并不想像往常一样和妻子拥抱，也没有胃口。光是想到牛奶就让我犯恶心。我还有点儿闹情绪。这些症状在午餐时间前后消失了，我和身边的人都轻松了许多，我终于可以欣赏斯德哥尔摩的风景了。回想前一天和莱坎德的谈话内容，他说的一句话一直在我脑海中浮现："疾病行为是免疫防御的一部分，它主要在身体内检测到病原体时被激活。"我必须澄清他为什么说"主要"，难道免疫的相关行为只能在检测到体内病原体后才能被触发？免疫系统一定要通过"实体"病原物质来激活吗？但当我从炎症引起的迟钝中恢复过来时，我记得莱坎德曾明确表示，免疫系统比我认为的要聪明得多。令人难以置信的是，它一开始就会调动行为来避免被感染。想想我们是如何排斥那些携带致病性微生物的高风险物体的：从粪便到腐烂的食物，甚至是其他表现出疾病行为的人。从适应的角度来看，这也是有意义的。疾病行为需要付出巨大的能量成本，因此不被感染具有相当大的生存优势。

要避免感染，首先要识别出那些可能携带感染源的人。值得注意的是，尽管健康人可以察觉到生病的人，并试图避开他们，但直到最近，人们才开始对这一行为背后的机理进行研究。2018年，莱坎德的团队发现，对于注射了内毒素和无效对照剂的受试者，未经训练的人只需看一眼注射后2小时的受试者的面部照片，就能很容易判断出受试者注射的是内毒素还是无效对照剂。当被研究人员要求描述两组受试者的差异时，他们将其归结为细微但容易察觉的变化，如较为苍白的嘴唇、较为下垂的嘴角，以及较为缺乏光泽的皮肤。莱坎德的团队还发现，人们只需观察受试者走路的视频，就能从健康对照组中识别出炎症患者。这些变化可能很微妙，但人类非常善于监测和分析生物运动。该团队后来进行了全面的步态分析，确定了炎症患者的步态特征："步伐更短、更慢且更宽，手臂伸展幅度缩小，膝盖弯曲程度缩小，而且走路时头部向下倾斜更多。"也许这并不奇怪，因为我们就是这样描绘僵尸的：一种源于人类对感染的集体性、本能性恐惧的怪物。

我们可以看到疾病，但视觉并不是避免感染所用的唯一感官。当谈论嗅觉时，我们低估了自己。诚然，我们不像我们的犬类伙伴那样依赖相对较小的鼻子来探测世界，但我们的确低估了嗅觉，这很危险。2020年4月，我第一次感染新冠病毒（这是不可避免的，因为我和我在英国国家医疗服务体系的一线同事得到的个人防护装备很不充分——抱歉，我离题了），我完全失去了嗅觉和味觉，这样的状态持续了大约9个月。我很快就意识到，我无法分辨食物是否已经变质，不得不依靠其他人充当我的检测系统。不过，如果我们能够以某种方式闻到感染或炎症的气味，那将是一件有趣的事情，而狗就可以闻到。

2012年，阿姆斯特丹的研究人员训练了一只2岁的比格犬，让它学习在闻到艰难梭菌（一种已知会导致结肠炎而引起腹泻的细菌）的气味时趴在地板上。这只狗狗侦探被带到2家医院的300名患者身边，结果它在98%的未感染者面前站立，在83%的感染者身旁趴下。莱坎德想知道人类是否也能做类似的事情。正如他在《发炎感受》(*The Inflamed Feeling*)一书中所概述的那样，他在一定程度上受到了古代医生的启发，这些人在没有现代医学工具的情况下，通过闻（有时甚至是尝）患者的尿液来诊断疾病。我在第1节中提及的擅长解剖大脑的17世纪英国医生托马斯·威利斯创造的"糖尿病"(diabetes mellitus)这个医学术语，就源于患者的尿液闻起来"非常甜，就像掺了蜂蜜一样"。其中,"mel"在拉丁语中意为"蜂蜜","diabetes"(该词的字面意思是"虹吸")指的是患者会排出过量的尿液。

2014年,莱坎德与嗅觉专家合作开展了一项我特别喜欢的研究(尽管主要是因为这项研究的趣味性):汗湿T恤研究。受试者被注射内毒素或无效对照剂后,身穿一件紧身T恤连续4个小时。不允许使用除臭剂,体味必须保持自然状态。之后,他们将T恤交给另一组受试者(一群相当不幸的人),后者必须闻T恤的腋窝区域,然后评价味道的强度和特征。平均而言,他们认为内毒素受试者的T恤所散发的气味比对照组更难闻且更令人不适。这个瑞典研究团队还发现,即使人们无法有意识地察觉到注射内毒素的受试者和对照组之间的体味差异,受试者汗液的气味也会显著提高大脑中负责感知气味的网络的激活程度。研究人员还发现,人们仅凭尿液或体味就能区分健康对照组和近期发生炎症的受试者,而且他们更有可能对发生炎症的受试者表现出厌恶情绪。

总之,我们非常善于利用多种感官数据来判断其他人是否生病,无论我们这么做时是否带有主观意识。至关重要的是,我们这样的行为也有避免生病的动机。研究清楚地表明,观看患者的图像不仅会引起受试者强烈的厌恶感,还会通过提高体温和启动免疫反应来改变身体的生理状态。仅仅观看某人表现出疾病行为就可以激活你的防御系统,改变免疫反应和行为。回想我的伤寒疫苗试验,很明显,对疾病的回避机制在其中也发挥了作用。我之前没有提到的是,我早上起床后不想和妻子拥抱,换来的是强烈的回应。"你看起来很恶心。"她说。当我们的免疫系统在面临感染威胁并开始运转时,我们就像被施加了"磁性"一样:变得过于关注自我,排斥他人。其他人也会注意到发生了什么,并且排斥我们。这种回避是双向的。

这样的排斥通常不只限于两个个体之间,它涉及整个社会。只要对人类历史进行简短的回顾,我们就会发现各种例子,揭示对感染者的识别(以及随后产生的厌恶和回避)是如何导致耻辱和痛苦的。数千年来(令人遗憾的是,直到最近这一状况才得到显著改善),麻风病患者通常被安置在远离人口中心的"麻风村"。未经治疗的麻风病既具有传染性,还会导致患者畸形,也许正是这种组合让人们特别害怕它。

显然,保持社交距离已经融入人类的本能中,虽然这可以减缓感染的传播,但也会带来可怕的社会副作用。早在人类认识微生物世界的数千年前,我们的免疫系统和大脑就已经发展出了回避感染的行为。但这也意味着人类回避疾病的方式是相当粗暴且非特异性的。回避感染是一种强有力的手段,但也是一种糟糕的方式。有一种现象至关重要,我将其称为"感染偏移"。在身体试图检测病原体时,我们的防御系统必须在两种可能的错误类型之间权衡取舍。当我们错误地将非感染性线索归类为感染性线索时,就会出现"假阳性"——我们可能会避开我们认为染病的群体,即使他们根本没有构成威胁。而当我们将感染性线索错误地归类为安全的事物时,就会出现"假阴性"——我们可能会吃被感染的食物或者亲吻被感染的人。

几千年来,在一个没有抗生素、抗病毒药物或疫苗的世界里,人们的防御系统了解到假阴性的代价比假阳性大得多。因此,我们的免疫—大脑防御系统总是倾向于过度保护。它可能会高估我们自身疾病的严重程度,并对外部世界的疾病威胁过度扩大化,尤其在疾病大流行期间。心理学家马克·沙勒(Mark Schaller)是研究感染回避行为领域的先驱,他将这些行为称为"行为免疫系统"。他发现,如果健康参与者感受到有感染风险，他们更有可能遵守社会规范。也就是说，当人们意识到传染病的威胁时，他们更有可能对违反社会和道德规范的人作出负面评价，并且对外来群体（如移民和少数族裔）怀有更大的敌意。就像当免疫系统检测到威胁时，个体会回避社交，减少对外接触，当一个社会感知到切实存在或臆想中的感染时，也会变得更加封闭。

有证据表明，生理厌恶和道德厌恶之间的差距出奇的小——大脑的同一区域负责处理这两种不适感，这进一步证实了社交厌恶和免疫厌恶之间的联系。在一项研究中，所有受试者在观看了一段令人恶心的电影片段（如果真的想看这个片段，可以查找1996年电影《猜火车》中"全世界最肮脏的马桶"）后，其中一半被要求洗手。然后所有人填写一份关于道德行为的问卷。那些看完电影后被要求洗手的人在评价某些道德行为时，会觉得它们并非错得离谱。所以，麦克白夫人在洗手时可能真的在净化自己的良知。我们发现，区分身体卫生和道德卫生是非常困难的，就像我们常常会忽视这会如何影响我们的行为。正如我们所见，在疾病大流行期间，身体和社会之间的界限变得越来越模糊，但这也发生在易受感染的情况下。我妻子第一次怀孕时的前3个月，她发现食物的某些特性让她感到非常恶心，如大多数汤羹的结块质感和我自制的德国酸菜的强烈气味。怀孕期间，免疫系统暂时受到抑制，容易犯恶心可能是一种行为方面的补偿。灵活的免疫—大脑防御系统正试图进一步减少感染风险。有趣的是，有证据表明，怀孕期间恶心感的增强可能与仇外心理及内部群体偏袒的增长有关。我们在生物学、心理学和社会学层面之间划定的界限比我们以为的要模糊得多。

这些都是免疫系统影响社会互动的非常直接和明显的方式。但在和莱坎德讨论后，他告诉我的一些信息让我意识到，人类的免疫系统可能在以看不见的方式塑造社会，并且其中的大部分方式都是我们尚未发现的。他向我推荐了他的学生玛尔塔·扎克热夫斯卡（Marta Zakrzewska）博士——她刚好在一周前成功通过了论文答辩。扎克热夫斯卡的论文《嗅觉和偏见》(*Olfaction and Prejudice*)探讨了疾病回避行为是如何以意想不到的方式影响社会的。她发现，有证据表明，一个人对体味的厌恶程度与对他人的消极态度有密切关系。扎克热夫斯卡发现，最容易对体味感到恶心的人更有可能对虚构的难民群体表现出明显的偏见，也更有可能对现实生活中的外部群体怀有更多的隐性偏见。这些情况在全世界的许多国家和文化中都有真实再现。扎克热夫斯卡在论文中坦言，偏见当然不只是我们嗅觉所致，但这些发现可以说明，我们的很多社会偏见至少可以部分地追溯到这些原始的疾病回避机制上。厌恶和回避是帮助我们避开病原体的情绪和行为，但它们会产生令人惊讶的社会后果。我们都以为我们在世界上构建的各种社会现实（如哲学、政治和权力）是由人类的智力、理性和意志建立起来的。但我们开始发现，我们的身体在与微生物世界的斗争中产生的感受会深刻影响这些社会现实。有趣的是，许多塑造了人类历史的行为，实际上可能是一场源头古老且持续至今的微生物战争所带来的。

你的免疫系统不仅会改变大脑，还会改变心智。而且它也需要这样做。大脑和免疫系统结合在一起形成统一的防御系统，帮助你避免被感染。如果你不幸感染了，它还能帮助你恢复健康。在社会层面，人类免疫系统会促进能够阻断感染链条的强有力的行为的产生。"最成功"的病原体是那些在我们的免疫系统和心智对话并触发防御反应之前，就在人与人之间传播的病原体（说的就是你，新冠病毒）。正如前文所述，通过大量研究工作，基普尼斯和他的团队揭示了连接免疫细胞与大脑的解剖学和细胞学层面的通路，他甚至认为"免疫系统的决定性作用是感知微生物，以及将有关它们的必要信息传递给大脑"。他将免疫系统称为"第七感"。五种经典感官是视觉、嗅觉、味觉、触觉和听觉。第六种感官目前有争议，候选者是来自身体内部的感官，如本体感觉（平衡感）和来自内脏器官的信息。为了避免数学层面的混淆，我将免疫系统称作"病感"（sick sense）。

显然，短短几年间，延续了数百年的固有观念已被颠覆。我们现在知道大脑和免疫系统紧密联系，这使免疫系统和心智能够在微生物世界中实现生存和发展的共同目标。我们即将看到，我们的心智和免疫大军不仅仅是偶尔依赖的亲密朋友，更是一个综合系统的一部分。这不仅有趣，还将改变我们看待健康、治疗疾病和理解我们自己的方式。

第一部分　开放心态：免疫系统与心智的科学革命

4

超系统的故事

心智、身体和世界的新哲学

切勿浪费较多东西去做那些用较少东西同样可以做成的事。

（奥卡姆的威廉，《逻辑大全》）

"我在，故我思。"这句话听起来奇怪吗？你大概对笛卡尔的名言"我思，故我在"更熟悉。本节将追踪两条线索，它们是从你对第一句话的理解中得到的。第一条线索是你阅读这句话的体验。你可能会感到好奇，然后努力理解一句常见名言的反转表达。这暗示了神经科学家和哲学家都在探索的一个有趣事实：大脑是一台预测机器，而预测会深刻影响人类体验外部世界的方式，包括人体内发生的事情。第二条线索是这句话的内容。

正如我们在第1节中所讨论的那样，笛卡尔将心智和身体视为独立的实体，这种观念已经深深渗透到西方医学界和社会的潜意识中。很多人活着，就像一个人的全部本质（思想、感受和个性）都存在于一个脱离肉体的心智中，而身体被降级成一个"血肉机器人"，进化得可以照顾负责思考的大脑。但正如我们将要看到的那样，这与实际情况相去甚远。我们将在本节中看到的证据不仅对我们理解人体机能的方式具有深刻的影响，而且对我们如何看待疾病也会有深远的影响。我们现在知道，免疫系统和心智在解剖学、生理学和临床层面是紧密相连的。现在是时候看看它们在概念层面是如何成为同一系统的一部分的。和我一起敲下身心二元论"棺材"上的最后一颗钉子，让我们从质疑感知开始。

预测型大脑

感知你的世界。环顾四周，仔细看看周围的环境。现在闭上眼睛，聆听周围的声音。接下来——如果在当下的社交场合允许的话，闻一闻、尝一尝或摸一摸身边的事物。令人信服的是，你的感官似乎在忠实而毫不费力地记录着现实：你的眼睛是一台高科技摄像机，你的耳朵是极其灵敏的录音设备。

但如果事实并非如此，如果你体验的一切在本质上是一场受控的错觉呢？这种假说通常被称为"预测处理"，即大脑不是被动地接收和记录信息，而是积极地选择和构建你的感知。这是一种激进的、反直觉的理论，它旨在统一感知、行动、思想和情绪。这是一个相当大胆的主张，并且科学界、医学界和哲学界都发现它越来越有说服力。

究其核心而言，预测处理假说认为，我们的大脑生成了外部世界的模型，并在此基础上不断地搭建和更新。这个世界模型旨在预测和解释涌入感官的信息洪流，只有当我们大脑的"先验认知"（即对世界既有的期望、理论和信念）与感官所接收的信息之间存在差异时，它才会更新。这种差异被称为"预测误差"。预测误差是大脑的预测与现实之间的偏差，是认知模型与实际数据之间不匹配之处。从本质上讲，它是一种意外事件。

由于大脑是一台非常有效的预测机器，所以很难打破这种错觉。但如果我告诉你，这句话里的错误是我特意设置的，并非我的编辑的疏忽，你会怎么想[1]？你刚刚感知到的不是现实，而是你的大脑对它期望看到的东西的推断——它的最佳猜测。这不是胡乱猜测，它是基于大量先前证据和经验的预测。另一种窥视我们感知机制背后情况的有效方法是错觉。下图是我非常喜欢的视错觉图之一：阿德尔森的棋盘阴影错觉。看看方格A和方格B。毫无疑问，你会觉得方格A的灰色比方格B深。但事实并非如此，如果你顺着第二幅图中的两条连接线，就能很清楚地看出，这两个方格实际上是同样深浅的灰色。你总是觉得这两个方格的颜色不同，是因为圆柱体投射的阴影会让你认为它的右侧有光源，所以，阴影中所有方格的颜色都应该比周围的方格更深。

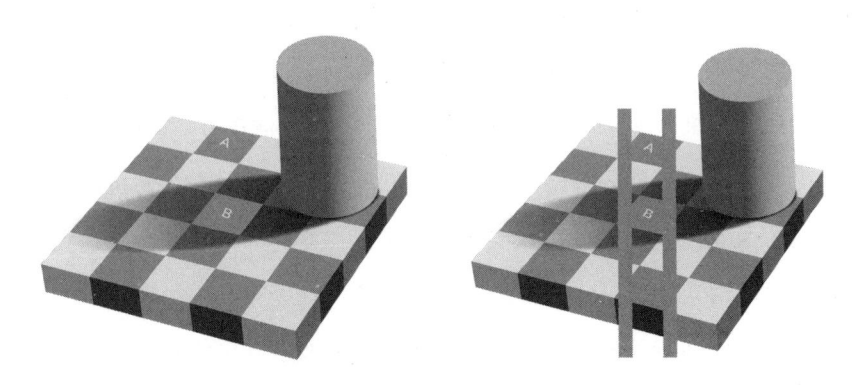

阿德尔森的棋盘阴影错觉

---

[1] 此处真正的"错误"恰恰是"声称存在错误"这个行为本身——当读者耗费认知资源寻找不存在的具体错误时，完美验证了前文所述的大脑会"预测处理"的特性。

想想2015年在网上病毒式传播的"裙子颜色问题":它是白金色的,还是蓝黑色的?这取决于你的大脑对光照条件的预测。像这样的错觉揭示了关于感知的深刻真相。视觉系统的目的不是直接描绘现实,而是寻找产生感觉的原因。大脑更关注意义,而不是现实。

这看起来相当复杂且不合逻辑,大脑的运作方式为什么是这样的?这是个合理的问题。对数据处理机器而言,预测处理实际上是一种理性、机智且极其节能的运作方式。大脑被埋在一个封闭的盒子里,无法直接接触现实,它只能通过感官来感知外部世界。然而,大脑需要理解来自外界的海量数据"杂音"。如果它只需对相较于已知信息的变化部分作出反应,它的效率就会高得多。和不断作出反应相比,预测和调整是更好的选择。

预测处理的概念源自预测编码,即压缩音频文件的过程。预测编码作为一种压缩音频文件的手段,能确保音频文件在存储和传输过程中,既不会丢失分辨率,也不会出现音质模糊的状况。这也是JPEG格式图片的工作原理:一个像素通常会预测其邻近像素的性质,并且图像中的差异只出现在物体之间的清晰边界上。这种编码可以通过只编码意外数据来压缩,也就是说,唯一传输的是预测误差。以视觉为例:当光线照射到我们的视网膜上时,我们的大脑已经对它认为自己会看到的东西作出了预测。只有与大脑预测存在差异的信息才会传递到大脑的更高层次。如果你习惯了整洁的厨房,洗完衣服后掉在地板上的袜子会很快违背你的大脑对厨房的预测,从而进入你的感知领域。这一概念与早已为人所知的解剖学事实相一致,即从视皮层(大脑中负责处理视觉信息的区域)向下传输的神经纤维远远多于向上传输到视皮层的神经纤维,后者传播的信号较少,只携带了期望和感官信息之间的差异。如果不存在差异，我们看到的就是我们所期望的。

让我用一个比喻来解释这种神奇现象。把负责预测的大脑想象成一位科学家。这位科学家有一个理论（人类大脑构建的关于世界的模型），并且不断从环境中采集数据（感官信号）来完善这个理论。简而言之，感知的过程就是进行假设检验的过程。当我们面对新证据（预测误差）时，会更新我们的认知。这既简洁又高效：当科学家每天早上来到自己的实验室时，他不必匆忙地翻阅自己所有旧的教科书，也不必重复自己到目前为止所做的所有实验。他已经形成了基本的认知框架（一种可行的假设），而他今天要做的实验要么会强化这个世界模型，要么会挑战它。同样，大脑不必应接不暇地重新解释它每毫秒接收到的各种感官信息，它只需要把精力投入到它期望感知的东西和世界上真实存在的东西之间的显著差异上。总之，大脑的主要作用之一就是尽量减少预测误差。

理解"预测处理如何解释感知"已经颇有难度，然而该理论对人类行为的解释则更令人震惊。现在，用你的食指指尖触摸这个句子中的一个词。在你行动之前，也就是你想象自己的手指触摸到书页的瞬间，你的大脑判定你的手指会放在错误的位置，并开始移动你的手和手臂，以尽量减少预测误差。预测处理理论认为，每当我们面临预测误差时，我们都可以尝试用以下方法将其最小化：更新我们的世界模型、改变我们的认知，或者通过行为改变世界以适应我们的模型。

从本质上讲，大脑是一台预测机器，它总是不停地尝试将意外的发生率降到最低。不过，大脑这样做不是为了自娱自乐，而是为了服务身体。我们身体的几乎每一种元素都在不停地试图保持在某种平衡、健康的适宜范围内，无论是体温、血糖还是体液水平。这种像恒温器一样寻求稳定的内部状态（所有生命体都有这种现象）被称为"体内稳态"。值得注意的是，具有感知能力的生物可以提前预测身体的能量需求并采取相应的行动。例如，当简单的变形虫或者漂浮在池塘表面的细菌吞噬周围的一切可食之物时，人类作为这种能力的高级体现，已经在餐厅提前预订了晚餐的位子。大脑的主要作用不是思考，而是在不断变化的世界里为复杂而脆弱的身体服务。"我在，故我思"可能是描述大脑运作方式的更恰当的方式。在预测处理研究领域，这种对笛卡尔理论的有趣颠覆是很多人拥护的格言，其中包括英国神经科学家卡尔·弗里斯顿（Karl Friston），他可能是该理论的一位重要的支持者。

当我第一次接触预测处理理论时，我第一时间想到的反驳理由是，人类似乎总是在寻求新奇和不确定性。我们喜欢看小说、读新闻，而它们的词源本身就表明我们喜欢惊喜[1]。但经过进一步思考，预测处理理论可能为在短期内寻求新奇提供了一个合理的解释：它实际上是一种武器，有助于我们培养在混乱和危险的世界中适应、生存和发展的能力。当我们推动自己走出舒适区，进行运动和格斗训练，追求恐怖电影中"安全的威胁"以及体验极限运动的危险时，我们其实是在训练自己的大脑和身体，以减少未来的预测误差。也许人类成功的部分原因就在于能够提前数年进行预测和准备。总之，你就是一个混乱的管理系统[2]。

---

[1] "小说"的英文是"novel"，词源"novelty"，意为"新颖"。"新闻"的英文是"news"，词源"new"，意为"新的"。

[2] 此处"混乱的管理系统"是认知科学中的概念隐喻，指代人类通过预测性适应主动降低环境不确定性的神经机制。

第一部分　开放心态：免疫系统与心智的科学革命

到目前为止，关于感知的所有讨论都涉及预测外部世界，这叫"外感知"。但我们也能感知到发生在自己体内的事，这被称为"内感知"。如果将负责感知的大脑比作一位忙于从外部世界采集数据并更新模型的科学家，那么外感知部门的科学家是幸运的。他拥有最先进的实验室工具，如眼睛和耳朵。而内感知部门的科学家只能获得微不足道的研究资助，并且，他用来感知身体内部运作的工具很迟钝。但也许这是值得庆幸的，因为你并不会想感受食物挤过肠道每个角落的感觉。从生存的角度来看，感知每一次心跳完全没有必要，这甚至可能是一个会引起注意力分散的障碍。我们都经历过内感知不准确的状况。当我还是初级医生时，长时间值夜班，我的体重总是会稍微增加一些。也许这是因为疲惫感常常伴随着饥饿感，两者都反映了低能量状态。当我试图预测我的身体需要什么时，我确信我的大脑经常把疲惫误认为饥饿。但有必要记住的是，内感知缺乏敏感性并不会降低它的重要性。对生存而言，饥饿感至关重要。

源自你体内（如心脏或肠道）的感受是大脑对你内部世界状态的最佳猜测。就像外感知一样，内感知是作出预测的大脑试图从纷繁复杂的感官信息中寻找意义的过程。你的身体就是一个证据袋。一个诱人的假说（现在已经得到科学研究的有力支持）提出，大脑对这些感觉的诠释最终形成了情感体验。我们所体验的每一种情绪都是大脑动态构建内外环境模型时主动生成的某种独特的产物，而不是被动接受某种刺激触发的机械反应。大脑对情感的分类机制表明，我们所能体验到的情绪数量，取决于我们有多少词汇或概念来描述它们。心理学教授、科学传播者莉萨·费尔德曼·巴雷特（Lisa Feldman Barrett）是这一理论的主要支持者之一。她将情绪描述为"大脑根据你身边世界发生的事情，所创造的身体感觉的意义"。她认为情绪是"行动处方"，也就是说，情绪让我们行动起来，特别是去做那些能让我们的身体保持平衡的事情。情绪是目标导向的，最终目标是将不确定性最小化，并保持体内稳态。

　　心理学和精神病学领域的研究人员和临床医生越来越多地从预测处理的视角来看待心理健康状况。从极端情况来看，精神疾病可以看作推理障碍。过度预测和过度强调感官数据会导致幻觉和妄想——我们的大脑不断产生的幻想没有受到本应缓和它们的感官证据的制约。相反的情况则会导致解离——与自己的情绪、身体或世界脱离的体验。根据预测处理框架，我们所说的"精神疾病"是指形成了一种适应不良的世界模型，这种模型不再因预测误差而更新，也无法适应不断变化的环境。作出预测的大脑还解释了为什么人类如此容易受到"证实偏见"的影响，即人们更容易接受那些证实我们世界模型的信息。例如，假设你感到抑郁，而且你坚信自己在生活的各个方面都是一个彻头彻尾的失败者。随着时间的推移，你的大脑会倾向于寻找证实这种消极信念的证据，而对相反的证据（这些证据表明你其实有优点，并且被他人看重）不给予足够的重视。这些信念还会导致社交回避等行为，这些行为进一步强化"你没有朋友、对世界毫无贡献"的信念。这变成了一个自我实现的预言：你将跌入恶性循环的深渊。

　　环境也很重要。心理健康问题可能是由曾经成功的适应性反应移植到不合适的环境中导致的。我曾为一名患有创伤后应激障碍的退伍军人做过心理评估：在告别伊拉克繁忙的军事部署并回国10年后的一天，汽车发动机的逆火声音让他本能地从公路桥上跳了下去。谢天谢地，桥下运河的水接住了坠落的他。在饱经战争摧残的伊拉克城市巴士拉，这是具有适应意义的反应，但在中产阶级聚居的平静的伯明翰郊区，这就很不合适。在经历创伤性事件（无论是战争、童年遭受的虐待、剧烈疼痛，还是严重的感染）之后，大脑的预测基线可能会变动位置，最终让我们变得过度敏感，即使在危险过去很久之后，大脑仍然认为我们一直处于危险之中。从本质上讲，如果一个人的世界模型不能成功地适应他们当下的环境并尽量减少不确定性，结果将是痛苦的。

免疫感知

现在，你可能想知道免疫系统在这一切中的作用。在上一节中，我们谈到了"病感"，它描述了大脑检测到感染后产生的感受，以及这些感受驱动的行为。这种内感知形式被称为"免疫感知"。大脑可以有力地感知感染，你可以想一想伴随流感的那些类似抑郁的状态。和所有内感知产生的感受一样，身体被感染的感觉并不像外感知感官（如视觉）那么准确——想想前面提到的实验室里的科学家，他们的研究预算各不相同。为了进一步说明这一点，我将分享两个我个人的例子，说明免疫感知是如何容易犯错和进行错误归因的。

我的第一次约会非常成功。当时，我在一个私人聚会上遇到那个女孩，我们短暂地聊了一会儿。我设法收集了她的一些关键信息，比如她在大学学习法语，并且在巴黎生活过一年。根据这一参考信息，我预订了牛津一家高档的法国餐厅，并约她一起共进晚餐。这顿饭很美味，我们很快就擦出了火花。我给她留下了足够深刻的印象。我获得了第二次约会的机会，然后是第三次，不知不觉，我们约会了两年。

就在那时,她终于告诉了我,她对第一次约会的真实看法。在整个用餐过程中,她感到异常紧张,心跳加速,胃里隐隐觉得似乎有蝴蝶在飞舞。随着约会的进行,这种感觉变得越来越强烈……这是爱情吗?直到那天晚上晚些时候,她回到自己的公寓,蝴蝶变成了恶心的毛毛虫,一种深深的不安感笼罩着她。她感觉身体非常不舒服。由于她近期去过非洲一个疟疾多发地区,她担心是感染了疟疾,于是她去了最近一家医院的急诊室,在那里,她接受了肠胃炎治疗。我的约会对象将自己免疫系统发出的危险信号错误地归因于吸引力。不过这对我很有利,因为这个约会对象现在成了我的妻子。

一天早上,我醒来时感觉头很痛。一小时后,我就该上班了。当时,我在当地医院的病房里工作,可恶的新冠病毒正在患者和工作人员中传播。在我想到新冠病毒之后,我确实觉得喉咙有点儿疼,浑身无力。我越是将各种症状归因于新冠病毒,我的不适感就越强烈。于是,我偷偷溜下楼,做了新冠病毒抗原检测。结果显示阴性。又做了一次,还是阴性。当我面对这些证据,再考虑到另一种可能的情况(在前一天晚餐喝下两大杯葡萄酒后,我的恢复能力已经不如往常)时,我开始感觉好多了。

这是两个极端的故事:第一个故事,我妻子将感染误认为因迷恋而引起;第二个故事,我在并未感染的情况下感觉自己被感染了。我们对疾病症状的感知并非仅仅是对病原体入侵的被动反应,更像身体在察觉窃贼触碰的瞬间所触发的本能防御机制。我们的感知既产生于自下而上的方式(细菌或病毒带来的感觉),也产生于自上而下的方式(我们的大脑对身体和世界的预测)。感知还受到环境的影响,而环境本身就是自下而上和自上而下影响的混合体。所有人类体验都存在于我们的内部世界模型和外部现实的交汇点上。这对任何涉及感知的疾病都成立。病毒会在你不知情的情况下损害你的身体，并与你的免疫系统作斗争吗？答案是肯定的。在病毒从你体内清除出去很久之后，你会不会因为大脑错误地预测你仍然被感染而出现长期的疾病症状？答案也是肯定的。大脑不断地解读你的身体，就像它解读你周围的环境一样。有时这种评估非常准确，有时完全错误。不过，大多数时候，它介于两者之间。

也许在评估我们的感知时，关键在于保持开放的心态。这听起来显而易见，但它往往与身心二元论在我们心中根深蒂固的观念背道而驰，这种身心二元论在身体和心智之间筑起了一道"柏林墙"。正如我们所见，大脑在作为一台预测机器的同时，也是一台寻求意义的机器：它不断试图为感官刺激找到有意义的因果解释，而且这种解释还要符合它对世界的认知。当我们试图寻找疾病或压力的原因时，我们需要避开两种谬论。第一种谬论是"思想高于物质"：认为感染的症状"全都在你的脑袋里"，或者认为可以通过积极的态度让病原体导致的损伤立即被治愈。第二种谬论是还原论者的"物质高于思想"：所有感受和症状都是对身体情况的准确反应。在后面的章节中，我们会看到一些例外：对那些因为抗体攻击大脑而陷入重度精神疾病的人来说，改变心态并不会产生太大改观。我们还将看到心理压力如何在没有感染的情况下破坏免疫系统。然而，在大多数情况下，都是大脑的世界模型、感官和外部世界之间在展开对话。如果我们努力超越"身体"和"精神"的二元分类，我们就会为自己配备一套疗愈工具包。如果我们的体验是在自上而下和自下而上的交汇处形成的，那么有效的治疗也将来自这两个方向。心智和身体不是分离的东西，而是一个不停旋转的轮子的两个部分。因此，治疗失衡的大脑—免疫相互作用通常需要双方的努力。

统一体

我们已经看到，大脑和免疫系统在解剖学和生理学层面都是紧密关联的。我们看到，大脑和免疫系统可以在一个双向循环回路中相互影响。我们还看到，就像所有感知一样，我们对感染的体验是我们大脑构建的世界模型和现实世界的碰撞。神经系统和免疫系统在本质上是相似的，它们紧密交织，而且常常相互依赖。最后，让我们更进一步，将它们视为一个统一的系统。

人体并不是为了容纳那些界限分明的器官和特定组织系统而存在的，这些器官和系统在医学院的课程模块和医院科室划分中被清晰地区分开来。当然，将"大脑""心智"和"免疫系统"作为独立的实体进行分类是有用和必要的——至少是出于我们有限的理解力考虑。但我们绝不能将这些概念界限与现实混淆。自人类出现以来，在追求共同目标的过程中，不同的器官和身体系统在强大的选择压力下自然地整合在一起。我认为，公平地说，生存是一个重要目标，而与此相关联的是抵御威胁的需求。我认为，这种需求最好被理解为一个"超系统"（supersystem），这个超系统整合了神经和免疫等多种能力，作为"防御系统"而存在，因为它最能真实反映实际情况。

从表面上看，神经系统似乎是用来抵御"宏观"威胁的——饥饿的狮子、烧热的平底锅和敌人，而免疫系统是为了对抗"微观"敌人。然而，纵观人类历史，这些威胁往往相伴而来。狮子的咬伤常常伴随

第一部分 开放心态：免疫系统与心智的科学革命

着大量的微生物。如果你正在抵抗危险的病原体，这也会增加你在身体虚弱、无力自卫时遭到宏观威胁伤害的风险。研究清楚地表明，当你感受到心理压力时——一项研究让受试者尝试解决高难度的算术测试，并向一群不友好的评委发表匆忙准备的演讲——你的免疫系统会被激活。你可以说你的免疫细胞正在聆听你的想法。相反，当你的免疫系统与致病入侵者交战时，你的思想、情绪和行为也会发生变化，同时对疼痛的敏感度也会增加。在防御系统中，神经系统和免疫系统相互结合、重叠和交织在一起。

一个开始得到科学探索的有趣想法是，防御系统是一个统一的预测机器。也许可以说俄罗斯杰出的心理学家伊万·巴甫洛夫（Ivan Pavlov）为这一发现奠定了基础。巴甫洛夫最有名的研究是关于狗和铃铛产生关系的研究。狗看到美味的食物会流口水，这一众所周知的现象引起了他的兴趣。食物被称为"非条件"刺激，因为狗看到食物时不需要学习任何东西就会分泌唾液。随后，巴甫洛夫给狗喂食时，引入了一种中性刺激，即铃声。不久后，仅凭铃声就会引起狗分泌唾液。它已经成为一种"条件刺激"。这种"经典条件反射"机制，本质上是生物体的预测实践。

大概一个世纪之后，也就是20世纪70年代，美国心理学家罗伯特·阿德（Robert Ader）决定做一些更大胆的事情，看看经典条件反射是否对免疫系统起作用。他的研究属于大胆、非正统的跨学科研究。阿德选取了三组老鼠作为研究对象。他给第一组受试鼠注射了环磷酰胺——这是一种免疫抑制剂，会让受试鼠感觉非常不舒服——同时喂食它们糖水。第二组受试鼠也被注射了环磷酰胺，但它们喝的是没味道的白水。第三组受试鼠注射的是无效对照剂，喝的是白水。之后，所有受试鼠都被注射了来自绵羊的红细胞，这种物质应该会引发强烈的免疫反应。几天后，他给这些受试鼠喂食了一些糖水。那些在最初喝了糖水且被注射了可怕的免疫抑制剂的受试鼠，这次不愿意再喝糖水了。对某种曾经携带细菌并导致你肠胃炎发作的食物，或者对某种你曾经过量摄入的酒精饮料产生味觉厌恶，这并不罕见。但奇怪之处在于，当这些受试鼠再次饮用糖水时（这次没有注射环磷酰胺），它们仍然会发生免疫抑制。有些受试鼠甚至死了。大脑和免疫系统似乎在共同进行某种预测。

2021年，卡尔·弗里斯顿的团队首次全面阐述了免疫系统的预测处理理论。他们首先观察到，免疫系统的工作方式与大脑相似。它是由自我组织和自我维持的，而且有自己的内部环境模型。免疫系统通过感知微观环境的变化并采取相应的行动来更新该模型。弗里斯顿的研究团队认为，就像大脑将自下而上的感官数据和自上而下的既有认知结合在一起一样，免疫系统也进行"免疫感知推理"。具体而言，当免疫系统对感官输入进行预测并采取相应的行动，进而形成某种抗原属于"自己"还是"非己"的认知时，免疫感知推理便产生了。也许在任何时候，人体某种类型的免疫细胞或受体都隐含着一种认知，即身体"认为"环境中存在相应数量的该细胞的预期靶标。

例如，以细菌为目标的免疫细胞数量的增加反映了这样一种认知，即身体"认为"自己正在对抗细菌感染，而不是病毒感染。但至关重要的是，这种推断并不是在与大脑隔绝的情况下发生的，大脑一直在感知免疫系统的状态。通过免疫系统和大脑之间众多的双向联系，神经—免疫联合系统不断预测其环境，并努力减少不确定性。弗里斯顿团队的研究人员认为，人体拥有"由大脑和免疫系统协同优化的通用生成模型",以识别和应对环境中的威胁。这一切最终都是为了最大限度地减少不确定性和维护身体的完好。简而言之,我们有一套统一的防御系统,使我们得以生存和发展。

"国防部"

如果将你的防御系统比作一个我们更熟悉的复杂系统,它复杂、多面的结构可能更容易理解。将你的整个存在(大脑和身体)视为一个"国家"。负责保护这个"国家"的是"国防部"。这是一个复杂、多样、多部门的政府组织,专门负责区分敌我,并对敌人作出适当的反应。敌人可以有多种形式:公开敌对的"国家"(大型动物)、流氓"国家"和恐怖组织(病原体),以及卧底特工(在人类细胞内生存和复制的细菌和病毒)。"国防部"的武器库里有各种各样的武器,但需要负责任地使用它们,以避免附带伤害或者过度消耗人体微妙平衡的能量预算。"国防部"的不同部门通过不同的渠道沟通。大脑中的一些部门正在参加一场永无休止的视频会议,准备对某些威胁作出瞬间反应。"国防部"神经部门和免疫部门之间的沟通可以通过神经这样的电话线相对较快地进行,也可以通过细胞因子和激素这样的电子邮件和邮政信息相对较慢地进行。至关重要的是,"国防部"可以学习和适应不确定世界中不断变化的威胁——无论是心理上的、免疫上的,还是两者兼而有之。为了以最有效的方式确保"国家"的稳定和生存,"国防部"需通过实时态势监测与动态情报研判,精准预判潜在威胁并防范突发风险,继而动态优化战略部署,以有效应对外部环境的复杂变化。

以上这些描述了一个健康的系统，但我现在要将这个比喻延伸到疾病上。一支优秀的"国防部队"能够在不伤害本国国民的情况下保护"国家"的完整。历史上充斥着这样的案例：为了应对真正的威胁（战争、暴乱或恐怖袭击），一些国家变成了高度警惕、充满压迫的国家。这种高度警惕在医学上叫"超敏性"。超敏性影响着防御系统的各个方面，导致该系统攻击自身。超敏性可能是免疫学上的，如过敏和自身免疫性疾病；也可能是心理上的，如创伤后应激障碍和恐惧症。超敏防御系统的概念还有助于解释为什么免疫系统疾病和精神疾病经常同时发生。如果防御系统的一部分失衡，那么其他要素也可能会失衡。如今人们已经确定，早年感染次数及种类过多会增加后来罹患精神疾病的风险，而且早年的心理压力可能导致炎症。它们的相互联系是另一条线索，表明在这两种情况下，统一的防御系统都将准备好进入超敏状态，其后果会影响心智和身体。

发达的现代世界的人们正经历着日益严重的某种危机，这种危机与慢性免疫疾病和精神健康状况有关。也许这不是巧合，而是一种防御系统失衡的流行病。部分原因是我们从祖先那里继承的身体和心智原本是为了在完全不同的环境中生存。在20世纪的健康和卫生革命之前，社会各阶层的人都生活在不同层次的肮脏环境中，没有抗生素或疫苗可用。这导致传染病的死亡率很高。那些幸存下来的人往往拥有更具攻击性的免疫系统，容易对炎症产生过度反应。从心理学上讲，这会让人在感染期间更容易对他人产生焦虑，也容易出现类似抑郁的疾病行为。因此，纵观整个人类历史，一代又一代人总是倾向于存在一种"炎症偏见"。而且对这种"炎症偏见"的选择并不总是渐进式的。14世纪，黑死病夺去了欧洲约三分之一的人口。2022年10月发表的一项引人入胜的研究分析了这场致命瘟疫之前、其间和之后的中世纪伦敦居民的遗传物质（基因）。鼠疫杆菌是黑死病的罪魁祸首，而有些基因序列可以产生对该细菌的免疫力，在从鼠疫大流行中幸存下来的人身上，这些基因序列的出现次数要多得多。但这是有代价的：其中一些基因变异是自身免疫性疾病的风险因素，如风湿性关节炎、系统性红斑狼疮和克罗恩病。就像军事文化的特性（从开放和宽容到敌对和防御）通过代际传递塑造社会，我们的防御系统的特质也通过基因传承给我们。

对我们生活在相对肮脏环境中的祖先来说，一个积极的结果是，从很小的时候起，他们的免疫系统就得到了严格训练，以区分朋友（食物和"好细菌"）和致病的敌人。在如今这个几乎所有地方都会被消毒、抗生素得到普遍使用的社会中，我们不太可能有这样的机会帮助我们的免疫系统培养耐受性，让它更精准地预测什么是"自己"、什么是"非己"、什么是安全的，以及什么是威胁。这是"卫生假说"的核心，该假说是一种被广泛接受的理论，用于解释现代社会中过敏和自身免疫性疾病发生率显著增长的现象。这并不意味着我们应该主动寻求病原体感染，比如在拥挤的火车站四处走动试图接触病原体，而是倡导我们寻求在我们体内和周围维持一个丰富的微生物世界（下一节将对此进行更多介绍）。因此，作为现代人，我们似乎陷入了双重困境：既保留了祖先的"炎症偏见"，又缺乏培养免疫耐受的微生物环境。对心理健康和压力反应也可以作类似的论证。我们的祖先经常面临致命的危险，不得不增加压力反应，从而产生对威胁的记忆、适应性行为和免疫反应。在现代社会，大多数人面临的威胁往往不是极端的、关乎生存的暴力，而是缓慢但稳定的持续压力，如忙碌的公司生活、失业、按揭贷款、失眠、社交媒体上的攀比行为等。这些压力常常会激活不适当的免疫反应，长期后果是慢性炎症。从进化的角度来看，过去一个世纪技术发展的速度已经将人类带入一个陌生的、非自然的世界。难怪我们的防御系统会这么容易失衡、失调，而且在很多情况下变得过度敏感。

本节介绍的概念具有突破性意义，特别在一个仍然以惯性思维认为心智和身体无关的世界中。但我希望这些概念能够为你提供一套认知工具，用于探索人类如何运作、如何出错以及如何治愈的新观点。统一防御系统的概念有助于解释心智和免疫系统（两个看似不相关的存在）如何在疾病和健康状态下协同工作。一个系统的某一部分遭受的破坏会波及整个系统。感知的预测处理模型提供了另一种视角，运用这种视角，我们可以通过自上而下和自下而上的方式治愈系统疾病，同时改变认知模型和现实，以最大限度地减少不确定性。

在前几节中，我们已经看到，与医学界的许多主流观念相反，免疫系统和心智在解剖学、生理学、临床实践以及概念层面交织在一起。但在本书的第一部分，我们还有最后一个层面需要探索。我希望你带着显微镜进入其中。

5

心智与微生物

肠道里的数十万亿房客如何影响你的选择、情绪和行为

> 疾病通常是由于共生关系的谈判没有结果，
> 其中一方越界，这是生物学上对边界的误解。
>
> （刘易斯·托马斯，《细胞生命的礼赞》）

先来认识一下汤姆、杰瑞和特里。汤姆是一只笨拙的家猫，它总是想抓住杰瑞，但一直都不成功。杰瑞是一只可爱的棕色小鼠，它住在汤姆家。特里，大多数人不太熟悉，它是一种名为弓形虫的寄生虫。这种芝麻粒形状的微生物只能在猫科动物的肠道里进行有性繁殖，所以特里的生命始于汤姆的肠道。这标志着一种非凡生命的开端。"婴儿"特里通过汤姆的粪便被释放到外部世界。生长中的弓形虫需要其他动物（中间宿主）才能充分发育，然后回到汤姆的肠道内。所以当汤姆不在家，杰瑞探索和啃咬汤姆接触过的环境时，无意间吞下了特里。接下来发生的事情令人震惊。寄生虫特里侵入杰瑞的大脑，引起炎症，并通过科学家尚未发现的途径改变了杰瑞的行为。就像人喝了几杯起泡酒后的状态一样，杰瑞开始放松警惕。它逐渐自信起来，不再对捕食者感到恐惧，对猫科动物气味的厌恶也消失了。当汤姆结束游荡回到家时，它发现以前狡猾且易受惊的杰瑞现在面对汤姆竟然若无其事。于是，晚餐（指杰瑞成了汤姆的晚餐）奉上，发育成熟的特里可以"回家"（完成生命周期）了。

这或许是微生物充当傀儡师、扭曲宿主意志以谋取自身利益的一个明显的例子。值得庆幸的是，单一病原体直接操纵人类心智以帮助其传播的例子很少，会引起攻击性的狂犬病毒是一个罕见的例子。但越来越多的证据向人们讲述起一个引人入胜的故事，即我们的心智是如何被生活在我们体内的数十万亿个微生物塑造和操纵的。在本节中，我们将发现，与杰瑞和特里不同，我们与体内微生物（合称微生物群）的关系大多是互惠互利的。我们的心智需要微生物。不仅如此，我们还将看到，我们体内的这群微生物可以与心智和免疫系统一起被视为我们身体的防御系统的一部分。下面，我们从一个多世纪前，当时科学界有传言说伟大的伊利亚·梅契尼科夫开始失去理智……说起。

保加利亚人的解决方法

那是1908年，63岁的乌克兰科学家伊利亚·梅契尼科夫刚刚被授予诺贝尔奖，以表彰他过去几十年在免疫学领域的开创性发现。但在他后来的职业生涯中，梅契尼科夫开始支持一些相当古怪的理论，这很符合他典型的"疯狂教授"的形象。令他在巴黎巴斯德研究所的同事们感到尴尬（也令欧洲各地的科学家感到好笑）的是，梅契尼科夫开始越来越虔诚地信奉他所认为的有助于健康和长寿的灵丹妙药：酸奶。

1845年，伊利亚·梅契尼科夫出生在今乌克兰哈尔科夫附近。他天资聪颖，仅用两年时间就完成了哈尔科夫国立大学的四年制自然科学课程。他童年时的绰号"水银"反映了他的冒险精神和躁动的心态。之后几年，梅契尼科夫在德国多所大学深造，研究北欧各种甲壳类动物和蠕虫的比较解剖学，后来成为敖德萨大学的讲师。当时他刚刚满22岁，比他的大多数学生都年轻。10年后，微生物学的创始人之一路易斯·巴斯德邀请梅契尼科夫到他位于巴黎的研究所工作。正是在那里，梅契尼科夫的发现为其赢得了诺贝尔奖。他发现人类免疫细胞可以通过吞噬致病细菌来清除和摧毁它们，这一过程被称为"吞噬作用"。

晚年时期，梅契尼科夫的兴趣集中在研究衰老过程上，特别是如何影响免疫系统和身体对细菌的反应来延长人类的寿命。他的注意力转向了保加利亚，在那里，许多村庄似乎都有很多百岁老人。他仔细研究了一群长寿的保加利亚农民，认为他们的活力和长寿的来源是他们每天都喝的酸奶——当地人称其为"yahourth"。

梅契尼科夫经历过微生物学的黄金时代，实际上他是其中的一位重要参与者，在那个时代，疾病的"细菌理论"彻底改变了医学界。到19世纪末，人们已经清楚地认识到，许多疾病是由感染人类、导致身体不适并在宿主之间传播的微小病原体引起的。自然而然，人们普遍认为所有细菌都对身体有害。这种看法的一个合乎逻辑的延续是，所有肠道微生物也都是有害的，它们对食物的分解实际上是一种腐烂过程，并向体内释放有毒的致病化学物质。19世纪末，极具影响力的法国医生夏尔·布沙尔（Charles Bouchard）甚至将结肠称为"毒药实验室"。然而，梅契尼科夫发现，给小鼠喂食保加利亚酸奶（经乳酸菌发酵的牛奶）能让肠道微生物茁壮成长，繁衍更多后代。从此，他言出必行,余生中每天都喝酸奶,并颂扬酸奶对他健康的积极影响。当时的科学家认为,这些积极影响一定源自乳酸具有的某种抗菌特性,能抑制肠道微生物的增殖。然而,梅契尼科夫和他的同事们发现,单独给小鼠喂食乳酸并没有任何帮助。实际上,小鼠似乎受益于酸奶里的细菌,他们分离了这种细菌,并将其命名为"保加利亚乳酸杆菌"(现称为保加利亚乳杆菌)。根据这一发现,梅契尼科夫在他1907年出版的《延长寿命:乐观的研究》(*The Prolongation of Life: Optimistic Studies*)一书中总结了一个具有突破性的理论:"人们普遍认为微生物都是有害的,这个观点是错误的。世界上有很多有用的微生物,乳酸杆菌就是其中的重要一员。"在那本书中,他还阐述了对未来医学的愿景:"肠道微生物对食物的依赖让我们有可能采取措施改变体内的菌群,使用有用的微生物取代有害的微生物。"

遗憾的是,这一愿景超前了时代大约一个世纪而未受到人们的重视。首先,能够正确分析肠道微生物组成(更不用说它们对身体的影响)的技术,还需要再过几十年才会出现。也许更重要的是,世界还没有准备好接受微生物可以在人类健康状况中发挥积极作用的观念。相对较新的细菌疾病理论使得人们发现微生物是这个时代一些致命疾病的罪魁祸首:霍乱、疟疾、天花、猩红热、梅毒和斑疹伤寒。社会上新出现的抗菌态度没有为"好细菌"的概念留下空间。在我的同事中,有人研究迷幻剂和大麻衍生分子在治疗精神疾病方面的潜在益处,他们经常哀叹尼克松在20世纪70年代发起的"禁毒战争",这场战争终止了许多内容丰富的医学研究,并使该领域的发展停滞了数十年之久。同样,伊利亚·梅契尼科夫的理论是20世纪初"杀虫战争"的牺牲品,而且这场战争此后只会不断升级。在他提出他的理论大约10年后,"西班牙流感"致死人数超过了第一次世界大战。又过了近10年，英国微生物学家亚历山大·弗莱明（Alexander Fleming）回到他在伦敦圣玛丽医院的实验室，发现他的一个细菌培养皿被来自楼下实验室的一种霉菌污染了。培养皿上的大部分细菌都被这种霉菌杀死了，而这种霉菌就是青霉菌（是抗生素青霉素的来源）。抗生素的发现堪称人类历史上一个伟大的成就。抗生素时代拯救了无数生命，减轻了无数人的痛苦。但它的副作用是强化了"微生物永远是敌人"的观念。在那时，鉴于这些发现，梅契尼科夫对保加利亚农民饮用酸奶与长寿的关联的研究，从积极角度看是微生物研究的早期探索，从消极角度看则存在明显的理论偏差。而人类对"无微生物世界"的追求，在此后数十年达到顶峰。

关于小鼠和微生物

20世纪中期，动物研究取得了一场突破：无菌小鼠成功繁育。这些小鼠是在隔绝任何环境微生物的无菌培养箱中繁育的。无菌小鼠（体内或体表没有任何微生物）为研究人员提供了一个研究无任何污染小鼠的机会。它们是生物学上的空白板：没有预先存在的微生物的干扰，你就可以单纯研究病原体的影响。但到20世纪末，人们清楚地认识到，这些超级干净的啮齿类动物并不是健康的典范。贯穿20世纪90年代的研究部分证实了梅契尼科夫的理论，即肠道微生物似乎对肠道健康有积极影响，在为宿主提供营养和微调其发育中的免疫系统方面发挥着作用。但到了21世纪初，研究人员开始注意到一些非常奇怪的事情，即无菌小鼠表现得和正常小鼠不一样。

2004年，一群日本科学家开展了一项开创性的研究。他们将无菌小鼠的大脑和用肠道微生物饲养的小鼠的大脑进行比较，发现无菌小鼠的压力更大。和正常小鼠相比，它们产生了异常高水平的应激激素皮质酮（相当于人类的皮质醇）。科学家们还发现，他们通过给小鼠喂食名为"婴儿双歧杆菌"的益生菌，就可以解决这个问题。反之，当他们给无菌小鼠喂食大肠杆菌时，这些小鼠表现出了更高的激素压力反应。无菌小鼠的脑源性神经营养因子的含量水平也较低，这种蛋白质对于学习和记忆的形成至关重要。有趣的是，科学家发现只有在出生后的最初几周内使用益生菌治疗，才有减轻压力的效果，这表明存在一个重要的早期阶段，肠道微生物在这个阶段帮助塑造大脑的压力回路。

为什么要费力研究实验室小鼠的大脑呢？理解肠道微生物如何影响大脑健康是一个尚且处于起步阶段的领域，在探索这些影响是否也发生在人类身上之前，动物模型对于确定机制至关重要。我们正处于科学史上一个激动人心的时刻，在这一时刻，我们可以详细研究这些机制，并开始探索它们与我们的关系。为了了解更多信息，我采访了肠道微生物与大脑关系研究领域的教父、爱尔兰科克大学的约翰·克莱恩（John Cryan）教授。当我通过视频连线和克莱恩教授交谈时，他笑着说："我曾经是一个铁杆神经生物学家和神经药理学家，我觉得当同事们看到我回到爱尔兰捣鼓微生物时，他们大概以为我疯了。"在视频画面的背景中，我看到他的办公桌坐落在一个堆满大部头专著的书架、各种当代绘画和大脑瓷器模型之间。年轻时，克莱恩从未想过自己的职业生涯会围绕肠道细菌展开。在爱尔兰取得药理学博士学位之后，克莱恩在美国和澳大利亚做了多项博士后研究，探索压力的神经生物学机制。2005年，他回到爱尔兰，研究压力如何影响啮齿动物的大脑和行为。但碰巧的是，他的一些同事当时正开始探索最近发现的微生物群世界——生活在我们体内和体表的微生物生态系统。2007年，克莱恩和他的团队决定研究心理压力是否会对最大的微生物群落（肠道微生物群）产生影响。"我们发现，在生命早期遭受压力的动物，其肠道的微生物组成有所不同。当时，我们知道生命早期的压力会影响免疫系统和肠道健康，但这是我们第一次看到它对肠道微生物群的影响。很明显，心理压力是一种全身综合征。"

克莱恩和他的同事知道日本团队在无菌小鼠方面所做的研究，后来他们与瑞典和加拿大的研究团队一起开展合作，证实了在没有肠道微生物的情况下，小鼠无法发育出健康的大脑。"谜题的最后一个部分是，如果异常的微生物群导致过度的压力反应，我们是否能够以积极的方式改变该微生物群并抑制这种压力反应。"克莱恩对我说。他们通过追随梅契尼科夫的脚步确认了这一点。他们发现给小鼠喂食益生菌鼠李糖乳酸杆菌，可以降低它们对压力源的行为反应和生物反应。"但我们的研究更进一步，不仅发现乳酸杆菌会影响大脑、行为和压力，还发现如果切断迷走神经，所有影响都会消失。"

我们在第2节中讨论过迷走神经，它是一条长长的神经，在从脑干蜿蜒向下的过程中，会与我们的大多数内脏器官交流，包括肠道。克莱恩的团队发现，迷走神经还会将微生物信号从肠道传输到大脑："我想提醒大家的是，发生在迷走神经中的事情不会只停留在迷走神经中！"肠道细菌产生的分子似乎可以通过迷走神经被大脑检测到，这可能会对大脑和心理健康产生深远的影响。这些重大发现自2007年至2011年陆续被揭示以来，克莱恩的实验室一直致力于研究微生物影响大脑和行为的多种作用机制。

克莱恩实验室的进一步研究表明，无菌小鼠在焦虑情绪方面存在异常表现。一项研究发现，与正常小鼠相比，无菌小鼠的焦虑样行为较少，这听上去似乎是件好事。但研究人员很快发现，它们与恐惧相关的记忆（即识别威胁性刺激的能力）受到了损害。当让正常小鼠在听到某个音调的声音后立刻施以电击，它们就会逐渐将这个声音和电击联系起来，以至于它们只要听到这个声音，身体就会僵住，因为它们预感到即将遭受电击。这是巴甫洛夫经典条件反射的一个例子。然而，无菌小鼠并没有学会把声音与电击造成的疼痛联系起来，听到声音时，它们会继续正常活动。如果给这些小鼠喂食肠道细胞，它们就会表现出正常、适当的焦虑反应。但就像他们之前在无菌小鼠中探索过度压力的研究一样，这些影响只有在生命早期给予肠道细菌时才会出现，这表明存在一个关键的发育窗口。后来的研究发现了这些奇怪行为的潜在来源——杏仁核（amygdala，在希腊语中是"杏仁"的意思）。杏仁核是位于大脑深处的两个杏仁状的神经簇，每个神经簇大致位于每只眼睛正后方几英寸[1]处。它们在对刺激的情绪反应中起着关键作用，包括"战斗或逃跑"反应。然而，无菌小鼠的杏仁核异常大，而且其结构中有多种异常。

除了这些行为研究外，还有关于大脑结构异常的研究作为补充。2016年的一项研究得出了一项惊人的发现，即缺乏微生物的小鼠有非常奇怪的前额叶皮质。前额叶皮质是哺乳动物大脑中的一个高级而复杂的区域，顾名思义，它位于大脑的正前方。作为大脑额叶的一部分，前额叶皮质在人的个性发展、自我控制，以及在实现长期目标的过程中整合思想和感受等方面发挥着关键作用。它对大脑的活动（包括决

---

[1] 1英寸约等于2.54厘米。

策、计划、个性和行为控制）至关重要，以至于大多数精神健康状况都与前额叶皮质功能失调有关。前额叶皮质（以及神经系统的大部分其他结构）中的神经纤维被一种名为"髓鞘"的绝缘材料包裹着。正常水平的髓鞘对大脑的良好运转至关重要。但当研究人员通过电子显微镜观察无菌小鼠的前额叶皮质时，他们看到了在自然界中很少出现的情况——过多的髓鞘。如果在小鼠体内重建正常的微生物群落，这种奇怪的大脑发育可以逆转。

除了无菌小鼠，其他研究技术也在帮助我们了解肠道微生物及其对行为的影响。这包括通过长期应用抗生素去除动物正常的肠道微生物群，导致其大脑和行为发生巨大变化（类似于在无菌小鼠身上看到的变化）。还有"微生物群移植"，正如其名，是将本质上是粪便冻干的东西通过口服或直肠给药的方式，植入接受者的肠道中的一种治疗手段。如果我们可以在粪便移植后观察到行为变化，则表明这种变化至少部分是由其中的微生物驱动的。微生物群移植在未来的某一天可能会为人类的心理健康治疗提供一种选择——无论是以灌肠剂还是以胶囊的形式。2011年，一项有趣的研究发现，这些移植有助于无菌小鼠社交生活的正常化。此前人们已经充分了解到，除了异常的压力和焦虑反应，无菌小鼠往往形单影只，表现出较低的社会参与度，并且缺乏探索周围环境的意愿。然而，这项研究发现，如果你将健康小鼠的微生物群移植到无菌小鼠中，无菌小鼠就会恢复活力，并且开始探索周围的环境。几年后，克莱恩的团队将人类抑郁症患者的微生物群移植到老鼠体内，导致这些啮齿动物出现抑郁行为症状。这不仅仅是一次微生物群移植，还是一次跨物种"抑郁症"移植。

看来，肠道细菌不仅对身体有益（至少在小鼠身上），对健康大脑的发育也必不可少。这在一定程度上支持了伊利亚·梅契尼科夫备受争议的理论。但现在我们需要看看这是否适用于人体。

你是一个群落

你并不孤单。无论你喜不喜欢,你的身体都充满了微生物朋友。它们有数十万亿之多。和你一起生活的微生物至少与你体内细胞的数量一样多,甚至可能更多[1]。但说到遗传物质,请做好大吃一惊的准备:你随身携带的遗传物质中有99%是微生物的。你是一个充满生机的世界,就像一颗拥有无数生态系统和生物群落的星球。我也没有随意使用"朋友"这个词,因为生活在你体内或体表的大多数生物都是有益的"互利"或"益生"微生物。即使是那些似乎没有带来直接好处的微生物——纯属搭便车的"共生微生物",也会通过争夺有害微生物(病原体)的生存空间,减少它们感染你的机会。你身体的几乎每一处表面都覆盖着微生物,但绝大多数微生物都生活在你约9米长的肠道中,大部分在结肠里。它们在那里形成一层厚厚的微生物层,重量达数百克。微生物层的成分相对稳定,不过一直处于变动之中。你的粪便有大约60%的物质都是微生物。我说"相对"稳定,是因为它随着我们对环境的采样方式(也就是我们吃什么、喝什么)的不同而发生不同程度的变化。

然而,肠道微生物群不仅仅是细菌的寄宿之处,它还是我们的秘密器官。它就像一座发酵工厂,负责分解膳食纤维和其他长链碳水化

---

[1] 人们通常认为我们体内只有10%的细胞是人类细胞,但这一数字已被修订为50%。这个数字仍然大得惊人。请注意,这些只是估计值,目前尚无定论——这种统计就像猜测沙漠中有多少沙粒一样。

第一部分　开放心态：免疫系统与心智的科学革命

合物。这些物质是细菌的美味佳肴，但无法被我们自己的细胞分解。这些微生物盛宴的副产品，包括短链脂肪酸，它们像激素一样在体内循环，为你的免疫和新陈代谢带来多种多样的影响。你实际上是把必需分子的生产外包给了微生物。但肠道微生物群不只是高级食品加工机，它还是一个免疫器官。你的微生物群可以直接抵御病原体。这在缺乏健康微生物群时表现得最为明显，如长期使用抗生素会大大增加肠道感染艰难梭菌的风险。由于肠道本质上是一根长管，并且直接暴露于外界物质中，所以肠道微生物群是连接内外环境的感官界面。如果你的身体是一个"国家"，那么肠道就是重兵把守的国界。我们的肠道内和肠道周围的免疫细胞比我们血液和骨髓中的免疫细胞加起来还多。这支边境部队需要善于区分威胁因素和安全因素，既要接纳食物，又要攻击病原体。这就是肠道微生物的用武之地。在整个生命过程中，尤其在生命早期，成分多样的微生物群都将教导我们的免疫细胞对病原体产生炎症反应，但在自己人存在时需要抑制炎症反应。这种现象被称为"免疫耐受"。微生物群可能是免疫系统最大的培训学院，就像是它的军事学院。

　　肠道微生物群是一个多面器官，由不属于你的细胞组成，但离开它你就无法生存。只有当我们从更广阔的视角来看时，这个奇怪的事实才能说得通。人类是微生物世界的一部分，并且是后来者。历史上从来没有一个时期是人类的身体不被微生物群包围的，一直以来，我们相互塑造，互惠互利。人们很容易将自然历史视为一场争夺统治地位的残杀之战，但自然发展的走向更倾向于合作共赢。我们与微生物达成的协议是这样的：我们为它们提供能让它们生存和发展的环境，它们帮助我们生存和发展。它们拥有封闭的环境和免费的交通工具，而我们现在可以吸收纤维食物中的营养并从中受益，还能更好地对抗病原体。应当从中得出的首要结论是，我们需要履行好协议中自己的承诺，即为微生物营造一个繁荣的生存环境，这对我们自身的健康也有利。

改变心智的微生物

肠道是我们最大的微生物储存库，也是我们最大的免疫器官。这个连接内外环境的界面显然对我们的健康至关重要。但如今有越来越多的研究正在试图回答一个有趣的问题：微生物会入侵我们的心智吗？

病原体操纵人类行为以求自身生存的明确例子并不多见。在本节开头，我们讨论了寄生虫特里，它是一种弓形虫。我们看到了它如何降低中间宿主（老鼠杰瑞）的"拘束感"，以便返回汤姆这个猫科动物的肠道中。有理论认为，感染弓形虫病的人类也会改变行为，更喜欢和猫生活在一起，从而导致神经炎症，而这种神经炎症可能演变成精神疾病。这可能是"疯狂猫女"负面刻板印象的一个可能来源。狂犬病毒通过破损的皮肤和唾液在宿主之间传播，因此，为了便于传播，宿主会变得极具攻击性，用更贴切的话说，是更爱用咬的方式攻击。但新的研究表明，我们的许多日常行为，特别是食物偏好，可能会被肠道微生物群的需求和欲望"劫持"。2022年，匹兹堡大学的研究人员的一项重要研究发现，如果将不同类型的野生啮齿动物（食草性、食肉性或杂食性）的微生物群移植到无菌小鼠体内，我们就可以判断它们之后的觅食行为类型，以及它们选择吃什么。无菌小鼠对糖有一种难以满足的食欲，在引入微生物群之后，这种食欲会被抑制。这些发现已经在其他动物身上得到实验证实，虽然关于人体的结论性研究仍然缺乏，但微生物在确定菜单方面的发言权似乎是可信的。这或许可以解释为什么我们对某些食物的渴望会随着饮食的重大改变而变化。不同的微生物有不同的口味，比如拟杆菌喜欢脂肪，普累沃菌嗜好碳水化合物，而双歧杆菌对纤维素上瘾。因此，我们肠道微生物群的构成很可能既反映我们的饮食选择，又影响我们的饮食偏好。对快餐上瘾的部分原因可能是肠道中喜欢脂肪和糖的微生物不断发出配送请求。由于行为（包括意志力）在一定程度上是微生物决定的，所以如果你想通过改变饮食来改善健康，也许改变微生物环境是比仅仅依赖意志力更好的选择。

然而，人们越来越清晰地看到，肠道微生物群在我们的情绪、思想和行为方面发挥着远大于仅仅决定我们饮食选择的作用。人类总是有一种本能的"直觉"（gut feeling[1]），这说明我们的心智和肠道是相互联系的。这反映在一些语言中："跟着感觉走"（go with your gut，字面意思为"跟着肠子走"），"我感觉很难过"（I'm feeling gutted，字面意思为"我感觉肠子被挖出来了"），"我心里七上八下"（I've got butterflies in my stomach，字面意思为"我肚子里有蝴蝶"）。

从概念的视角来看，大脑与肠道相连是有道理的。正如我们在前文中所讲的那样，大脑是一台预测机器，试图平衡身体的能量需求，而我们的大脑和免疫系统是试图区分朋友和敌人的同一套防御系统的一部分。由于肠道内壁是我们身体内部与外界环境之间最大的界面，所以肠道与大脑之间的沟通对于建立平衡和确保生存至关重要。而且由于我们的肠道微生物群是我们肠道中的关键要素，而肠道本身就是一个器官，所以有多条生物学通路将这个微生物群落与大脑联系起来

---

[1] 字面意思是"肠道感受"，指没有逻辑理由的即时或基本感觉或反应。

就不足为奇了。

肠道微生物群与大脑之间有四条主要通路：神经通路（与神经系统有关）、内分泌通路、代谢通路和免疫通路。我们的肠道有时被称为"第二大脑"，因为它有自己的神经系统（肠神经系统），其中包含的神经元数量甚至超过脊髓。它最著名的作用是无意识、有节奏地顺着肠道挤压食物，但正如我们在前文中所讲的那样，肠道还通过迷走神经直接与大脑相连。迷走神经有长长的"脚"可以深入肠壁内部，2015年，人们发现这些"脚"中包含"神经足细胞"，此类细胞可以"品尝"到肠道环境中的味道，并将信号直接传输给大脑。这让我们知道了更多感知口腔以外（如肠道）营养物质的方式，还解释了为什么我们更喜欢天然糖而不是人工甜味剂，即使有时我们无法通过味觉来区分它们。越来越明显的是，肠道微生物还可以通过这些细胞将分子信号传递到大脑，这进一步证明了这样一种观点，即肠道和大脑之间通过迷走神经进行一种持续的、基本上是潜意识的对话，从而影响我们的决定。

微生物群与神经系统之间的交流显然是双向的，2022年10月发表的两项研究清楚地揭示了这一点。这两项研究表明，肠道中的痛觉神经元不仅可以检测肠道细菌产生的分子，还可以产生调节周围细菌类型的分子，从而塑造微生物群的结构。微生物产生的分子还能刺激肠道内壁中的内分泌细胞（肠内分泌细胞），这些细胞会产生各种不同类型的激素。这些激素与迷走神经和大脑相互作用，影响饥饿感和饮食偏好。微生物的代谢产物，如短链脂肪酸，还可以与大脑直接交流。此外，肠道微生物能够合成对大脑功能至关重要的神经递质和神经调质的前体，包括血清素、多巴胺、去甲肾上腺素和γ-氨基丁酸。当然，肠道微生物群与全身免疫系统之间的联系意味着，二者相互作用产生的一系列影响，能够以细胞因子或免疫细胞为载体，传递至大脑。这是对"肠道微生物—大脑轴"这一精妙而复杂的互动机制的最简短概括。关键信息是，我们现在知道肠道微生物群以多种方式与我们的心智交流，而这场对话影响着我们人生的每一个阶段。

一生的朋友

从微生物的角度来看，你出生时就像一块白肉，被扔进了一个充满微生物的世界。你的零岁生日礼物是一条来自你母亲产道的细菌毯。她的阴道微生物群在怀孕期间发生了很大变化，有益的乳酸杆菌菌落成倍繁殖，强化了你的微生物启动套件。看来，剖宫产婴儿在以后的生活中比顺产的婴儿更容易过敏，但很难说是不是分娩方式本身导致了这种情况，也可能剖宫产婴儿在子宫内时就更有可能存在问题，或者其母亲更有可能携带先天存在的健康问题。不过，支持分娩假说的一个论据是，剖宫产婴儿更有可能拥有不平衡且不够多样性的微生物群，其中可能藏匿伺机而动的病原体。这种状况至少会持续到生命的第一年，而且影响可能会持续更长时间。这种早期菌群失调（微生物群不平衡）可能会导致"肠道军事学院"的年轻免疫细胞学习体验不佳。与顺产的婴儿相比，剖宫产婴儿的免疫系统在受到刺激时会产生多到不正常的炎症标志物。这是一种尚未产生耐受性的免疫系统，它不适当地偏向炎症反应。不寻常（但并不令人惊讶）的是，这种防御系统的心理调控模块也会呈现高度警觉的特征。2022年的一项研究发现，对于短期压力源和长期压力源（如考试季），剖宫产出生的成年人更有可能表现出更强烈的心理压力反应，以及更强烈的免疫反应。我最不想做的事情就是鼓励人们不做剖宫产——剖宫产可以拯救生命。我也不想给所有以这种方式出生的人蒙上"宿命论"的阴影。微生物群受到许多其他环境因素的影响，而且微生物群本身也是一种可以变得更好的环境。

实际上，一项研究分析了大约1 000名婴儿的12 000多份粪便样本，发现母乳喂养对肠道微生物群的影响最大。人类母乳中含有所有哺乳动物中最复杂的糖类。真正不同寻常的是，人类肠道无法分解寡糖，并将其消化成对身体和大脑至关重要的分子。我们的肠道微生物群却可以。乍一看，这似乎很奇怪，但母乳的很大一部分并不是婴儿的食物，而是婴儿肠道细菌的食物。滋养细菌生命是滋养人类生命的必要前提，我们无法将两者分开。同样重要的是，一些细菌——甚至可能来自母亲的肠道，也存在于母乳中。母乳喂养与积极的健康结果密切相关，包括心理健康。它与儿童和青少年认知能力的提高相关，虽然可能还有其他因素在起作用，但即使将许多社会经济因素考虑在内，这一发现仍然成立。

这一领域的研究确实还处于起步阶段，但现在有科学家正在动物模型中探索肠道微生物群和围产期[1]之间的关系。其中一位是我的同事丹尼尔·拉德福德-史密斯（Daniel Radford-Smith），他是牛津大学药理学系的研究人员。他和实验室的其他人一起发现，改善小鼠母亲的微生物群会对其后代产生非常积极的影响。例如，给小鼠母亲服用益生菌补剂足以提高其哺乳期间乳汁中来自微生物的短链脂肪酸的含量，而只摄入高脂肪饮食的小鼠母亲，其乳汁中的短链脂肪酸水平有所下降。这些短链脂肪酸在小鼠后代的关键神经发育窗口期支持大脑的生

---

[1] 指女性怀孕后28周至产后7天的这一时间段，包括胎儿、新生儿和产妇的生理和心理适应过程。

长和神经的可塑性,这可能会提升小鼠从幼年到成年的适应能力。同时,大脑中乳酸(一种与大脑能量供应相关的分子)的水平也升高了。在给小鼠母亲服用"益生元"(一种促进肠道有益菌生长的物质)时也出现了类似的结果。所以这种物质不是细菌,而是现有肠道微生物的食物来源。虽然这些研究尚未在人类身上进行,但丹尼尔团队的研究无疑为未来的膳食方案优化或益生菌干预策略提供了新的思路,可以帮助父母为后代的人生提供更好的免疫和心理开端。事实上,在丹尼尔和我最近合作开展的一项研究中,我们从一个庞大的、来自英国的个体样本数据库中发现,那些血液中参与身体能量制造的分子(包括乳酸)含量较高的人,在将来的人生中患上抑郁症的可能性较小。鉴于丹尼尔的团队已经发现,在小鼠生命早期,益生菌的使用、乳酸水平和压力的适应性之间存在关联,健康的微生物群可能为我们提供了一些分子,这些分子让我们茁壮成长,并且在面对压力时保持韧性。

断奶后,生命中接下来的几年似乎对肠道微生物群的发展特别关键。在3到14个月时似乎有一个初始发展阶段,母乳喂养会在此时建立一个充满健康细菌但多样性并不足的微生物群。然后是15到30个月的过渡期,在此期间,微生物群变得多样并稳定下来。也许婴儿疯狂的口腔探索——从吃土到舔猫——也是一种对周围环境采样的方式,这会提高他们肠道微生物群的多样性,训练他们正在发育的免疫系统,并最终调整他们身体的防御系统。到3岁时,你已经无意中完成了防御系统的早期校准。微生物是我们的老师,它们对于健康免疫系统和健康心智的发展都不可或缺。

我们的微生物在建立友谊方面也可能发挥着不可或缺的作用。你可能还记得,当克莱恩检查无菌小鼠的行为时,它们不仅应对压力的能力受损，表现出异常的焦虑行为，而且它们似乎还表现出明显的社交缺陷。"小鼠通常很爱社交，而且相当善变，它们更喜欢和新玩伴而不是旧玩伴在一起。但无菌小鼠的冒险精神就少得多。"克莱恩告诉我。和正常小鼠相比，无菌小鼠的社交能力更差，而且表现出更多重复性的自我行为。这些新出现的数据可能会对与社会行为相关的疾病产生影响，如孤独症谱系障碍（autism spectrum disorder）和社交焦虑症。顾名思义，孤独症谱系障碍是一个广泛而多样的谱系，将其归为单一病症，或者过度依据动物研究的结果来推断，都是不可取的。同样重要的是，研究孤独症谱系障碍的人都认识到，许多人想要将孤独症视为人类思维谱系的一部分——神经多元性的一种表现形式。然而，近几十年来，孤独症谱系障碍患病率的大幅上升并不能完全用诊断率的提高来解释。

2019年，加州理工学院的一个研究团队提出，患孤独症谱系障碍的原因之一可能在于肠道微生物群。通过移植人类孤独症谱系障碍患者的微生物群，他们能够让幼鼠出现重复行为并降低其社交能力。移植后，这些小鼠肠道中微生物产生的5-氨基戊酸和牛磺酸的数量不足，而这两种分子对于γ-氨基丁酸的合成至关重要。γ-氨基丁酸是一种与孤独症谱系障碍有关的神经递质。其他的研究表明，对于因诱发孕产母体炎症而出现类似孤独症谱系障碍行为的小鼠，如果为其提供健康的肠道细菌，其症状会显著减轻。但小鼠不是人类，目前还没有令人信服的证据表明肠道菌群失调会导致或加重孤独症。然而，研究人员普遍认同，孤独症谱系障碍患者的肠道微生物群的多样性通常低于其他人群。目前有争议的是：这种差异是否是独立于饮食因素的原发性菌群失衡，或者仅仅是患者饮食偏好单一的直接结果？

但是，即使目前人类的数据尚无定论，动物似乎确实依赖微生物来建立正常的社会互动。为什么会这样呢？克莱恩正在探索的一个有趣假说是，微生物让它们的宿主更喜欢社交，可能是为了最大限度地提高它们的传播和繁殖能力。如果我们是一艘搭载着微生物的巨大船只，那么，谁又能断言微生物不能掌舵呢？也许这些因素甚至会影响亲吻行为：在建立更长久的关系之前，从另一个微生物世界取样肯定无伤大雅。一个持续10秒钟的亲密之吻会传递大约8 000万个细菌。这并不是说微生物在故意操纵哺乳动物，就像2007年的动画电影《料理鼠王》中的老鼠雷米一样。相反，这些行为影响可能是微生物和动物之间的相互作用并反复调试的结果，从而最大限度地提高双方的生存概率。有的人可能会陷入猜测之中，但克莱恩坚信我们的肠道微生物是"具有社会效益的朋友"。

肠道微生物群在生命历程的另一端同样发挥着引人瞩目的作用。一个世纪前，伊利亚·梅契尼科夫之所以痴迷于保加利亚百岁老人和他们对酸奶的喜爱，动机就是希望遏制衰老对人体的破坏并延长人类寿命。克莱恩和他的团队接过了这一研究重任："2013年，我的一些同事发现，在一个老年群体中，他们的微生物群缺乏多样性，而这种多样性的缺乏与身体虚弱和健康状况不佳有关。"他们发现，这很可能是由平淡的"米色"饮食[1]造成的。克莱恩想弄清楚这背后的机制，于是他的团队研究了衰老小鼠的大脑和身体。除了预期中的认知障碍，他们还发现衰老小鼠出现了肠道屏障通透性增加和炎症，肠道微生物群也发生了改变。下一个问题是，他们能否针对微生物群进行干预。"出于显而易见的原因，我决定专注于研究中年衰老，"他笑着说，"所以

---

[1] 严重缺乏营养的食物。

我们给中年小鼠喂食富含菊粉的食物，这是一种存在于韭葱和菊苣等蔬菜中的益生元。我们发现，即使刚刚步入中年，小鼠的大脑就已经显现出一些炎症迹象，但我们能够通过给它们喂食菊粉来减缓炎症。"而我们从中得到的关键信息是，如果你觉得自己正在经历中年危机，与其去骑摩托车，不如吃点韭葱！

到2020年这项研究发表时，已经出现了很多间接证据，但仍然不能确定饮食是否可以在不依赖微生物群的情况下影响大脑。克莱恩的下一个实验旨在回答这个问题："如果我们认为健康大脑衰老的秘密在于微生物群，那么我们应该能够从年轻动物体内提取微生物群并将其移植到年长动物体内，让后者的大脑恢复活力。"这种方法确实奏效了：通过将较年轻小鼠的微生物群移植到年长小鼠的体内，他的团队能够逆转动物大脑中与年龄相关的免疫变化，并改善认知能力和与衰老相关的焦虑。这似乎令人难以置信，但自2021年这一研究发表以来，已经有两个独立团队复制了该研究的结果。

看来移植粪便中的微生物群[1]似乎能使衰老的大脑恢复活力。但是，克莱恩谨慎地提醒道："我是在提倡中年人去偷晚辈们的粪便吗？时机尚未成熟。但这已经积累了一部分证据，表明如果你在乎自己的心智，你就需要在乎你的微生物。"也许在不太远的将来，会有一个市场供年轻人将自己的粪便售卖给寻求"长生不老药"的老一辈，"Z世代"（1995—2009年出生的一代人）的学生也可以利用"婴儿潮一代"[2]的财富来支付大学费用。但是，即使动物研究令人信服，我们仍然需

---

[1] 即"粪菌移植"，是一种将健康人粪便中的功能菌群通过一定方式移植到患者胃肠道内，通过重建新的胃肠道菌群发挥治疗作用的菌群移植手术。

[2] 在西方发达国家，"婴儿潮一代"泛指"二战"后1946年至1964年出生的人。

要等待来自人体试验的确定性证据。

克莱恩开始觉得,在这个曾被视为争议领域做出的贡献让自己得到了救赎:"2012年,当我受邀在美国的一场阿尔茨海默病会议上发言时,听众们毫无兴趣。几乎没有人认为微生物群可能在神经退行性变性疾病中发挥作用。现在,每个关于神经科学和精神病学的会议都会给微生物群一些关注。我现在感觉自己不再孤立无援了,越来越多的人开始认可我们的研究,并加入到这个研究队伍中来。"

内心的敬畏

人体自存在于世间以来就一直被微生物包围。实际上,人类大脑没有一刻不受到微生物信号的轰击。我们已经发展出一套复杂的生物学语言,使"主人"和"客人"能够互惠互利。肠道微生物群为身体提供重要的营养,保护身体免遭感染并训练免疫系统。我认为,我们可以坚定地将其视为身体统一防御系统的一部分,是心智和免疫系统之上的额外一层。我们已经看到,防御系统的某一部分遭受的压力常常会影响另一部分,无论是过度活跃的免疫系统影响心智,还是精神困扰使免疫系统失衡。

很明显,至少在动物模型中,缺失或失衡的微生物群(菌群失调)会对心智和免疫系统产生深远影响。这两个系统中的任何一个遭受的压力似乎都会改变微生物群的组成。正如我们将要探讨的那样,我们现在开始在人类身上看到这些影响,这对精神疾病研究具有深远的意义。我问克莱恩,他如何看待将这些看似独立的组成部分想象成一个统一的系统。他的回答富有想象力:"我当然认为我们可以将它们视为同一个系统——这是我曾经思考过的事情。因为我是爱尔兰人，所以我喜欢将它们描述成三叶草——心智、免疫系统和微生物群是同一过程的三个部分。"他用一个同样爱尔兰式的比喻描述了这个系统的功能障碍：失调的压力、炎症和失衡的菌群构成的"邪恶三位一体"。

你是20万亿到40万亿微生物的宿主。这些微生物包括数万种细菌、病毒、真菌和其他种类的微小生物。你的身体就是它们的世界。但这只是自然界中的沧海一粟，地球上可能有上万亿种微生物，它们的总数高达10^{30}个。地球上的微生物数量可能比宇宙中的恒星还多。每当想到如此繁盛的生命，我便油然生出敬畏之情。这种敬畏感或许能给我们带来意想不到的好处：一项新兴研究发现，敬畏感有益于我们的心智和身体。你不仅是一个生态系统的守护者，更是其他更为宏大的存在中不可或缺的组成部分。如果你照顾好自己的微生物群，你就是在照料一座生机勃勃、繁花似锦的花园。如果你照顾好你的生态系统，它就会照顾好你。

有很多实用的方法可以滋养肠道微生物群，以促进身心健康。在后面，我们将研究饮食（以及特定情况下的"精神益生菌"）改善心理健康的机制。我们将看到，当梅契尼科夫对保加利亚农民及其对酸奶的喜爱产生兴趣时，他确实发现了一个有前途的机会。

让我们简单地总结一下我们对心智和身体的理解所引发的最新的革命。在前几节中，我们已经看到，我们的大脑和心智并没有被包裹起来远离免疫系统的混乱，而是与我们的免疫大军以及我们所拥有的微观文明完全纠缠在一起。现在，我们能够将它们看作一个出类拔萃、有凝聚力的系统——我们的防御系统，并且可以开始了解当这个系统出错时会发生什么。

第二部分

状况恶化：免疫失衡引发的现代疾病危机

第二部分　状况恶化：免疫失衡引发的现代疾病危机

6

误伤友军

当免疫系统掉转枪口时

还有你吗，布鲁图？

（威廉·莎士比亚，《尤利乌斯·恺撒》）

安静！他们会听到的

萨曼莎·拉乔有充分的理由感到高兴。那是2019年年底，这位29岁的加利福尼亚女士和她的丈夫一起搬回了她的家乡天使营。天使营是美国一个发源于淘金热时期的风景如画的小镇，坐落在内华达山脉的山麓。"那是个小地方，"她告诉我，"我高中毕业那年大概只有100个毕业生……但是我喜欢它，我的家人一直都住在那里。"我们通过视频连线聊天时，我在网上浏览着这个小镇的图片。这些图片完全符合像我这样的英国人对美国边境地区的所有刻板印象：一条主干道两边是杂七杂八的18世纪的建筑物外墙立面和各式各样的木质阳台，五颜六色的遮阳棚装饰着各种银行、酒吧和商场。我几乎有点儿期待其中一张图片会展示某个法外之徒倚靠在酒吧外的木头柱子上沉思,并等待警长归来。萨曼莎这次归乡是有原因的:可以住得离她的宝贝侄女很近,并且摆脱了压力重重的营销工作,成为一名保姆,还可以把更多时间花在自己真正的爱好上,即珠宝设计。

搬回家乡后,她慢慢发现自己有些不太对劲。"几个月来,我一直感觉很不舒服。我很沮丧,觉得非常累,好像得了一场永远不会好的流感。我去看了很多次医生,但没有什么效果。"2019年10月的一个早上,事情开始变得非常奇怪。在着手制作一只新耳环时,她的右手将黏土搓成一颗球之后,却无法将其松开:"我完全失去了对那只手的控制。"而当天晚些时候,她在吃午餐时正要把叉子举到嘴边,那只手又完全不顾她的意愿,松开了叉子。很显然,有些不对劲,但萨曼莎过了几天才意识到事情确实不太对劲。她的母亲来看望她,询问她应该将一幅新画挂到自家客厅的什么位置。"妈妈,"萨曼莎回答道,"你的客厅长什么样?"甚至必须靠别人提醒,她才能想起那是她童年时家里的客厅。萨曼莎意识到自己正在失去对现实的把握,于是打电话给自己的医生,医生建议她直接去急诊部。

那趟医院之旅对她并没有什么帮助。"血液检查结果正常。他们从我的病历上看到我有焦虑和恐慌发作病史。他们一定以为发生的一切都是心理因素的作用。他们没有提供任何治疗计划就把我打发回家了。"萨曼莎回到家躺在床上。她独自一人(她的丈夫出差了),从未感到如此孤独。她先是失去了对身体的控制,现在开始失去记忆。更重要的是,她觉得自己正在失去自我,似乎没有人能够或者愿意帮助她把自我找回来。

一天,萨曼莎突然意识到自己非常口渴。她确实没有喝多少水,但这种口渴的感觉里暗藏着一种不祥而又难以捉摸的感受。她从床上爬起来，走向厨房找水喝。走到水槽边，她开始伸手去拿杯子。突然，她的双拳毫无预兆地握紧，双臂向内弯曲，她的肘部自动折叠起来，就像一把折刀突然合上一样。在那一瞬间，萨曼莎知道自己要摔倒了。接着，她昏了过去。

"不过，这还不是最奇怪的事。"萨曼莎回忆道。几分钟后，她醒来，四肢伸展着倒在厨房地板上。但令人费解的是，她躺在距离摔倒地点大约8英尺[1]的地方。她的舌头酸痛肿胀，脚踝一阵阵地剧痛。她就像被恶魔附身了一样。昏昏沉沉中，她强撑着打电话叫了一辆救护车，然后被紧急送往医院。入院后，过了一段不太确定的时间，萨曼莎才刚刚恢复对这段时间的记忆。一位身穿白大褂的神经科医生来到她的床边。他看了看萨曼莎，快速浏览了一下她的入院记录，然后让她用四肢和面部肌肉做各种动作。医生从外套上衣口袋里掏出一支医用手电筒，查看了她因咬伤而发黑的肿胀舌头。他注意到她的脚踝骨折了。这位神经科医生用和为她做身体检查时一样不带任何感情色彩的平淡语气，宣布了他的诊断结果："你癫痫发作了。过几天我们会给你做一下脑部扫描。"

第二天，萨曼莎躺在母亲客厅的沙发上休息。房间角落里的电视机发出嗡嗡的背景音，里面正播放着广告和新闻。但有件事引起了萨曼莎的注意。新闻主播正在报道一个墨西哥贩毒集团在美国边境附近制造的大规模枪击事件。当大屠杀的场景出现在电视机屏幕上时，萨曼莎开始感到恐惧："我认识那些尸体吗？"电视机仿佛读懂了她的想

---

[1] 1英尺约等于30.48厘米。

法，镜头对准了那些身上布满弹孔的受害者，详细地展示了尸体的细节——看上去像萨曼莎的姐姐和2岁的侄女。这是巧合吗？还是贩毒集团在追杀她的整个家族？萨曼莎打了个寒战，她突然认定了这样一种看法：毒枭们要来杀死她所有的亲属。不仅如此，她知道，也不知出于何故，反正她就是从心里知道，贩毒集团的头目就是她最好朋友的丈夫。萨曼莎的思路被她妈妈从厨房的橱柜里拿餐盘的声音打断了。"妈！"她发出嘘声示意，"安静！他们会听到的。他们在外面。"

　　萨曼莎的下一段记忆将她带回到神经科医生的办公室。她新出现的幻觉和妄想促使她的家人再次带她去医院寻找答案。神经科医生若无其事地更新了他的诊断："我们今天做的脑部CT扫描结果显示完全正常。我们做了核磁共振扫描，检查了大脑结构，还做了脑电图，显示了大脑的电活动。萨曼莎正在经历的，"神经科医生对她的母亲说，"是一场精神崩溃。我认为她得了精神分裂症。她需要去看精神科医生。"

　　在短短几天的时间里，萨曼莎的诊断从焦虑症变成了癫痫，现在又变成了精神分裂症。但在我们进一步讨论之前，我们需要对经常被误解的"精神病"和"精神分裂症"这两个术语进行简要的解释。精神病是一种无法准确感知现实的体验，表现为异常感知（幻觉）、对造成异常感知的原因的顽固而错误的信念（妄想），以及思维混乱等。从极端的心理压力到精神药物，许多因素都可能导致精神疾病发作。精神分裂症本质上是一种以慢性（长期）精神病性症状为特征的疾病，无论这种特征是持续性的还是阵发性的。和主流文化中经常认为的相反，它与多重人格完全无关。一旦成为慢性病，很少有人能够完全康复，而萨曼莎似乎正在走上这条路。

她的下一段相对清晰的记忆来自第二天,她去了一位精神科医生的办公室。她记不起这位精神科医生长什么样子——自从她患上精神病以来,她的记忆就变得特别难找回——但她记得这位医生的特点:一个态度热情、言语谨慎的女人。"这不是精神分裂症,"她告诉萨曼莎,"你需要去看神经科医生。"

萨曼莎被当成皮球一样在神经科和精神病科之间踢来踢去——从大脑到心智,再回到大脑。在这个过程中,她对现实的把握能力一直在减弱。回到家后,她变得越来越焦躁和偏执。接着是又一次绝望的医院之旅。萨曼莎被塞进家人的面包车后座。而在前往位于萨克拉门托的加州大学戴维斯医学中心的路上,她感觉到一股液体顺着大腿内侧流了下来。"我的羊水破了!"萨曼莎哭喊道。她突然确信自己怀孕了,肚子里有一个神迹般的婴儿。在萨曼莎的幻想中,她的孩子很特别。实际上,她只是失去了对膀胱的控制,尿了裤子。

她最后的那些充满恐惧的记忆是她坐在医院急诊部里的情景。她可以清晰地听到医院大楼外的枪声。那是她朋友的丈夫——墨西哥贩毒集团的头目——正让她的家人排成一队,然后一个接一个地将他们开枪打死。

萨曼莎的记忆在几天后的某个时刻恢复了。此时,她已经得到正确的诊断,并开始接受自我认同、挽救生命的恢复治疗——正是这种治疗阻止了她陷入疯狂。随着萨曼莎逐渐清醒,对于到底发生了什么,她开始发现一些隐秘的线索。在她狭小病房另一端的白板上有一些绿色标记,那是医生留下的难以辨认的潦草笔迹,就像象形文字一样,但她能够辨认出四个大写字母——NMDA[1]。两个年轻医生（可能是医学院的学生）从她的病房门口走过，快速地往房间里张望了一眼。当他们经过时，萨曼莎能听出他们对话中的字眼："……脑子着火了。"

一种新疾病

2005年，宾夕法尼亚大学的神经学家约瑟夫·达尔毛（Josep Dalmau）博士对一些神秘的病例产生了兴趣。他发现有4名年轻女性似乎都患有一种无法诊断的疾病，尽管这已经引起众多医学专家的关注。她们都表现出了发病相对较快的相似症状：幻觉、妄想、记忆问题和癫痫。这种突如其来的精神错乱、人格改变和失控动作，一度被认为是受了魔法、灵魂附体和巫术的影响。4 000年前，古埃及人认为这些症状源于"游走的子宫"，古希腊人和古罗马人也相信这种疾病的存在。"歇斯底里症"（hysteria）就源于希腊语中的"子宫"（hystera）一词，不过后来变成了对年轻女性奇怪行为和神经变化的笼统诊断，这样的状况一直持续到20世纪。即使在20世纪多次医学革命结束之时，达尔毛博士仍然面临着4名有着科学无法解释的症状的年轻女性。

但他有一种直觉，这4个人似乎都患有脑炎（大脑发生的炎症）。最常见的原因是病毒或细菌感染，但在这4个病例中，多次检查均未发现感染原因。同样奇怪的是，与病毒性或细菌性脑炎不同，她们以精神症状为主。然而，一些线索暗示了另一种诊断。

首先，腰椎穿刺检查确实在4名患者的脑脊液中发现了炎症迹象。

---

[1] 指N-甲基-D-天冬氨酸，是一种重要的氨基酸。

第二部分　状况恶化：免疫失衡引发的现代疾病危机

其次，这4名患者的卵巢上都长有良性的先天性肿瘤（畸胎瘤）。我们的所有组织和器官都来自干细胞，这些神奇的细胞几乎可以分化成身体的任何结构。通常而言，干细胞分化成特定细胞和组织是一个有序且复杂的过程。而畸胎瘤则是无序、不受控的组织暴发式生长的结果，由此产生的肿块是不同组织的丑陋混合物：它可能有毛，含有肌肉组织或脑组织，甚至长出成形的牙齿。达尔毛博士推测，这4名女性的畸胎瘤里肯定形成了一些脑组织，而且她们的身体都检测到了这种外来增生。随后，患者的身体制造出针对该肿瘤的抗体，这些抗体黏附在异常组织上并将其标记出来，以便免疫细胞将其摧毁。这一切都很正常，但是一旦这些女性的免疫系统开始产生针对肿瘤中发现的脑组织的抗体，这些新的抗体也会瞄准她们自己大脑中的相同目标。

事实证明，达尔毛博士的直觉是对的。罪魁祸首看来是一种自身免疫过程，因为在服用了抑制免疫系统反应的类固醇后，这些女性的症状有所改善。现在他必须找到抗体攻击的具体目标。在实验室里经过将近一年的反复试验，即一遍又一遍地将这些患者的脊髓样本滴在老鼠大脑的冷冻切片上，他发现这些抗体会与一种特定的受体结合：NMDA受体[1]。通过达尔毛博士所说的"机缘巧合和努力相结合的产物"，一种新的疾病被发现：抗NMDA受体脑炎。

NMDA受体位于突触（大脑神经细胞之间的微小间隙）表面。它们遍布整个大脑，但在海马体（记忆形成的中心）和前额叶（对个性、情感和解决问题能力的发展和调节至关重要的部位）中的浓度特别高。NMDA受体由谷氨酸盐分子激活，对于我们的大脑作出改变以适

---

[1] NMDA受体，即N-甲基-D-天冬氨酸受体，全称N-methyl-D-aspartic acid receptor，简称为NMDA受体，是离子型谷氨酸受体的一个亚型。

应外界持续不断刺激的能力，这种分子至关重要。我们已经在前文中看到，大脑是一台了不起的预测机器，它通过对比外部刺激和大脑的内部预测，不断完善它的外部世界模型。这个过程依赖正常运转的NMDA受体。

如果它们的功能被破坏，这些精细的调整就无法进行。如果我们不能正确地更新大脑对世界的预测，我们最终可能会对环境中的感官杂音投入过多关注，过分重视无关紧要的刺激。我们开始失去"检验"现实的能力，最终导致幻觉和妄想。正是因为如此，萨曼莎才会在电视上看到贩毒集团受害者的画面之后，认为那些尸体是她的亲属；也正是因为如此，她才会将顺着腿流下的尿液解释为羊水破了。

像萨曼莎这样的患者，以及约瑟夫·达尔毛等科学家所做的杰出工作，帮助揭示了NMDA受体很可能就是感知的"门户"。他们还证明了一个奇怪的事实，即这些感知门户可能会被过度狂热的免疫系统关闭。抗NMDA受体脑炎是免疫系统攻击大脑的一个例子，它就像是防御系统的一部分在背后捅了另一部分一刀。在达尔毛2008年发表研究结果仅仅数年后，第217例有记录的抗NMDA受体脑炎出现，使这种新疾病得到了广泛关注。

着火的大脑

苏珊娜·卡哈兰的故事和萨曼莎·拉乔的故事非常相似。2009年，对大多数处于经济衰退期的24岁的年轻人来说，想要在纽约找到一份令人满意的工作，简直是一个遥不可及的梦。但作为一名年轻的记者，苏珊娜对新闻有着敏锐的嗅觉。她很快就在《纽约邮报》找到一份记者的工作,并在曼哈顿西区买下一套公寓,与这座城市里富有、时尚的年轻人一起狂欢。但是一天早上,苏珊娜从一个关于臭虫的逼真梦境中醒来,发现自己的床上——包括整个公寓里——爬满了臭虫。她打电话叫来了灭虫员,尽管对方坚称她的公寓里没有一点儿闹虫害的迹象,但她还是让他给房间做了烟熏除虫。

这种虫害妄想是她迅速陷入"疯狂之月"的第一个迹象。她在2012年出版的回忆录《着火的大脑》(Brain on Fire)中对那个月发生的事情作了精彩的描述。她开始在男友的电子邮件中寻找他不忠的迹象,确信自己的父亲已经被一个模样相同但邪恶的人冒名顶替,还认为电视上的新闻记者正在谈论自己。她还经历了几次癫痫发作。数周来,苏珊娜辗转于多个专科医生之间,得到了一连串的误诊:双相障碍、分裂情感障碍、酒精戒断反应,以及引用一位神经科医生的话,"参加太多派对,加上睡眠不足和工作过度"。

入院治疗也没能让医生们确定病因:所有血液检查和脑部CT扫描的结果都显示正常。下一步就要去精神病院了。直到她见到在纽约工作的神经科医生苏赫尔·纳贾尔(Souhel Najjar)博士。他之前一直在关注达尔毛博士在费城的最新发现。他怀疑引起苏姗娜症状的是自身免疫原因,并要求对苏珊娜的大脑进行活体组织检查。结果显示免疫细胞在攻击苏珊娜的大脑,而且有抗体在针对她的NMDA受体。

纳贾尔博士建议"三管齐下"。首先是类固醇,这是一种在短期内减轻炎症的粗暴手段。其次是血浆置换,一种类似透析的方法,会将她血液中行为失常的免疫细胞清洗出去并替换掉。最后,她每个月都会回到医院接受静脉注射免疫球蛋白,注入这种供体抗体可以清除血液中的自身反应性抗体。经过治疗,苏珊娜完全康复了。

失衡的免疫

《着火的大脑》出版之后的十年间，苏珊娜的案例被证明只是冰山一角。我决定与自身免疫性脑炎领域的世界顶级专家之一——贝琳达·伦诺克斯（Belinda Lennox）教授谈一谈。她不仅是牛津大学精神病学系主任，还是我的研究主管和同事。

"在2008年发现抗NMDA受体脑炎后的最初几年里，人们对自身免疫性脑炎的兴趣迅速扩大，"我们在她办公室见面时，她告诉我，"这非常了不起。从前我们面对的主要是年轻女性病例，她们的病情常迅速进展为严重精神障碍且预后不良。现在我们找到了可以轻易治疗的直接病因。这在任何医学领域都是不寻常的，更不用说神经病学或者精神病学了。这也是NMDA受体在精神病（特别是精神分裂症）中发挥作用的明确证据，这在科学界得到了越来越多的关注。"

当时贝琳达是剑桥的一名精神科医生，专门治疗新近发病的精神病患者。她想知道，一些看上去表现出精神分裂症早期迹象的患者是不是患有这种自身免疫性脑炎，尤其是那些对传统精神科药物没有反应的患者。"于是，我联系了牛津的安吉拉·文森特（Angela Vincent），她是我心中的神经免疫学女王。早在2001年，她就第一个发现了由抗体攻击大脑引起的脑炎[1]。""10年后，在她的帮助和建议下，我收集了46名精神病患者的血液样本，结果发现，其中4名患者的血液含有针对大脑神经元的抗体，其中3人的抗体以NMDA受体为目标。"

关于对这些患者的研究，特别值得注意的一点是，它首次描述了仅表现出精神症状的自身免疫性脑炎。虽然很多患者（如苏珊娜和萨曼莎）表现出了神经症状（如癫痫发作和运动障碍），但人们逐渐认识

---

[1] 安吉拉在21世纪初发现了攻击大脑神经元钾通道的抗体，帮助达尔毛博士这样的科学家取得了自己突破性的发现。——原注

到，仅凭精神症状就可以表明这种疾病的存在。2020年，经过多年的激烈讨论，一个由神经学家和精神病学家组成的国际联合组织，就这种如今被称为"自身免疫性精神病"的疾病的定义、诊断和治疗，发表了一项专家共识。这份具有里程碑意义的文件的草拟者包括伦诺克斯教授和《着火的大脑》一书中的"英雄"纳贾尔博士。

讽刺的是，由于患有"精神"疾病的人可以得到的资金和支持，与患有"身体"疾病的患者相比存在巨大差异，诊断这些病例仍然非常困难。即使是同样的生物学过程在起作用，比起幻觉，癫痫发作更有可能让你获得昂贵而深入的检查。

贝琳达发现，一些患者的精神症状是由免疫系统攻击大脑引起的。这种疾病就隐藏在眼皮子底下。当纳贾尔博士在2009年为苏珊娜作出正确的诊断时，他猜测大约有90%的抗NMDA受体脑炎患者被误诊。如今的普遍共识是，这一比例可能更低，但误诊病例的数量仍然可能远远超过成功治疗的病例。在苏珊娜的病例过去整整10年后，当萨曼莎开始认为一个墨西哥贩毒集团正在追杀她的家人时，医务人员对她还是经过了多次检查才得出正确的诊断。我们可以肯定的是，如今还有一些患有这种疾病的人因为误诊而错过了能够拯救生命的治疗方案。正如苏珊娜在她的回忆录中所写："目前有多少人住在精神病院和疗养院里，无法接受相对简单的类固醇、血浆置换，或者更高强度的免疫疗法呢？"

在21世纪的头十年，贝琳达和她的团队开展了一项大型研究，探索首次发作精神病的患者中，因攻击大脑的抗体而致病的病例比例，最后得到的结果是大约9%。后续研究也发现了类似的结果——5%~10%。2018年，一个来自澳大利亚昆士兰州的精神病学研究小组对113例因精神病性障碍入院患者的血液进行了抗神经元抗体检测。他们发现6名患者的血液中含有这种抗体，其中有5人接受了免疫疗法（4人治愈）。虽然抗体显然不是大多数精神病患者的病因，但一想到每家精神病院都可能有数名可以治疗的自身免疫性精神病患者，却没有得到正确的诊断，就令人不寒而栗。他们很可能被视为"治疗抵抗"患者，无法从传统的精神科药物中获得疗效。而更为悲哀的是，明明存在着能够帮助他们康复的治疗手段，却没能发挥作用，这无疑加剧了这场悲剧的沉痛程度。而且，可能还有很多人正在遭受一些尚未被认知的自身免疫性疾病的折磨。NMDA受体并不是大脑中异常抗体的唯一目标：正如我在2023年所写的那样，研究人员在出现精神症状的个体中发现了针对大脑中20多种不同类型的受体或分子的抗体。当然，还有更多的抗体有待发现。

令人警醒的是，即便在今天，许多自身免疫性精神病病例仍隐匿在人群中未被发现。这种现状折射出一个关键问题——这类疾病至今尚未得到充分的临床识别。阅读德国精神病学家埃米尔·克雷佩林（Emil Kraepelin）在20世纪初对精神分裂症的一些早期描述——精神症状与癫痫发作、波动性意识障碍和奇怪的紧张性运动混合在一起——可以很明显地看出，其中一些可能是自身免疫引起的。也许，事后来看，我们甚至可以解开一些历史之谜。

这可能包括1692年初春发生在马萨诸塞州的一件神秘事件。塞勒姆村的前牧师德奥达·劳森（Deodat Lawson）用笔记录下自己刚刚看到的事情，试图厘清思路并理解这件事。劳森应邀到这座村庄主持一场礼拜。唱完第一首赞美诗后，11岁的阿比盖尔·威廉姆斯突然喊道："现在站起来，诵读经文！"劳森吓了一跳，但不为所动，开始朗读经文。当他读完时，小阿比盖尔的声音再次从会众中响起："真是一篇长经文！"她的行为当然不得体，但劳森从未想到它会往更意想不到的方向发展。他记录了阿比盖尔和她9岁的表妹贝蒂·帕里斯在接下来几天里的行为：

> 一开始，她在房间里急促地走来走去……接着开始在房子周围扔火把；然后在房子后面抵着墙跑，好像要跑上烟囱似的……
>
> 有时她做出要飞起来的样子，尽可能高地伸展双臂，大声喊道："呼，呼呼，呼！"有好几次……
>
> 她们突然倒地抽搐过几次……

她们的症状（突然而极端的行为变化、幻觉和抽搐）具备了超自然现象的所有要素。巫术被那时的人们认为是显而易见的原因，替罪羊很快就被找了出来——三位游离在社会边缘的女性遭到指控，称其使用巫术折磨少女，她们分别是提图芭（Tituba，一个被奴役的女性，没有姓氏）、萨拉·奥斯本（Sarah Osborne）和萨拉·古德（Sarah Good）。虽然巫术指控到17世纪末已经在欧洲逐渐消失，但它们在当时的美洲大陆并不罕见。然而，随后暴发的妄想症，使其演变成了或许是历史上最著名的群体性歇斯底里症[1]案例：塞勒姆审巫案。在贝蒂和阿比盖尔出现症状后的1年内，有超过200人被指控使用巫术，其中

---

[1] 群体性歇斯底里症（mass hysteria），在当代精神医学中被称为"集体心因性疾病"，特征表现为群体中迅速传播的非自主性运动、感觉或认知异常，常见于封闭社群且多无器质性病变基础。在专业文献中，这一术语不再被采用。

103

20人被处决。

越来越多科学家和历史学家提出，历史上悬而未决的怪异行为案例很有可能可以用自身免疫过程来解释，无论是17世纪塞勒姆那个看上去像被附身的年轻女孩，还是另一篇文章所谈论的1949年密苏里州14岁男孩的案例——这个故事为电影《驱魔人》提供了灵感。虽然我们没有时间机器，也永远无法确定，但我们可以肯定的是，自身免疫性精神病在历史上毁掉或者结束了许多人的生命，在进入21世纪之前，这些人全都被误诊了。从"驱魔"到传统的精神病药物，这些"治疗"可能是出于善意施行的，但治疗者对真实的疾病过程一无所知。而且具有讽刺意味（甚至反常）的是，抗NMDA受体脑炎可能也支持了人们对"歇斯底里症"女性的看法。纵观历史，医生切除患有"歇斯底里症"女性子宫的情况并不少见。在某些情况下，这样是有效的，但并不是以他们假设的方式起效的。通过不明就里地切除卵巢畸胎瘤（在某些情况下，这种肿瘤会诱发形成对抗NMDA受体的抗体），这些外科医生在无意中阻止了同时攻击肿瘤和大脑的异常抗体的产生。

如果我们能从这一切中得到一个教训的话，那就是我们应该在针对症状背后的原因提出假设时保持谦虚、谨慎的态度，即使我们借鉴的是长期积累的医学智慧。自身免疫性精神病的概念在大约10年前还是不可想象的。谁知道我们以后还会发现什么。

好消息是，由于医学界意识和血液检测质量的提高，自身免疫性精神病的诊断率越来越高，而且免疫治疗似乎也很有效。2022年，德国医学界发表的一项研究检查了91名自身免疫性精神病患者的医疗记录，发现免疫疗法对90%已确认血液中有抗体的人有效。即使是那些血液中没有抗体，但医生通过其他测试（如核磁共振扫描）怀疑其有自身免疫病因的人，在接受免疫疗法后也能改善80%。一种特别成功的用药组合是静脉注射免疫球蛋白和利妥昔单抗（一种使产生抗体的细胞失活的药物）。

贝琳达目前正在主导一个对这种疗法的最终测试：一项随机对照试验。该试验需要筛查数千名曾在精神卫生服务机构就诊并表现出精神病症状的患者，以寻找抗神经元抗体。患者被随机分组，要么服用安慰剂，要么静脉注射免疫球蛋白和利妥昔单抗混合制剂。正是后面这种药物组合让萨曼莎得以康复，并有望挽救更多人的生命。目前我们用于治疗精神病的药物只能减轻症状，而这些免疫治疗可以治愈疾病——如果患者得的是自身免疫性精神病。

原因

自身免疫性精神病或许是免疫系统影响心智的最极端的例子。这或许是病因最为明确的一种：一种异常抗体攻击脑组织。在接下来的章节中，我们将发现许多其他的精神障碍是由失控的免疫系统引发或加重的，如抑郁症和痴呆症。我们将看到，在大多数情况下，我们能发现超系统失衡的证据。我们的防御系统（包括心智和身体两个层面）可能会因慢性炎症、感染、心理压力和创伤而失衡，所有这些因素都混杂在环境因素和遗传因素的共同影响之中。虽然这个故事不像萨曼莎的故事那么简单，但它影响了更多的人。事实上，在现代社会，我们中的很多人很可能都在与失衡的防御系统作斗争。但在谈到这一点之前，让我们先来探讨一下这对诸如精神分裂症等慢性精神病性障碍的深远意义。

精神病性障碍和自身免疫性疾病之间存在显著的联系。毫不奇怪，其中包括直接攻击大脑的自身免疫性疾病，如多发性硬化症和系统性红斑狼疮。《华盛顿邮报》2023年的一篇文章——在社交媒体上引起热烈讨论——讲述了阿普丽尔·巴雷尔的非凡故事。1995年，这位来自巴尔的摩聪明、外向的21岁实习会计突然开始出现视觉和听觉幻觉。

她被诊断患有精神分裂症，随着病情恶化，在2000年被送进了精神病院。这个时候，她开始发展成紧张型精神分裂症：一连几个小时坐着或者站着，神情恍惚，自言自语，完全不理会周围的人——无论是工作人员还是家人。阿普丽尔的这种状态持续了20年，直到21世纪10年代末，医生们在掌握了关于免疫—大脑相互作用的新知识之后，为她做了自身免疫性疾病检测。结果发现，她患有神经精神性狼疮，患上这种病的人，其免疫系统会用抗体攻击自己的大脑。阿普丽尔开始服用与萨曼莎和苏珊娜曾服用的类似混合抗炎药物，这些药物立刻起作用了。在明显康复后，她于2020年从精神病院出院。在失去一切的20年后，阿普丽尔的记忆、个性和生活终于恢复了正常。

但同样明确的是，精神病与许多根本不算脑部疾病的自身免疫性疾病有关：银屑病、乳糜泻和自身免疫性甲状腺疾病。一项针对近4万名丹麦人的大型研究发现，被诊断患有精神分裂症的人此前因自身免疫性疾病住院的可能性比健康对照组高出45%。另一方面，丹麦的另一项大型研究发现，精神分裂症患者罹患自身免疫性疾病的概率比对照组增加了53%。如果自身免疫性疾病并不是由抗体直接攻击大脑引起的，那么如何解释这种联系呢？

一条线索来自感染领域。几十年来，流行病学家观察到精神分裂症存在一个相当不寻常的风险因素：如果你出生在冬季或早春，那么患上这种疾病的可能性更大。有人提出了一种假设，在寒冷月份导致的感染——无论是发生在母亲、胎儿还是新生儿体内——会导致儿童早期神经发育的变化。这一理论已经在很大程度上得到科学研究的支持：有令人信服的证据表明，母亲在孕期受到感染与孩子日后患上精神分裂症有关。

各种不同的感染和自身免疫性疾病都会增加精神分裂症的患病风险，这一事实强烈暗示罪魁祸首是一种共同机制，即炎症。在前面的章节中，我们看到炎症是我们身体防御系统的一种关键武器，它是免疫系统对感染和损伤的协调反应，是复杂生物过程的狂野交响曲。如果炎症持续的时间短且得到了良好的控制，它可以挽救生命。但如果炎症变成慢性的，那么它可能会带来严重破坏。总体而言，身体和大脑的长期炎症似乎会促成精神病性障碍的发展。许多不同的证据都支持这一点。首先，这些疾病与血液中促炎细胞因子水平升高有明显联系。也许精神病和自身免疫性疾病之间的一个联系是感染和慢性炎症会导致血脑屏障（将脑组织与身体血管隔开的壁垒）瓦解，从而增加抗体抵达大脑的能力。另外，一些直接攻击大脑的感染性病原体也能引发自身免疫性精神病。既往感染单纯疱疹病毒引起的脑炎患者，会大大增加后续罹患抗NMDA受体脑炎的风险。

除了大脑受到感染和过度活跃的免疫系统攻击，我们也绝不能忽视我们的防御系统的另一部分（肠道微生物群）所发挥的作用。虽然研究尚处于起步阶段，但有证据表明，肠道微生物紊乱（菌群失调）与精神分裂症等精神病性障碍有关。如今科学家们早已确定，生命早期的肠道菌群失调会导致免疫系统过度敏感，而一生当中任何时刻的菌群失调都会导致炎症。也可能存在这样的情况：细菌多样性较低的微生物群可能无法产生形成健康大脑所需的分子，特别是在大脑发育的最初几年内。

我们重点关注了影响精神分裂症的环境因素，但我们应该牢记，遗传因素也在发挥作用。精神分裂症的遗传率约为80%，这意味着和环境因素相比，遗传因素对精神分裂症的发展往往具有更大（当然不会是全部）的影响。有趣的是，精神分裂症国际研究联盟在2009年发表了迄今为止规模最大的遗传研究结果，发现与精神分裂症最密切相关的基因也和免疫系统密切相关。我们尚未弄清这些遗传变异和疾病之间的确切机制，但目前的理论认为，精神分裂症更容易发生在那些在遗传上易受感染的人，以及那些在遗传上更容易出现炎症的人身上。

一幅图景逐渐清晰：除了极少数精神病属于明确的自身免疫性疾病外，精神病性障碍和自身免疫性疾病似乎都源于感染、肠道微生物群失衡和遗传易感性的共同作用。一个人并非需要具备所有这些风险因素才会患病，但似乎风险因素越多，患病的可能性就越大。你可以将其称为"多重打击假说"：也许对某人来说，单独的遗传易感性和子宫内感染都不会导致精神分裂症，但两者的结合会打破临界点。

然而，有一种"打击"被我们忽略了。这些例子都是"自下而上"的：身体影响大脑和心智。但心智对大脑和身体也会产生强大的影响。众所周知，无论是在青少年时期还是成年期，心理压力都与随后的精神病性障碍发展有关。压力的形式多种多样，可能源于诸如丧亲或离婚等生活事件，也可能源于情感、性或身体虐待所造成的创伤后遗症。然而，心理压力本身就能引发炎症，对我们的肠道微生物群产生负面影响，并增加自身免疫性疾病的患病风险。

这使我们认识到一个理解免疫系统如何影响心理健康的关键原则：

通常没有单一原因。萨曼莎和苏珊娜是例外，但在大多数情况下，一旦多种因素的组合达到临界点，就会引发疾病。这是基因和环境、免疫和非免疫、自上而下和自下而上混合在一起的结果。一些临床医生和研究人员通过"压力—脆弱性模型"来描述这一点：当压力（身体和心理上的）加上脆弱性（如遗传倾向）时，我们就会看到精神疾病的发生。一个常用的比喻是杯子。我们每个人都被比喻成一个容量相等的空杯子。我们每个人都从父母那里得到不同量的液体，即我们的遗传脆弱性。这种遗传脆弱性本身很少能导致精神或免疫疾病。但随着你向杯子里倒入代表感染、肠道菌群失调、心理压力或创伤的液体，水平面就会上升。杯子里的液体现在变成了炎症鸡尾酒，当杯子里的水满得开始溢出时，疾病就出现了。

虽然我们仍在谈论"心智"和"身体"，以及"心理"和"身体"健康，但炎症并不区分二者。慢性炎症既来自心理，也来自身体，它影响身体和心理健康，而且常常是同时影响。简而言之，它是由过度活跃、过度保护的超系统造成的。慢性炎症是失衡的防御系统在摩擦中产生的浪费性、破坏性的热量。

我们人类是赋予意义的机器，我们喜欢那种有一个明确的反派和一个能战胜反派的英雄故事——这就是萨曼莎和苏珊娜的故事如此引人入胜的原因。然而，关于大多数身心疾病的真相是，它们的因果关系是多方面的、循环的。在恶性循环中，身心和因果变得难以区分。

因此，我认为当我们处理慢性疾病时，我们应该始终牢记防御系统，即我们在第一部分中探讨的心智—免疫—微生物群结构。有时防御系统失衡的原因主要来自身体，有时主要来自心智，但常常是两者的结合。这个新框架将帮助我们回答心理健康领域面临的一些重大问题，这些问题我们将在后面的章节中探讨。携带慢性、轻度炎症的抑郁症的患者，如果炎症得到治疗，是否能够大大改善其心理健康？心理压力如何改变你的免疫系统并损害你的身体？有多少痴呆症患者本可以通过选择抗炎生活方式或者免疫导向疗法来预防这种疾病？

当我们的子孙后代在回顾我们目前对大脑的研究和对精神疾病的治疗时，他们很可能会像我们对17世纪塞勒姆法官和神职人员一样，既感到同情又带着困惑。这么说并不是要让我们气馁，恰恰相反，我们正站在揭示大脑与免疫关系的历史转折点。让我兴奋的是，我们发现了心智和身体如何进行紧密的相互作用，从而为身心健康问题带来了新的治疗方法。传统的神经病治疗手段对一些人有效，但对大多数人来说，它们远不能成功治愈疾病。免疫与心智联系的新学科不仅揭示了新的药物疗法（如治愈萨曼莎精神病的对抗抗体的药物），还展示了相对简单的生活方式的改变如何能够显著改善我们的健康状况。

萨曼莎的案例表明免疫系统具有引发极端精神病症状的能力。尽管每发现一例新病例、每挽救一条生命都是现代医学的胜利，但自身免疫性精神病并不常见。一种更为人熟知的心理健康障碍是抑郁症，实际上，它也是全球范围内导致失能的主要原因之一。免疫系统如何成为这种常见疾病令人意外的罪魁祸首，现在是时候探索了。

7

发炎的心智

炎症和抑郁

为了感受到抑郁，我去了卡迪夫……哎，有什么意义……

（这是我在临床研究第2天写下的笔记，我之前服用的绝对不是无效对照剂）

受欢迎的副作用

如果我问你身体的哪个部位是治疗抑郁症的关键，除了颅骨，你会选什么？当你阅读本书到这里时，你或许会选择肠道，甚至是淋巴结、骨髓或脾脏等免疫器官。我确信你可以为身体的其他部位提出很好的论据。但我敢打赌，你不会选择手指关节。

伊恩·麦金尼斯（Iain McInnes）教授是世界知名的风湿病学家，生活在格拉斯哥，在与他交谈后，我得出了这个令人意想不到的答案。风湿病学很独特：它在大众群体意识中几乎没有影响力，但它是一个非常重要的专业，汇聚了医学界最具有洞察力的专家群体。它通常被归为关节和骨骼方面的专科，但它远不止于此。风湿病学家擅长诊断影响人体各组织的慢性自身免疫性疾病和炎症性疾病，从关节炎到血管炎。风湿病学家还负责处理诸如系统性红斑狼疮和罕见的结缔组织病等复杂多变、累及全身的疾病。

关于麦金尼斯，有很多可谈之处，比如他学术和临床生涯的诸多成就，又如欧洲顶尖风湿病学会主席、格拉斯哥皇家医院领导，以及大英帝国司令勋章获得者，但让我最感兴趣的是他早年作为风湿病学家的经历。千禧之际，麦金尼斯在格拉斯哥皇家医院的类风湿性关节炎诊所工作，这家医院位于格拉斯哥东区（当时是西欧非常贫困的社区之一），是一家很有声望的医疗机构。类风湿性关节炎是一种慢性疾病，患者的免疫系统会攻击关节，最常见的部位是手指和手腕。麦金尼斯接诊了一个又一个患者，其中有很多刚刚步入中年，他们的手指肿胀发炎得非常严重，几乎无法拿起任何东西。慢性关节受累导致患者双手严重变形，失去功能且十分痛苦。麦金尼斯的很多患者对所接受的任何治疗方法都没有反应，可想而知他们有多痛苦。不过，当时风湿病学正处于黄金时代的风口浪尖。

一种全新的药物"生物制剂"进入了临床领域。生物制剂本质上是一种实验室制造的蛋白质，如抗体，其设计目的是针对人体内一种特定的分子。生物制剂代表了新一代抗炎药物。如果将阿司匹林和类固醇比喻成霰弹枪，那么生物制剂就是激光制导步枪。麦金尼斯能够为他的难治患者提供2种生物制剂，每种都针对并中和一种促炎细胞因子（一种针对的是肿瘤坏死因子α，即TNF-α；另一种针对的是白细胞介素-6，即IL-6）。

"在最初的双盲试验中，我们不知道给患者服用的是安慰剂还是生物制剂，"麦金尼斯对我说，"但我们很快就搞清楚了谁服用的是什么，因为生物制剂的效果非常好。"对许多从前无法治愈的患者来说，这些生物制剂确实是灵丹妙药。"我们很高兴……当然，患者也很高兴。"如果你肿胀、粗大的关节突然开始恢复正常，你肯定会很高兴。

与使用其他新药一样，麦金尼斯也在留意其副作用。他注意到有一种不同寻常的副作用："我的一些患者反馈说，他们的情绪有了明显改善，说自己的状态和患病之前一样好。但当我检查他们的手时，发现他们的手指和以前一样肿，指关节的变形程度也和以前一样。"在一些患者身上，这些新的抗炎药物似乎能改善情绪，缓解抑郁，即使它们对"身体"症状并未达到预期的效果。

麦金尼斯当时还有另一个兴趣点（至今仍如此），那就是银屑病关节炎：这是一种慢性关节肿胀，伴有银屑病的红色鳞片状斑块。生物制剂对这些患者来说具有革命性的疗效，可以舒缓关节肿胀，清除皮肤斑块，就像用漂白剂去除污渍一样。"然而，对另一些人来说，它们完全不起作用。但这些人仍然说自己感觉好多了，即使他们那显眼的皮肤病根本没有一点儿好转！"脑雾（大脑难以形成清晰思维和记忆的现象）消散，疲劳减轻，情绪也得到了改善。很显然，心理上的改善并不是关节和皮肤症状改善的结果。"很重要的一点是，这些人来自贫困的东区，生活贫苦，他们在生活中经历过真正的逆境。所以，他们可不是对新药客套。"这些患者直言不讳，他们明确表示这些新的免疫疗法极大地改善了他们的情绪。麦金尼斯的患者让我们看到了心理健康的未来。也许，至少对一部分人来说，抑郁和关节炎都是由同一个根本原因引起的，即炎症。

大约在同一时期，也就是像麦金尼斯这样的关节炎专家无意中治愈了一些患者的抑郁症的时候，肝脏病专家发现自己在做完全相反的事。丙型肝炎是一种险恶的疾病。当这种微小的球形病毒感染人类宿主时（通常是通过血液接触），它会在肝脏安家，而这一过程通常只会引起轻微的感染症状（甚至根本没有症状）。然而，丙型肝炎病毒是一个可怕的"房客"，经过多年的发展，它会导致肝硬化并大大增加感染者罹患致命肝癌的风险。20世纪90年代初，医生开始使用一种被证明非常有效的治疗药物：干扰素α（IFN-α）。这是一种由免疫系统细胞自然产生的蛋白质，可以启动抗病毒免疫反应，而研究人员发现，以高得不自然的剂量给药有助于刺激免疫系统驱逐肝脏中不受欢迎的"寄居者"。不过，其中存在一个问题。服用这种促炎药物的患者几乎一半都患上了抑郁症。许多人在治疗结束后很长一段时间仍然遭受着抑郁症反复发作的折磨。

这些意想不到的副作用引发了一些深刻的问题。炎症会导致抑郁症吗？治疗炎症能治愈抑郁症吗？在我们开始考虑解决这些问题之前，我们需要定义我们的术语。在心理健康领域，几乎每一个概念和状态都受到质疑和讽刺，抑郁症也不例外。我们都会经历情绪低落的时候。事实上，这是正常的，也是适应性的，并非我所说的抑郁症。临床抑郁症又称重型抑郁障碍，是一种严重的情绪障碍，患者在大部分时间里情绪低落，或者对做事情毫无兴趣，这种情况至少持续两周。抑郁发作，特别是未经治疗的抑郁症，通常会持续更长时间。它不只是让人感到悲伤，还是一种慢性的、全身的体验。患者常常以身体的感受来描述这种状况：感觉腿上绑着铁球和铁链，仿佛被巨石压住动弹不得，又似在大海中央徒劳地踩水。

抑郁症的两个核心症状是情绪低落和快感缺失。"快感缺失"这个词对大多数人而言都是陌生的，但它传达了一种非常重要的体验，即无法从你通常喜欢的事物（爱好、食物、性等）中获得快乐。世界变成了一个没有未来、没有希望的灰色地带。除了这些核心症状，身体还会出现其他常见症状，如疲劳、动作和思维迟缓、失眠或嗜睡（睡眠过多）、体重减轻或增加、负疚感或无价值感、注意力不集中以及自杀念头。

抑郁症很可怕，而且很常见。大约七分之一的人在一生中会经历至少一次严重的抑郁发作。这对个人和社会来说都是一场悲剧，而我们（这里的"我们"指的是我们所有人，包括医生）却难以理解它。这是因为抑郁症不是一种疾病，它是一系列症状，但在不同患者身上却表现得很相似，尽管这些症状是由多种多样的原因和机制造成的。抑郁症没有单一的病因。例如，某个人的抑郁发作似乎明显源于近期的生活事件，而另一个人的发病原因是过去的创伤和损失，还有人是突然发病，没有明确的心理或社会原因。抑郁症也没有单一的表现形式：事实上，有227种可能的症状组合符合重型抑郁障碍的诊断标准。因此，也许可以理解的是，这种病症也没有单一的治疗方法。抗抑郁药可以使大约三分之一的患者病情缓解，另外三分之一患者的情况有所改善，而最后三分之一的患者则完全不受影响。对于心理干预，也有类似的发现。这还没有提到抗抑郁药物的戒断反应和副作用。我曾见过抗抑郁药物对某些人产生近乎奇迹般的效果，但几乎没有方法能事先知道谁能从药物中受益，许多好心的临床医生给患者提供的治疗方案反而让他们的生活变得更糟了。

因此，我们说抑郁症是"异质性的"，即病因、表现和治疗反应都很多样化。很多临床医生和研究人员的目标是"分层"，也就是将抑郁症分为不同的亚群。在过去10年左右的时间里，一个细分类型获得了人们的特别关注，它就是"炎症性抑郁症"。对于"炎症可导致抑郁症"这一观点，也许最有名的支持者是剑桥大学神经精神病学家爱德华·布尔莫尔（Ed Bullmore）教授，他在2018年出版的《发炎的大脑》一书中概述了这一论点。在他的书出版之后的相对较短的时间内，出现了更多关于炎症性抑郁症存在的证据。有大约四分之一的抑郁症患者的血液中C反应蛋白（一种非特异性炎性标志物）的浓度水平略有升高。这表明存在轻度的慢性炎症。抑郁症患者血液中其他的炎性分子也会升高。2022年的一项研究发现了强有力的证据，证明抑郁症患者血液中多种类型的免疫细胞数量较对照组增加。这些人——既有抑郁症又有炎症标志物升高——是一个特别令人好奇的群体。他们对传统的抗抑郁药物的反应往往特别差。此外，相对抑郁症的某些症状，炎症和部分症状的关联似乎更紧密：除了持续情绪低落和快感缺失等核心症状，与未出现炎症的抑郁症患者相比，血液中炎症标志物水平升高的抑郁症患者通常会更疲劳，更需要睡眠，食欲变化也更大。临床医生早就知道这组症状，它们在历史上被称为"非典型抑郁症"，但直到最近我们才看到有明确的证据表明这种情况可能是由炎症引起的。是否有这样一种可能：全世界大约四分之一被诊断患有抑郁症的人（约有7 000万人）都患有全身炎症性疾病。

这是一个极具启发性的猜想，但我们先不要急着下结论。我们始终需要小心，不要认为相关性就意味着因果关系，比如2000—2009年，人均奶酪消费量与因床单缠住而死亡的人数的相关性为94%。我对卡芒贝尔奶酪是否会直接导致人被床单缠住有所质疑。同样，抑郁症和炎症之间的关联是否只是某种附带性事件？也许患有慢性疾病（常常伴有炎症）的人更容易抑郁？或者抑郁症会让人做出导致炎症的行为，如吸烟和减少运动？炎症真的会导致抑郁症吗，或者只是存在一种相关性而已？

深陷抑郁情绪中

要弄清炎症性抑郁症是不是一种真正的病种——是病因而非某种影响，我们需要回答一些问题。第一个问题是：是否有某种机制可以解释炎症如何导致情绪持续而显著的变化？

最有力的因果关系证据是疾病行为：感染先于抑郁症出现，并明显导致抑郁症状。正如我们在前文中所说的那样，疾病行为是一种正常的适应性防御机制，经过数千年的发展，它能让我们免受恶意微生物的侵害。传染源（无论是季节性流感病毒还是没有烤熟的肉串）都会触发固有免疫细胞，即免疫系统的第一道防线。除了在整个免疫系统中发出警报，促炎细胞因子和细胞还会与大脑沟通，从而引发节省能量和反社交行为：你会变得情绪低落、孤僻、无精打采。

让我们快速回顾一下导致这种情况的并行路径。首先，遍布全身的神经可以快速将它们接收到的免疫状态传达给大脑。其次，促炎细胞因子通过血液传播，并通过与血脑屏障相互作用或者通过进入大脑本身来影响大脑。最后，有证据表明，在某些情况下，免疫细胞可以抵达大脑，影响行为。在大脑内部，小胶质细胞（大脑的常驻免疫系统）可以被这些路径中的任何一种激活，然后通过释放自己的细胞因子来加剧炎症。疾病行为是对身体整个防御系统的动员，包括神经系统、免疫系统和大脑。与慢性炎症标志物相关的抑郁症状包括疲劳、嗜睡、食欲改变、精神运动迟缓（身体和精神活动变慢）、对疼痛的敏感性增加以及睡眠障碍，而这些症状与疾病行为的症状相同，这或许并非巧合。但疾病行为通常是短暂的，一次流感并不会导致临床抑郁症。这就引发了一个令人困惑的问题：对某些人来说，疾病行为是如何保持挥之不去的？

首先，要研究的是大脑的生物学运行机制。虽然在研究心理健康方面使用动物模型存在明显的局限性——小鼠不能接受访谈——但在受控条件下观察它们的行为仍然能为炎症性抑郁症背后的机制提供一些见解。2014年，在纽约西奈山伊坎医学院，神经科学家斯科特·鲁索（Scott Russo）教授的团队在小鼠身上开展了所谓"抑郁症移植"的研究。首先，他们观察了暴露于社会压力源下的小鼠体内的促炎细胞因子水平，发现促炎细胞因子IL-6水平较高的小鼠对压力的适应能力较弱。与适应能力较强的小鼠相比，它们表现出类似抑郁症的社交回避行为。当将这些发炎、抑郁的小鼠的外周免疫细胞移植到其他小鼠体内时，后者在面对社会压力时也变得更容易抑郁。因此，免疫系统的状态似乎先于心理症状出现。

其他动物研究也显示了外周炎症是如何导致抑郁的。色氨酸是一种氨基酸（蛋白质的组成部分），通常会分解成大脑中的重要神经递质之一——血清素。虽然血清素在抑郁症中的确切作用还有很大的争议，但毫无疑问的是，涉及血清素的大脑通路与情绪和行为有关。然而，促炎细胞因子已被清楚地证明可以激活一种酶（吲哚胺 2,3- 双加氧酶），这种酶会将色氨酸从合成血清素的代谢通路转向犬尿氨酸通路。关于这种生化通路，一个很重要的细节是，其最终产物之一是喹啉酸，它会对脑组织有相当大的致郁甚至致毒作用。这些发现也在很多人类研究中得到了证实。

受炎症影响的另一种重要情绪分子是多巴胺。多巴胺通常被认为是一种可以带来愉悦和快乐的分子，但事实并非如此。多巴胺不是为了让人产生喜欢之情，而是为了让人产生索求之欲。如果说血清素与满足感有关，那么多巴胺则与欲望有关。多巴胺促使我们探索外部环境，无论是寻求奖励还是简单地行动起来。炎性环境中的一些成分——细胞因子，可以减少大脑中多巴胺的合成和释放。这种激励分子的减少可能是许多疾病行为和抑郁症状重叠的原因，导致受害者变得内向，回避与世界接触。如果只有几天的话，这是一件好事，让我们可以回到床上休息。然而，如果持续几个月或者几年，将是灾难性的。

近10年来，对炎症性抑郁症发病机制的研究激增，这些研究表明脑细胞也可能发挥了重要作用。成人大脑中只有极少数区域会产生新的神经元——这一过程被称为"神经发生"，而这一过程主要发生在大脑名为"海马体"的区域，这个名字反映了它与海马惊人的相似之处。长期以来，海马体一直因其能将短期记忆巩固为长期记忆的作用而闻名。最先遭到阿尔茨海默病破坏的就是大脑的这个区域。相比之下，不太为人所知的是，海马体中的神经发生还在情绪和情感中发挥着关键作用。如果神经发生停止甚至只是变慢，抑郁症就出现了。有证据表明，炎症也会减缓神经发生。尤其值得关注的是神经发生受损的另一个重要原因，即心理压力。我们将在下一节中深入讨论压力，但在这里，我们可以看到生物学因素（如炎症）和心理学因素（如压力）如何通过影响大脑中完全相同的过程引发情绪障碍。就对我们大脑的影响来说，持续的心理压力和创伤就像病毒感染一样"真实"。

但是细胞和细胞因子只能告诉我们这么多。要想完全理解疾病行为如何转化成抑郁症，我们需要扩大范围，研究大脑回路，以便最终解决情绪和行为的顶层问题。为了弄清楚这一切，我知道该去哪里。

为了体验抑郁症，我去了卡迪夫。虽然我出生在英格兰，但我的母亲来自威尔士，这让我不可避免地成为威尔士国家橄榄球队的忠实拥护者。我通常将这座威尔士首府与希望联系在一起，尽管每当比赛结果不如预期时，这种希望常被现实击得粉碎。然而，这一次，我知道我的城市之行将会经历不一样的低落时刻。我自愿参加一项临床试验，研究疾病行为在抑郁症中的作用。我知道，最好的情况，我将服用安慰剂——坐在医院的塑料椅子上，待在没有窗户、铺着油毡的诊室里大半天，不会经历任何值得回家后详细描写的变化。要么是这样，要么我会被注射"研究药物"。也许"药物"这个词有些误导，因为这种药物产生的效果与所有处方药和市售药物的预期效果完全相反：它让你感到痛苦。

卡迪夫大学的尼尔·哈里森（Neil Harrison）教授带领的团队擅长给健康受试者注射脂多糖。脂多糖又名内毒素，我们在前面提到过它，是一种存在于多种细菌外膜中的大分子。固有免疫细胞会快速检测到这种分子条形码，激活你的免疫系统，然后（在一小时左右的时间内）动员大脑产生疾病行为。哈里森的团队正在使用这种受到严格控制、实验诱发的疾病来研究大脑和行为的变化，以及这如何导致抑郁症。

哈里森是免疫精神病学领域的先驱。他说，早在青少年时期（远在免疫和心智之间的联系被广泛接受和确立之前），他就热衷于探索心智和身体之间交互作用的复杂机制。在成为初级医生后，他曾在全科医学和神经病学之间摇摆，之后转攻精神病学，并加入了伦敦的莫兹利医院。在获得神经科学博士学位后，他在布莱顿工作了10年，建立了一家临床服务机构，这家机构为患有抑郁症和双向障碍且有炎症指标升高的患者提供治疗。如今，哈里森是心理神经免疫学研究学会

第二部分　状况恶化：免疫失衡引发的现代疾病危机

（Psycho Neuro Immunology Research Society，缩写为PNIRS，当我第一次和他交谈时，因不好意思而没敢问他这个缩写词如何发音[1]）的会长，该组织专门研究大脑与免疫的相互作用，具有世界领先的研究水平。

我自愿为哈里森的临床试验充当小白鼠。在第一次拜访之后，我确信（后来也证实了）自己之前接受的是无效对照剂。然而，我第二次去研究中心的经历却大不相同。试验是在卡迪夫大学脑成像研究中心进行的，那是一座闪闪发光的、由玻璃和木材构成的庞大建筑，耸立在市中心的一片联排别墅之上，长长的立方体造型看上去就像一艘刚刚着陆的外星飞船，而且降落时还砸平了一些学生宿舍。作为全世界首屈一指的脑成像研究中心，它本质上就是一个装有超强磁铁的盒子，其中包括一些核磁共振扫描仪，其磁场强度是医院使用的核磁共振扫描仪的5倍。我很惊讶这栋建筑竟然没有被当地的铁制刀叉餐具所覆盖。在抵达后不到一小时，我就坐在了一把诊疗椅上，手臂因为擦洗消毒液变成了棕色，然后看着医生将纯化的多种细菌毒素注射到连接在我手臂上的一个套管里。现在再问我为什么自愿做这件事，已经太晚了。

大约过了一个小时，什么都没有发生。就像注射无效对照剂的那天，我躺在一把天蓝色的机械躺椅上，身上绑着一排电线和监护仪，和我的同伴们聊天——实施这项研究的研究助理娜塔莉，以及负责我健康的医生詹姆斯。但突然之间，我注意到自己什么都不想说了。不仅如此，我真的不想再开口说话了。我把手伸进包里拿出一本书，却意识到我无法集中注意力阅读。一种莫名的不安感笼罩着我，伴随着没有明显发热迹象的寒冷感。事实上，我的体温就没有升高过，后来

---

[1]　按照自然拼读规则，它的发音和"penis"（阴茎）很像。

有人告诉我，这是脂多糖引发的特殊免疫反应。我的注意力转向我的身体，专注于监控体内的每一丝异常信号。这简直是一次糟糕透顶的正念身体扫描：现在，留意一下你上周跑步带来的小腿肌肉酸痛，感受一下这把椅子对你的腰来说有多不舒服……后来，我思考了我们对自己身体的关注，意识到我们的身体始终在发出各种杂音，但我们只有在需要的时候才会关注它，比如在我刚才提到椅子之前，你大概不会注意到你坐在椅子上时腿部的感觉。那天上午，当我的免疫系统被激活时，我对身体状态——尤其是负面的、不舒服的状态——投入了远多于平时的注意力。在接下来的整个上午和下午，我最强烈的感受就是迟钝：思维迟钝，身体也迟钝。但我没有自怨自艾太久，因为我有一些工作要做。

中午时分，我被安排完成一项令人恼火的电脑任务。屏幕上会闪现出一对不同的、弯弯曲曲的符号，我必须从中选择一个。在第1次作出随机选择之后，计算机程序会告诉我刚才的选择是赢了1英镑还是输了1英镑，抑或不输不赢。这一过程重复了许多次，我感觉像是有几百个回合。一些符号组合变得熟悉起来，另一些还是很陌生。一些模式开始显现，我赢的钱开始超过输的钱，但只是勉强超过。然后我被转移到一台核磁共振扫描仪（它的磁场强度是医院所用核磁共振扫描仪的2倍）里待了两三个小时，与此同时，其他研究人员开始观察我的大脑对炎症的反应。

幸好我的抑郁状态只是短暂的，当我在傍晚时分与哈里森谈话时，我的情绪就已经恢复了。我问他做核磁共振扫描是为了什么。"我们正在实验一种特别的核磁共振扫描技术，名为扩散加权成像，用来观察大脑中的小胶质细胞如何对身体炎症作出反应。我们以前使用的方法不够可靠，而且需要向人体内注射放射性示踪剂，这并非理想之选。所以这可能是一种令人兴奋的观察方法，可以在完全非侵入性的方式下查看炎症如何影响小胶质细胞。"但是当我问他小胶质细胞和神经炎症在疾病行为和抑郁症中的潜在作用时，他的回答很谨慎："我们需要激活小胶质细胞并令其释放炎症来产生这些症状吗？我们需要大脑出现炎症吗？我认为不需要。生物学总是有并行路径可以带来类似的效果。这些路径往往齐头并进，但我不相信它们每次都参与其中。"这是一种冗余的适应性属性：由于神经系统和免疫系统非常重视适应性，因此，身体有多种不同的方式来产生相同的结果。事实上，研究表明，虽然小胶质细胞可以在大脑的免疫反应中发挥重要作用，但它们并不是产生疾病行为的必要条件。在生病期间，也许在炎症性抑郁症期间，有时三种路径（神经、免疫细胞和细胞因子）都在发挥作用，有时只有其中两种，有时只有一种路径占据主导地位。

哈里森的大部分工作都是研究环绕身体所有器官的神经如何向大脑传递强大的免疫信息："我们在21世纪前10年的一些早期研究中发现，当人们发炎时，脑岛的活动会增加，脑岛是大脑中代表我们内心世界的区域。"这似乎反映了我几个小时前的症状：注意力从外部世界转向我的身体。他继续说："大约在同一时期，我们还发现炎症会导致与运动相关的多巴胺回路活力降低。"我再次回想起我在诊室里由免疫诱发的动作迟缓。然后我问他那个难得令人沮丧的计算机任务有什么用。"啊，那更有趣了。那项任务评估的是你如何学习环境中与奖励或惩罚相关的刺激。我们发现，当人们发炎时，他们对奖励的敏感性会下降——人们变得不那么努力寻求有回报的东西。但奇怪的是，对惩罚的敏感性会上升。我们的脑部扫描也证实了这一点，扫描显示了大脑奖励回路激活的变化。总体而言，你会对负面事物变得更敏感，包括疼痛。"那天我的情况确实如此，毫无疑问，我对于身体和精神上的痛苦变得更敏感了。

最后，我问了哈里森那个一直萦绕在我心头的问题：为什么有些人看上去"深陷"疾病行为？炎症会导致长期抑郁吗？"这是个大问题。简短的答案是，我们并不完全清楚，而且不同的人经历的过程可能不同。很难通过实验来验证，因为长时间让人发炎以观察谁会得抑郁症，这不符合伦理准则。但我们观察了丙型肝炎患者，他们很快就要接受干扰素药物治疗，所以无论如何，他们都会经历慢性免疫激活。我们知道，在接受这种促炎治疗的群体中，大约有三分之一最终会患上重度抑郁障碍。因此，我们在这些患者接受首次治疗前扫描了他们的脑部，并在接下来进行了为期3个月的追踪。我们的发现非常有趣，对某些人而言，干扰素会诱发杏仁核活动增加。"我们在第一部分中提到过，杏仁核是大脑的"重要威胁探测器"之一。如果你注意到一只蜘蛛爬进你的床单，或者发现虐待狂老板走向你的办公桌，那么杏仁核就会启动压力反应。科学界早已确认，抑郁症患者的杏仁核常常过于活跃，尤其在对潜在的负面刺激作出反应时。"特别有意思的是，"哈里森补充道，"'干扰素'这种促炎细胞因子在人们患上抑郁症之前就激活了杏仁核。杏仁核的激活水平还可以预测谁以后会得抑郁症。与此同时，我们对服用一种抗炎药物的类风湿性关节炎患者开展了另一项研究。得到的结果正好相反：这种药物往往会抑制杏仁核的反应活力。"

有了这些发现，我们开始对这些正在发生的事情形成一个更清晰的认识。当你被感染或发炎时，你的大脑和免疫系统一样会被激活，神经系统也会发生快速变化。你的精神活动和身体动作都会变得迟钝。你变得孤僻和封闭，专注于来自身体内部的信号。你的注意力会偏向消极的一面，阻止你享受或寻找积极的东西。最后，你的威胁检测系统会超载运行，将小威胁解读为致命威胁。哈里森总结得很好："炎症促使我们对负面信息更加敏感。对一些人来说，这可能会将他们推入恶性循环。"

为什么有些人会陷入这种循环，而有些人不会呢？也许慢性炎症在身体和大脑中挥之不去。也许杏仁核已经处于准备状态，而最近这次炎症暴发正是压垮骆驼的最后一根稻草。这种准备可能是由我们防御系统面临的多种威胁的任意组合引起的，比如感染、心理压力、遗传倾向、肠道微生物群失衡或者既往的创伤。虽然陷入这种循环的原因总是我们所说的"身体"和"心理"上的某种难以区分的混合因素，但必须注意的是，这并不是当事人的错。

从相关性到因果关系

虽然我在威尔士的致郁经历表明，炎症性抑郁症领域仍有许多悬而未决的问题，但我们已经发现了解释炎症如何能够导致抑郁的生物学机制。现在的问题是，这些发现是否适用于现实世界。

21世纪初，伊恩·麦金尼斯等医生发现，针对类风湿性关节炎等炎症疾病而设计的新型生物制剂可以治疗抑郁症状。此后，许多研究人员开始仔细回溯测试抗炎药物对各种慢性炎症疾病（如类风湿性关节炎、系统性红斑狼疮、银屑病、哮喘和炎症性肠道疾病）效果的临床试验结果。他们特别感兴趣的是，那些报告中将抑郁数据作为次要结果的临床试验。压倒性的证据表明，抗炎药物往往会改善抑郁症状，从布洛芬和阿司匹林等较老的药物到新的靶向单克隆抗体。2020年的一项研究整合分析了18项临床试验的患者的详细数据，并将患者身体症状的改善情况考虑在内。这18项临床试验使用了一系列旨在针对各种自身免疫性疾病背后炎症的新型抗炎药物。其中两种药物在改善患者情绪方面表现突出，而不论对其身体症状是否有所改善。这两种药物都是专门针对促炎细胞因子的抗体药物：西鲁库单抗通过靶向白细胞介素-6（IL-6）来缓解类风湿性关节炎，乌司奴单抗通过阻断白细胞介素-12（IL-12）和白细胞介素-23（IL-23）来治疗银屑病。这项研究的数据支持了麦金尼斯在他的关节炎诊所的观察结果，即抗炎药物可以治疗抑郁症的心理症状，无论身体症状如何。这不仅有助于强化炎症导致某些形式的抑郁症的观点，还为治疗带来了希望。

尽管这个证据很有说服力，但它本身并不能完全令人信服。为此，我们需要对比和确认来自许多不同类型研究的数据，其中一类是流行病学，这是一门研究疾病在人群中的分布规律与影响因素的学科。在新冠病毒大流行之前，这是一个公众鲜为人知的科学领域，它对复杂统计数据的依赖让许多医学生心生畏惧，很少有医生最终选择流行病学作为职业方向。幸运的是，我知道该去请教谁。

戈拉姆·孔达卡尔（Golam Khandaker）是布里斯托医学院的精神病学教授。21世纪初，作为一名年轻的精神科医生，他凭借自己的医学经验和流行病学硕士的专业知识，试图在抑郁症患者中寻找规律："当时有证据表明，抑郁症与血液中炎症标志物升高之间存在关联。但这是因果关系吗？这些研究只是在某一时间点观察了某个群体，几乎无法知道是炎症导致了抑郁症，还是相反。这是一个先有鸡还是先有

第二部分　状况恶化：免疫失衡引发的现代疾病危机

蛋的问题。"孔达卡尔对这个问题非常感兴趣。为了解决这个问题，2008年，他开始攻读博士学位，开启了探索炎症与心理健康之间关系的学术生涯。21世纪10年代初，他开始研究一项极具前瞻性的群体研究（雄心勃勃的埃文郡亲子纵向研究[1]）的结果，这项研究或许能解答孔达卡尔的疑问。

20世纪90年代初，布里斯托大学的研究人员招募了大约14 000名孕妇参与埃文郡亲子纵向研究，并在过去的30年里，一直对她们、她们的孩子及孩子的伴侣进行追踪记录。孔达卡尔发现，在这个关于身体状况、心理状态和社会数据的宝库中，研究人员在大约5 000名9岁的儿童身上检测到了炎症标志物C反应蛋白（CRP）和IL-6。这意味着我们可以观察这些孩子18岁时的情况，看看童年时期的炎症是否预示着他们以后会患上抑郁症。结果确实如此：9岁时血液中炎症标志物含量较高的孩子更有可能在18岁时患上抑郁症。当孔达卡尔的团队按统计学方法消除了性别、年龄、种族、体重指数、既往心理问题和社会阶层等潜在混杂因素的影响时，这一判断仍然成立。"但这还不够，"孔达卡尔说，他就像一个对半真半假结论不满的人一样焦虑，他想要深入挖掘所有模糊不清的层面，"我们已经考虑了很多混杂因素，但我敢肯定，我们无法解释那些我们还不知道的其他因素。因此，我决定采用'孟德尔随机化'这一研究方法。"

理论上，要弄清楚炎症是否会导致抑郁症，最好的方法是开展随机试验。在这样的试验中，受试者会被随机分成两组，一组以某种方

---

[1] 全称Avon Longitudinal Study of Parents and Children，缩写为ALSPAC，又名"90年代的儿童"，是一项由英国布里斯托大学的研究团队从1991年起对居住于埃文郡的孕期妇女及其子女进行的长期、大规模的研究。

式患上外周慢性炎症，而另一组得到的是无效对照剂。接着对这两组受试者进行持续多年的监测，以观察炎症组受试者是否更容易患上抑郁症。显然，这在伦理上是不可接受的，但聪明的遗传学家们已经意识到，我们都曾进入过一个自然的随机试验：在母亲受孕的时候。格雷戈尔·孟德尔（Gregor Mendel）如今被称为"遗传学之父"，但对19世纪那些认识他的人而言，他只不过是一个喜欢园艺的神父，生活在位于如今捷克境内的一个不起眼的修道院里。通过一系列巧妙的实验，他将豌豆杂交并记录下它们连续几代的特征（如株高、豆荚形状和种子颜色），最终发现特定的离散特征是根据一套规则遗传的。在这些"孟德尔定律"中，有一条就是分离定律。性状（我们现在称之为遗传特征）具有不同表现形式（现在称为遗传变异或等位基因）。在这里，我们以头发颜色为例。

男性的每个精子和女性的每个卵子都只携带一种发色变异体，这些变异体是随机分配给它的。当精子和卵子在受孕时融合，这些变异体就会配对，产生新的组合。"让我的头发呈现黑色的基因，与决定我棕色眼睛的基因是独立遗传的，"孔达卡尔解释道，"而每种基因都是来自我父母的随机组合。同样，有各种不同的基因负责编码个人炎症标志物的基线水平，这些基因变异不可能是疾病或者任何其他混杂因素影响的结果。"事实上，孔达卡尔用一种合乎伦理的方式来开展他的完美试验：2021年，他的团队使用这种技术，发现炎症标志物CRP的水平似乎是遗传的，而且会增加患抑郁症的风险。这种遗传倾向支持炎症性抑郁症亚型的概念，并且与以疾病行为的症状（快感缺失、疲劳和食欲变化）为特征的抑郁症有关。这并不涵盖所有抑郁症病例，但看起来我们现在至少可以解释其中的一种。

第二部分 状况恶化：免疫失衡引发的现代疾病危机

理想之物

我们的证据越来越多：我们有将炎症和抑郁症联系起来的机制，而且这在大规模群体研究中得到了证实。这引出了我们的最后一个实用性问题：抗炎疗法能够有效治疗炎症性抑郁症患者吗？

要确定一种药物是否真的比另一种治疗方法更有效（无论是安慰剂、标准治疗还是最佳可用药物），最经得住考验的方法是双盲随机对照试验。这个名字有点长，但相当合乎逻辑。参与者被"随机分配"成两组，一组接受新药，另一组接受安慰剂（举例来说），以控制年龄、性别和种族等潜在混杂因素。参与者按照统计学方法受到"控制"，以便两组在基线特征上尽可能相似。"双盲"意味着参与者和研究人员都不知道参与者接受的是正在测试的药物还是安慰剂。

新一代抗炎药物的首次临床试验结果于2013年公布。美国著名精神病学家查尔斯·雷森（Charles Raison）和安德鲁·米勒（Andrew Miller）在佐治亚州亚特兰大的埃默里大学负责开展一项研究，在这项研究中，抑郁症患者分别服用一种名为英夫利昔单抗的药物或者安慰剂。英夫利昔单抗是一种生物制剂，是针对促炎细胞因子的药物，用于治疗多种自身免疫性疾病。但结果令人失望：英夫利昔单抗和安慰剂在降低抑郁评分方面没有差异。但当他们进一步分析数据时，他们发现有一个亚组的患者对药物反应良好：炎症标志物的背景水平轻度升高的患者。具体地说，是C反应蛋白（CRP）——体内炎症的通用标志物——基线水平升高的患者。后来的一项更大规模的研究，评估了西鲁库单抗（抗IL-6药物）对那些对传统抗抑郁药没有反应且CRP基线水平升高的患者的效果。在这类患者中，该药物仅仅改善了快感缺失（无法体验快乐）这一项抑郁症状，但对于CRP水平非常高的患者，它比安慰剂更有助于缓解抑郁。从这个好坏参半的案例中，我们可以看到积极的一面。似乎通过缓解体内的炎症（我们知道这些抗体药物不会靶向或进入大脑），可以治疗有外周炎症的抑郁症患者。

除了测试缓解外周炎症的药物，研究人员还试图通过直接缓解大脑中的炎症（神经炎症）来治疗抑郁症。首选药物是一种老式廉价的抗菌药物，以前用来治疗痤疮。米诺环素之所以被认定为治疗炎症性抑郁症的潜在药物，原因有很多。这种药物是一种小分子，能够穿过血脑屏障；有助于阻止小胶质细胞促炎，还能抑制大脑中的炎性犬尿氨酸通路。最近对米诺环素进行的小规模试验表明，其效果与新型生物制剂效果类似：当用于普通抑郁症患者时，它们并非有效的抗抑郁药，但对有轻度外周炎症的抑郁症患者似乎有效。

那么，我们如何识别那些能从抗炎治疗中受益的人呢？换句话说，我们如何定义和诊断炎症性抑郁症呢？很显然，炎症与少部分抑郁症病例有关（尽管人数不少），所以我们需要一种方法来识别这种病例。对很多研究人员而言，他们最希望找到的理想之物是某种"生物标志物"：这种标志物是客观且可测量的，并指示特定的疾病或身体状态。2020年，剑桥大学的研究人员与来自英国各地的一个专家联盟合作，发表了一些令人兴奋的发现。他们分析了从大约200名抑郁症患者和300名健康对照者的血液样本中提取的一系列免疫细胞。和健康对照者相比，抑郁症患者的外周炎症水平普遍较高，并且研究人员还能清楚地识别出一个特定的"炎症性抑郁症"亚组，约占所有抑郁症患者的三分之一。除了CRP和促炎细胞因子升高（其他研究已经证实了这一点），他们还发现，在这些患者的血液中循环的固有和适应性免疫细胞的数量也有所增加。这个亚组的抑郁症状也比其他人更严重,这反映了其他研究结果,即炎症性抑郁症患者往往对传统抗抑郁药没有反应。也许我们离这样的未来并不遥远:你带着抑郁症状去看全科医生,医生会让你进行快速血液检测,如果确诊为炎症性抑郁症的话,你会得到对症治疗。

很显然,与其他抑郁症患者相比,血液中炎症标志物升高的抑郁症患者往往具有特定的症状。这些患者的症状与疾病行为重叠:快感缺失、精力衰弱、注意力不集中,以及思维和身体反应迟钝。正如我来到卡迪夫后哈里森教授向我解释的那样,大脑炎症的关键结果之一是奖赏处理失调:个体为某种感知到的奖赏付出努力的意愿大大降低。即使是训练有素的心理健康专业人士,也很难厘清这一点,更不用说必须对身体的每一个系统都有广泛了解的全科医生。也许一份经过充分验证的问卷或者类似于我在卡迪夫执行的基于计算机的奖励任务,结合血液检测结果,可以帮助临床医生可靠地诊断炎症性抑郁症。也许神经成像有一天也能帮助识别这种疾病的相关亚型,尽管可靠性和成本意味着实现这一目标仍有一段距离。

没有鸡,也没有蛋

我差点给人一种误解,似乎治疗抑郁症的唯一办法就是吃药。对许多医生、研究人员和患者来说,存在一种新的、有效的抗炎抗抑郁药的可能性非常诱人。"一粒药丸解决所有问题"这样的想法对很多人来说都极具吸引力,因为它把人类生物学和心理学的复杂问题浓缩在一粒小小的药丸中。我必须承认,这种想法可能影响了我去阿姆斯特丹拜访另一位专家的行程。

布伦达·彭宁克斯（Brenda Penninx）教授是阿姆斯特丹大学医学中心著名的精神疾病流行病学家，该机构坐落于阿姆斯特丹郊区一个绿树成荫的校园内。在附近的乌德勒支市发表演讲后，我心想一定不能错过与她交谈的机会。我去拜访彭宁克斯时，她正在开展一项名为"炎性"的实验，该实验旨在评估抗炎药塞来昔布能否有效治疗那些炎症标志物升高且有炎症性抑郁症表现的抑郁症患者。

我首先询问了她这一研究在识别炎症性抑郁症亚型方面发挥的作用。"当我第一次研究我们用来诊断和分类抑郁症的症状时，我很困惑。症状之一是'食欲紊乱'，对一些人来说，这意味着吃得较少，而对另一些人来说，这意味着吃得更多。睡眠也是如此。有些人表现为失眠，而有些人表现为嗜睡。我不知道还有多少其他健康状况会有相反表现！很明显，抑郁症背后的潜在疾病过程非常多样化。"和布里斯托的戈拉姆·孔达卡尔一样，彭宁克斯的大部分研究都涉及观察大规模人群的疾病模式，包括她牵头的荷兰抑郁与焦虑研究（Netherlands Study of Depression and Anxiety，缩写为NESDA）。彭宁克斯最初的一项研究是找出哪些抑郁症症状倾向于集中出现。一类明显的聚集症状是我们通常所说的典型的抑郁症症状：失眠、食欲缺乏、情绪低落和高自杀倾向。"但我们也注意到了另外一类，"彭宁克斯告诉我，"大约四分之一抑郁症患者更偏向'神经植物性'的症状模式：嗜睡、暴食症（吃很多）、精力不足、疲劳和行动迟缓。他们在抑郁症的严重程度上没有区别……只是有一套非常不同的症状模式。"

这些症状听起来熟悉吗？这种行为与感受和其他研究人员发现的疾病行为与炎症性抑郁症亚组完全吻合。然而，彭宁克斯的团队还对

第二部分 状况恶化：免疫失衡引发的现代疾病危机

这一模型进行了补充。除了此类人群中存在慢性炎症的证据，他们还发现了一些代谢紊乱的情况，也就是食物转化为能量的过程出现了问题。他们研究的炎症性抑郁症类别中有大量个体存在胰岛素抵抗（血糖水平调节能力丧失）、瘦素抵抗（天然食欲抑制剂的有效性降低）以及血液中脂质和胆固醇失衡。这些异常可能是由慢性炎症引起的，也可能加剧炎症本身。

难怪这一群体的"代谢综合征"（包含肥胖、糖尿病和高血压的综合征）患病率更高。为了反映这一点，彭宁克斯将这种情况命名为"代谢性抑郁症"。无论我们将这个规模不小的抑郁症亚组称为"炎症性的"还是"代谢性的"，很明显，用彭宁克斯的话来说，慢性炎症是将抑郁症与这些所谓的"身体"疾病联系起来的基质。换句话说，慢性炎症是土壤，从中滋生出现代疾病的杂草和荆棘，包括糖尿病、心脏病、炎症性抑郁症、自身免疫性疾病，以及我们稍后将提到的痴呆症。这些疾病是人体防御系统长期过度活跃的结果。与代谢性疾病的联系也很有趣，因为很明显，当防御系统失衡时，人体的能量系统很可能会随之瘫痪。就好像如果一个国家在军事上花费过多的预算，那么国民生活的其他领域都会不可避免地受到影响。

我向彭宁克斯提出了那个我在本节中一直在问的问题：炎症是导致抑郁症的原因，还是仅与抑郁症相关？深思熟虑之后，彭宁克斯回答道："关于抑郁症是不是炎症引起的，或者炎症是不是抑郁症引起的，存在很多争议。我的观点是没有鸡，也没有蛋。因为我们发现的证据都是双向的：炎症导致抑郁症，抑郁症导致炎症。这最终是一个循环，或者更确切地说，是一个恶性循环。问题是，我们如何才能更好地打破这个循环？"彭宁克斯正在寻找许多潜在的解决方案。在她的各类研究中，她聚焦于饮食、运动、压力管理及童年创伤干预等多个维度。她还认为，虽然生活方式和心理干预明显很重要，但抗炎药物可能在治疗炎症相关抑郁症方面发挥了作用。

当我离开彭宁克斯的办公室，走进春末午后的柔和阳光中时，我环顾了一下阿姆斯特丹大学的校园。通勤者在宽阔的自行车道上飞驰而过。两位研究人员坐在一条长凳上，面向一条两岸长满芦苇的运河，全神贯注地交谈着。另一些人沿着人行道漫步，那些小道通向点缀在该地区的许多树木繁茂的绿地——城市规划者优先考虑设置的公园和树林。第二天，我避开了阿姆斯特丹的主要旅游景点，去参观了世界上第一座互动式微生物博物馆。当我惊奇于栖居在我们体内和体表的生态系统，以及现代西方饮食如何几乎摧毁我们的微生物群时，彭宁克斯对生活方式医学的研究变得更有意义了。现代发达社会有很多好的方面，但也有很多东西会引发炎症。从饮食缺乏多样性到缺乏规律的运动，从睡眠中断到持续、缓慢的压力，难怪现代世界最常见的疾病都源于炎症。

现在我们在哪儿

本节仅概述了炎症和抑郁症之间的多方面关系，但一幅清晰的图景正在浮现。对很多患有抑郁症的人来说，炎症是罪魁祸首。对一些人来说，炎症触发了抑郁症。对另一些人来说，炎症可能是由抑郁症引起的，或者是一个完全不同的原因造成的，但现在加速了抑郁症病情的恶化。"炎症性抑郁症"的概念与我们试图笨拙地将疾病塞进"精神"或"身体"的整齐隔间的行为并不完美契合。抑郁症是一种全身性疾病。事实上，所有疾病都是全身性疾病，无论我们喜欢将它们置于精神疾病还是身体疾病的标签之下。我们在上一节中看到，精神分裂症可以源于异常的免疫系统，而异常的免疫系统本身又是既往感染、压力和遗传倾向的结果。当应对疾病时，我们必须兼顾身心。这需要我们与不确定性和平相处，而且这样做更有益，最终也更接近真相。

或许，将本节内容串联起来的最佳方式就是使用类比。贯穿本节的一个主题是恶性循环，所以让我们从一个轮子开始。想象一下，你的防御系统[由心智、身体（重点是免疫系统）和微生物群组成]是你沿着生命之路骑行的自行车的车轮。其中大约三分之一是你的心智，三分之一是你的身体，还有三分之一是微生物群，但很难（大概率不可能）分辨出每个部分的起点和终点。它们相互影响，难以区分。有些完全不受你控制的事情可能会让车轮失去平衡。部分原因可能是自行车的构造——你的遗传特征。也可能是你身后不平坦的道路——你的社会经济环境、既往感染，以及虐待或创伤等塑造性经历。其他可能让车轮进一步失去平衡的障碍还在等着你：睡眠不足、缺乏锻炼、不良饮食和压力。这些因素可能主要影响轮子的"心智""身体"或"微生物群"，甚至三者都有，但最终结果是一样的：慢性炎症造成的损坏性摩擦。

稍后，在本书的最后一部分，我们将探讨重新恢复防御系统车轮平衡的一些有据可循且可使用的方法。但在我们抵达那里之前，我们还有一些有趣的拼图碎片需要找到，并插入正确的位置。在前面两节中，我们主要研究了免疫系统如何影响心智：从导致精神病的异常抗体到炎症性抑郁症。现在是时候从另一个方向来看了：心智如何对免疫系统施加强大的影响。

8

炎性思维

你的心智如何影响免疫力

在所有有毒的事物中，只有人类
会用天生的毒刺攻击自己。

（约翰·邓恩，《马卡姆夫人哀歌》）

购物的压力

想象一下，在一个平淡无奇、阴云密布的周六早晨。你洗完澡，正准备穿衣服，迎接这个上午的主要任务——狩猎和采集。接下来的一周，你要养家糊口，于是你带上各种各样的可循环使用的购物袋和购物清单，走向前门。当你走在一条安静的街道上时，前方的某样东西吸引了你的注意力。一条大狗半隐藏在邻居的垃圾箱后面，只露出一对驼色的后腿，似乎无人看管。出于好奇，以及想让这只陌生的宠物和它的主人团聚，你走近了垃圾箱。然后你看到，那竟然是一只精瘦且肌肉发达的剑齿虎，四肢伏地，一双琥珀色的眼睛直直地盯着你，口水顺着巨大的尖牙流下，滴落在人行道上。看来你们俩都在寻找午餐。

时间仿佛停止了。你的所有感官都变得敏锐起来。肾上腺素在你体内流动，肝脏储存的葡萄糖被释放，并被转移到肌肉中。你的心率和血压飙升，因为血液被迅速重新分配到肌肉中。汗毛竖立。你的嘴巴变干，肠道准备排空（消化这件事可以先放一放）。在你意识到这一点之前，你的身体已经准备好采取迅速、猛烈的行动。你的思维也变敏锐了：你立刻警觉起来，高度专注于你的目标，无论是冲回家还是准备和野兽搏斗。在你没有意识到的情况下，另一件了不起的事情发生了：你的免疫系统被激活了。警报响起，你的免疫大军驻扎的"军营"——你的骨髓、脾脏、淋巴结——派出了所有士兵。免疫细胞通过血流到达皮肤等屏障表面，准备迎接潜在的、具有传染性的入侵者。一个简单的思维活动（大脑对致命威胁的识别）不仅改变了你身体的大部分生理功能，还使你的免疫系统也发生了改变。

压力是好事！至少在短期内是好事。在这种"战斗、逃跑或愣住"的反应中，你会暂时成为超人。这是一场全面战争：你的整个防御系统都会被调动起来。从这个角度来看，某种"心理"反应——对威胁的认知——会导致多种强烈的"身体"反应。因此，心智能够迅速影响免疫系统也就不足为奇了：它们都是同一种反应中的一部分。用更简单的话说，这是整个机体的反应。到目前为止，在这本书中，我们主要探讨了你的免疫系统是如何影响心智的，但在我们的论述中，防御系统的心理元素和免疫元素应该占有同等重要的地位，因此，在本节中，我们将看到心智如何影响免疫系统，无论这种影响是好是坏。

压力反应也许是疾病行为的镜像。疾病行为是心智对免疫系统识别到的危险微生物而做出的改变。压力是大脑意识到危险情况后，身体对危险情况的反应。它们可能看起来是相反的，但它们都代表着防御系统被激活。当我们意识到我们自身的每个元素都经过精心调整，以发现和应对威胁时，身心之争就变得无关紧要了。

现在来看更现实的情景：当你离开家时，你发现邻居的车挡了道，或者你的自行车胎没气了；抑或正经历对如何拼尽全力勉强养家糊口和支付房租感到苦恼；又或者脑海中充斥着早餐时从收音机里听到的头条新闻——气候变化、经济不确定性、照顾老人的危机。在现代社会的压力下，人类的机体并没有被设计和完善得能够保持持久的活力，但它已经适应得能够对突如其来的威胁作出迅速反应。这些威胁可能很严重，但在生活中很少遇到。如今，我们生活在一个不是那么天然的环境中，伴随着缓慢而持续的压力源。这对我们的防御系统及健康有着深远的影响。

在研究压力之前，我们需要了解我们的思维影响我们免疫系统的其他方式。通过前面两节，你可能会得到这样的印象（可以理解，但感觉不太对）：我们的大脑和心智受免疫系统产生的炎性物质的影响。现在我们来看看防御系统的另一面。让我们一起探索心智的真正力量。

心智支配微生物

在前面的内容中，当我们剖析大脑和免疫系统之间（心智和身体之间）的多条路径时，我们看到了2021年年底发表的一项令人印象深刻的研究。以色列理工学院免疫学家阿斯亚·罗尔斯（Asya Rolls）教授领导的一个团队，利用新研究技术精确定位了小鼠大脑在实验诱发的肠道炎症期间被激活的神经元。这本身就令人刮目相看，但他们的下一步动作才是重头戏。在小鼠从肠道炎症中完全恢复后，他们采用化学遗传学这一技术重新激活了那些位于大脑岛叶的相同神经元。大约10年前，尼尔·哈里森教授就曾将"岛叶"这个区域确定为疾病行为的关键调节器。在完全没有感染的情况下，这种大脑刺激在小鼠的肠道中引起了完全相同的炎症状态。我们在这里看到的是，大脑的特定区域会编码先前炎症的特定记忆，而激活这段记忆能让身体再次发炎。

目前关于重新激活免疫反应的显著特异性是如何实现的仍不确定。罗尔斯想知道记忆是否不只被编码在大脑中，还以适应性免疫系统记忆细胞的形式储存在组织部位。外周免疫细胞能被用来解释来自大脑的特定信息，这也许并不令人意外。我们知道，免疫系统和神经系统使用同一种语言。当我们退一步想免疫系统和神经系统是综合超系统中的一部分时，也许这就不那么令人惊讶了。无论如何，几年前科幻小说里的东西已经被证实了。你的大脑不断监测你的免疫系统，但你的免疫系统也在倾听你的想法。

像这样的前沿研究正在给我们直观感受到的东西提供切实证据。我们都有一种说不清道不明的感觉，即我们的心智可以影响我们的免疫系统——精神会影响免疫力。这方面的研究已经存在了一个多世纪。1885年9月，巴尔的摩医生约翰·诺兰·麦肯齐（John Nolan Mackenzie）博士让他的一位患者（患有严重季节性花粉过敏的32岁女性）接触了"一朵做工精湛的人造玫瑰，它逼真得像真花一样"。尽管那天她进入诊所时感觉非常好，但接触了这朵假花后，她身上发生了强烈的炎症反应："在短短5分钟内，她患上了严重的鼻炎……"麦肯齐博士引人入胜的笔记揭示了一个曾经的身心二元论者在开始看到幕后真实情况时的反应。换句话说，麦肯齐博士开始接受心智可以对身体产生影响的证据。

当时的医学界让心智和身体尽可能远离彼此，因此在接下来的100年里，几乎没有研究探索心智对免疫系统的影响。随后，20世纪70年代，研究人员意外发现，如果给大鼠同时服用免疫抑制药物和糖精（一种味道独特的物质），那么在之后再给大鼠单独服用一定量的糖精，就能引发免疫抑制。大鼠已经形成条件反射，在接触到特定味道时就会发生免疫抑制。随后的大量研究发现，免疫系统可能在行为方面受到限制，要么不活跃，要么过度活跃。安慰剂效应——我们的大脑对治疗环境作出的反应——对疼痛体验有显著的影响，我在《疼痛的真相》一书中对此进行了广泛的探讨。然而，我没想到的是，我们的信念、预测和期望会在很大程度上影响我们的免疫系统。仅仅是期望（无论是有意识的或无意识的），就可以有力地改变你的生理功能。

为什么你的心智会对免疫力有如此大的影响？这是因为你的防御系统（不仅仅是你的大脑）一直在不断努力减少不确定性并预测潜在的威胁。面对致命的威胁，如剑齿虎，调动免疫系统是相当明智的，因为暴力冲突很可能导致你的皮肤屏障被破坏，随之而来的是大量令人讨厌的病菌。但研究表明，改变你的免疫反应只需要比极端压力轻微得多的东西。正如我们在前文所看到的那样，只是观看患者的脸就可以引发体内炎症。交配也为病原体传播提供了多种途径，因此，此时免疫系统处于高度准备状态可能是有意义的。2022年，东京大学的一个团队发现，雄性小鼠在接触雌性小鼠时，它们体内激活免疫细胞的细胞因子白细胞介素-2（IL-2）的浓度水平会升高。他们使用了与阿斯亚·罗尔斯的研究人员类似的新技术，发现这些免疫变化是由大脑奖励回路中的合成多巴胺的神经元所引起的。

你的免疫系统也会在特定情绪状态下先发制人地为战斗做好准备，这种情绪状态就是愤怒。研究表明，在短期内，愤怒的暴发似乎与高水平的血液炎症标志物有关，但从长期来看，与慢性炎症有关。从适应性的角度来看，愤怒期间的短暂炎症暴发是有意义的：愤怒通常先于暴力，而暴力常常导致你的皮肤破裂和微生物入侵。愤怒不仅仅是一种情绪，还是我们防御系统的一种状态。

我们描述愤怒常与火有关，如某人有"火暴的脾气""怒火万丈"，对一个决定"愤怒不已"，或者只是简单地"点燃怒火"。也许这种语言源自某种固有的隐性知识，即我们体内有一团无声的火。长期愤怒与糟糕的健康状况有关，其中的一个联系很可能是慢性炎症。

生活中有很多事情是我们无法控制的，但我们可以控制自己对这些事情的反应。学习调节情绪，不只对你的心理健康有好处，还能平衡你的防御系统，对各方面的健康都有益。由此可见，不同的情绪状态可能与免疫状态的变化有关。这是一个没有得到充分探索的科学领域，而且准确测量情绪和生理之间的关系很难，但新的证据不断出现。2018年一项为期2周的研究，在一天中的5个时间点测量受试者的血液炎症标志物，发现消极情绪与炎症增加有关。其他的研究也发现，积极情绪和炎症减轻之间存在联系。

在我们发展出探索心智和思维模式如何影响免疫力的科学之前，历史上就充满了可以从中看到这种关系的故事。其中有一个令我印象深刻的故事被收录在《人类寻找意义》（*Man's Search for Meaning*）中，这是维也纳医生维克托·弗兰克尔（Viktor Frankl）的经典自传，也是他的心理学学位论文。他讲述了在战争的最后几个月里，他如何为集中营中患有斑疹伤寒的囚犯提供医疗服务。斑疹伤寒很可能是通过体虱体内的细菌在囚犯之间传播的，它带来了类似流感的症状和大面积皮疹。由于弗兰克尔无法获得抗菌药物，他估计将有大约一半的患者死亡。

随着盟军抵达德国，随之而来的解放传言在集中营里传开，弗兰克尔的一位憔悴的患者在这让人充满希望的好消息的鼓舞下容光焕发。他仅仅凭借一个传言就一厢情愿地认为自己将在一个具体的日期解放：3月30日。但当这个命运攸关的日子临近时，盟军却还在很远的地方。3月29日，弗兰克尔记录道，这名男子突然病倒，并且发高烧：

> 3月30日，也就是他认为战争和苦难将要结束的那天，他开始变得神志不清，失去了意识。3月31日，他死了。从所有外在表现上看，他死于斑疹伤寒。一个人的精神状态与其身体免疫力之间关系密切，那些知道这个道理的人都会明白，突然失去希望和勇气可能会产生致命的影响。我的这位患者的最终死因是解放没有到来，他感到非常失望。这突然降低了他的身体对潜伏斑疹伤寒感染的抵抗力。

我不想夸大这个案例。仅凭积极的态度并不能治愈自身免疫性疾病，自我肯定也不能让肿瘤变小。有很多人夸大了心智影响身体健康的力量，含蓄地（有时甚至明确地）说我们可以简单地用微笑来获得健康，对那些看起来无法摆脱慢性病深渊的人来说无异于道德诽谤。但与此同时，我认为，更多的人低估了心智对身体健康的影响，而不是夸大，尤其是在像英国这样总是持怀疑态度的国家。推崇二元论的西方医学界将心理——从情绪状态到根深蒂固的文化信仰——描述为瞬息万变之物。这是因为直到最近，人类还无法测量大脑中构成心理活动的物理过程。长期以来，医生给患者的印象是，如果患者体内没有任何可供测量而提示生病的物质，那么患者的痛苦就是想象出来的。这意味着患者的个性——他们的性格弱点——造成了医学上无法解释的症状。这也暗示心理或社会干预不是"真正的"医疗手段。但心智在每种疾病中都或多或少发挥了一定的作用。心智和身体之间的权衡在每种情况下都是不同的，而且通常不可能看到"心智"终于哪里，或者"身体"始于哪里。这就是为什么我要邀请你通过防御系统的视角来看待健康和疾病，特别是长期的慢性疾病：心智和身体是统一的，二者相互影响。将这一点记在心中，让我们来看看压力。

急性压力

"名声太大，但了解太少。"这是被很多人视为"压力研究之父"的匈牙利裔加拿大医生汉斯·谢耶（Hans Selye）对自己研究领域的总结。让我们来定义一下，压力是对环境威胁的心理感知，以及我们身体对此的生理反应。这个词跨越了身心之间的界限。这是因为它代表了一个不能简单地归类为心理或身体的过程。压力的心智—身体混战可能使它在概念上难以把握，至少对我们这个二元论社会来说是这样的。为了解决这个问题，我喜欢将压力重新定义为身体的防御系统对感知到的威胁作出的反应。

在你死死盯着剑齿虎的一瞬间，你的大脑就已经认定这是一个致命的威胁。甚至在你还没有意识到之前,你的大脑就已经将这只食肉猫科动物发出的视觉数据与你之前对巨型尖牙猫科动物所代表的概念结合起来了。在这个过程中被激活的一个关键大脑区域是杏仁核。正如我们在前面所讲的那样,这种"威胁探测器"在防御系统过度活跃的人身上通常会超敏感。信号被发送到大脑的指挥中心,也就是下丘脑,然后下丘脑通过两条主要路径将这种危险传达给身体。其中一条路径是神经系统,特别是无意识激活的"交感神经系统"(sympathetic nervous system)。这个系统的英文名字起得很糟糕,因为它对你的身体一点儿也不感同身受(sympathetic)。几秒钟内,交感神经会激活全身的器官,刺激"战斗或逃跑"反应:心率和血压升高,瞳孔扩大,排空肠道,分泌汗液并抑制生殖器的兴奋性。这是一种短期的生存反应,休息、性欲和消化都可以先放一放。除了激活全身的神经,大脑还会激活内分泌系统,而与压力反应有关的两种主要物质是肾上腺素和皮质醇。这种协调进行的神经激活和激素释放过程有着非常强大的效果,并且会耗费大量能量,因此产生压力反应的激素也会阻碍更多激素的产生。这些复杂的"负反馈回路"阻止了机体陷入不受控制的、持续不停的压力反应。一旦威胁过去,与交感神经系统这个"阳"相对的"阴"就会被激活,以恢复宁静的平衡。这里的"阴"就是"副交感神经系统"。

  短期压力(更广为人知的说法是急性压力)会强烈影响免疫系统。我们在做汇报或者演讲时都经历过压力反应:口干舌燥,心脏狂跳,手心出汗。但令人好奇的是,免疫系统会发生什么变化,一种名为去甲肾上腺素的激素会刺激某些免疫细胞的炎症路径,然后这些免疫细胞开始分泌促炎细胞因子。压力就像免疫系统的战斗号角。被动员起来的免疫细胞离开它们的营房（淋巴结、脾脏和骨髓），进入血液，最终抵达身体的墙壁，如皮肤。这很有道理，当入侵者接近你的城市时，你会希望你的士兵守在城墙边。甚至有证据表明，心理压力可以提高你的免疫系统从疫苗接种中获益的能力。大多数疫苗都含有"佐剂"成分，这种成分能刺激皮肤的免疫细胞，从而帮助免疫系统识别疫苗并作出反应。疫苗中使用的佐剂是铝盐等通用分子，它们以非特异性方式激活免疫系统。事实证明心理压力也有类似的效果，压力可增加常驻感染部位的免疫细胞向附近淋巴结中的T细胞的运输。虽然很有趣，但我看不到这种现象能够在医学上被直接地实际应用，除非医生故意给疫苗接种者施加心理压力，以产生更强的免疫反应。

我们也看到有证据表明，压力可以触发免疫反应的其他因素。2020年，日本名古屋的一群科学家发现，当心理压力被激活时，大脑回路会导致身体发热。对我们这些在二元论社会中长大的人来说，这种联系听起来像是科幻小说中的情景。但当我们记住心理学是生物学，而压力是整个防御系统的反应时，思维可以改变我们的免疫系统状态也就不足为奇了。

如今有大量文献表明，短期压力会激活免疫系统，为身体对外部的防御做好准备。但新的研究表明，该过程比这句话所描述的更微妙。2022年，一个由哈佛大学和纽约西奈山伊坎医学院组成的合作团队采用了与阿斯亚·罗尔斯类似的研究方法，观察小鼠的免疫系统如何对心理压力作出反应。他们发现，压力会立即动员大量中性粒细胞（固有免疫系统的关键步兵）离开骨髓，前往外周组织。中性粒细胞是一种免疫细胞，它们通过吞噬细菌、向细菌喷洒抗菌分子或者将其困在蛋白质网络中来对抗细菌。该团队还发现，虽然短期压力暂时增强了抗菌免疫力，但这会降低抗病毒免疫力。为什么会这样呢？最可能的解释是，压力是防御系统预测细菌威胁（而不是病毒威胁）即将降临的结果。想想我们祖先的生活，这就合理了：压力通常先于暴力发生，而身体上的损伤为致病细菌敞开了大门。

人们早就确定压力会释放皮质醇，而这种类固醇激素是一种强大的免疫抑制剂。皮质醇在压力下的释放是反馈回路的一部分，以确保炎症不会失控。因此，当你感知到压力源时，一只看不见的手会激活免疫系统，而另一只看不见的手会开始启动免疫抑制机制。这种平衡行为非常复杂，而另一个复杂之处在于，它在不同的人和压力源之间存在巨大的差异。简而言之，正如你的免疫系统在感染时调动你的心智，你的心智也可以在压力下调动你的免疫系统。

慢性压力

压力是防御系统在让心智和身体做好应对暴力冲击的准备。和疾病行为一样，压力反应是身体和心智的交响乐。就像贝多芬的《第九交响曲》一样，既有力又精巧。这种全机体的反应对心智和身体都有影响，在理想情况下，威胁一旦过去，这种影响就会消散。正如我们在前面提到的那样，威胁过去后仍然保持活跃的防御系统，或者持续暴露在压力源下的防御系统，会造成附带伤害。虽然我们庆幸暴力死亡的情况如今并不常见，但我们生活在一个持续充满压力的世界——无论是等待一封决定我们在可预见的未来能否被雇用的电子邮件，还是担心不断上涨的能源账单。虽然这些威胁没有严重到危及生命，但它们的持久性弥补了这一点。当你一直处于防御状态时，你就无法休

第二部分　状况恶化：免疫失衡引发的现代疾病危机

息、治愈和修复。我们生活的现代世界与我们的防御系统适应生存的世界是不匹配的。

慢性压力对免疫系统的影响多种多样。慢性压力会抑制自然杀伤细胞的作用，这些神奇的免疫细胞不仅可以识别被病毒感染的其他细胞，还可以识别和摧毁癌细胞。所以，慢性压力对自然杀伤细胞的抑制可能是压力与癌症恶化和复发相关的一个原因。通过消耗免疫大军，慢性压力还会将病原体从原本牢固的"监狱"里释放出来。我在医学院准备期末考试的时候，"有幸"亲身经历了一次这种痛苦。那是考试季的前一周，我躲在一间狭小的学生公寓里，身边摆放着已经被翻得卷边的教科书和写满难以辨认字迹的便利贴。一天早上，在洗完一个早就该洗的澡后，我从镜子里瞥见自己右侧肩胛骨下方的一小块皮肤上赫然出现了一些肿块和小水疱（直径不到1厘米）：那是带状疱疹。这种常常令人异常痛苦的病症（因为疼痛，我一个星期都没睡好觉）是由水痘—带状疱疹病毒引起的，水痘的罪魁祸首也是这种病毒。这种病毒特别有趣，因为它是疱疹病毒家族的一员，而此类病毒是少数有潜伏期的病毒类群之一。潜伏期指的是病毒初次感染机体后，可以在人体细胞内潜伏数年而不复制。水痘—带状疱疹病毒往往会在人类婴儿时期感染机体，引起水痘，然后潜伏在人体一侧的特定神经中。这就是为什么带状疱疹局限于由一条神经控制的特定皮肤区域。当人体的防御系统受到严重破坏时，无论是被另一种病原体感染，还是被药物、病毒或者心理压力抑制免疫，疱疹病毒都会被重新激活。疱疹复发的一个更常见的例子是单纯疱疹病毒，它会引起非常明显的唇疱疹。

慢性压力不仅会促使骨髓产生更多具有抗菌功能的免疫细胞，还会导致这些免疫细胞被释放到血液循环中，而且这些细胞往往倾向于在更易引发炎症的状态下发挥作用。但如果压力激素反复泵入全身，这些免疫细胞对它们传递的信息的反应灵敏度最终会下降。结果就是防御系统长期处于不活跃状态，无法应对真正的威胁。这就像一个有故障的烟雾报警器不断响起，它让你持续紧张，但讽刺的是，如果你家真的着火了，它反而不能迅速作出反应。

还有证据表明，慢性压力会导致大脑产生促炎性变化。压力可以"启动"小胶质细胞，当其他的压力源被触发时，小胶质细胞会提高其促炎水平。在小鼠和人类身上进行的大量研究表明，慢性压力与免疫功能改变之间存在明显联系。最近还有很多新研究发现，慢性社会压力对人体防御系统的非人类因素（肠道微生物群）产生了负面影响。这种失衡的防御系统产生的后果是慢性炎症（我们的宿敌）。正如我们将在第10节中进一步探讨的那样，最终结果并不乐观：危及生命的心脏病、毁掉生活的精神状况和偷走生命的痴呆症。

由于持续的压力会对免疫系统施加强大的影响，所以压力与过敏和自身免疫性疾病密切相关也就不足为奇了。即使是短暂的压力也经常导致过敏发作，而慢性压力会使其更频繁地发作。在做初级医生的6个月里，"压力"一词根本无法完全形容出当时的情况，我经历了人生中持续时间最长、症状最严重的一次湿疹发作。如今人们已经充分认识到，压力会加剧自身免疫性疾病，但也有证据表明，持续的严重压力首先会增加自身免疫的风险，如创伤后应激障碍。

"创伤后应激障碍"这个例子说明创伤不仅影响我们的精神健康，还影响我们的身体健康。既往创伤经历，尤其是早年的创伤，与慢性身心疾病之间存在着不可否认的联系。一系列令人着迷的证据表明，这种联系可能与炎症有关。在上一节中，当我自愿成为一只"小白鼠"在卡迪夫大学接受短暂的发炎挑战时，那里的研究团队正在探索炎症如何影响健康大脑对奖励和风险的处理。事实证明，儿童和青少年遭受的严重压力不仅会引起炎症反应，还会改变其大脑处理奖励的方式。这可能标志着某种持续的身心失衡的开始。创伤和压力以炎症的形式在身体上留下印记，随之而来的是心理压力，而心理压力又会引发更多炎症……没有尽头。值得注意的是，童年创伤和我们在上一节中讨论的炎症性抑郁症亚组之间似乎也存在联系。童年创伤（又称童年不良经历）事件的严重程度似乎与缺乏对传统抗抑郁药的反应有关。它还与所谓的"糖皮质激素抵抗"有关，后者指的是炎症与持续高水平的皮质醇同时出现的情况。大量证据表明，创伤经历会给大脑和身体带来促炎性变化。从防御系统的角度来看，这大概不会让我们感到惊讶。压倒性的心理冲击会激活大脑和免疫系统中的防御回路，它们相互滋长，形成不断扩大的伤害螺旋。自我防御和自我毁灭之间只有一线之隔。创伤（以及我们的社会中喜欢归入"心理"的一切）是一种全身状况。

然而，社会心理压力远不止创伤。如果我告诉你有一种疾病在医学教科书中找不到，但它对身体健康的危害比吸烟更大，会导致抑郁和自杀，具有传染性，并且影响着社会上越来越多的人，你会怎么想？这种"疾病"被称为孤独。将独处的状态视为压力或炎症是违反常理的，但人类是社会性动物，你的防御系统会将长期的离群索居和社交排斥视为生存的威胁。研究表明，孤独与轻度炎症有关，而且与经常社交的人相比，当暴露于压力源时，孤独者的防御系统更容易引发过度炎症。

压力及其并发症的另一个重要风险因素是较低的社会经济地位，

这不能简单地用贫困导致的饮食失调来解释。通过对英国公务员和芬兰工人的健康状况进行的大规模队列研究发现，对工作缺乏掌控感，以及工作场所的不可预测性，都预示着压力对健康的不良影响。无论工作量是多还是少，处于社会底层的感受本身就是一种压力。这触及了一个深刻的真理：社会特征和心理特征都体现在生物学上。反复和持续的压迫——从工作场所的霸凌到系统性种族主义——会让受害者的大脑和身体免疫系统过度敏感，并直接导致几乎所有种类的慢性疾病。贫穷、孤独、创伤和歧视不是抽象的概念或心理状态，它们被深深地刻在我们的生理机制中。

我们已经知道免疫系统可以轻易影响心智，但如今我们也很清楚，心智本身就是一种强大的免疫力量。就像我们的免疫系统影响我们的思想和情绪一样，我们的思想可以直接改变我们免疫系统的状态。这是一系列永不停歇的反馈循环。环境作用于你，而你又作用于环境。你是一个循环。当你的防御系统健康又平衡时，这种良性循环可以承受短期威胁的负荷，并在危险过去后重新校准。但出于某种或多种原因，这个系统可能失去平衡，心智令身体发炎，身体的炎症会刺激心智，这种循环就变成了恶性的螺旋式下跌。我承认我花了很多时间在消极的一面，但机械师在开始修理工作之前需要知道物品出现故障的方式和原因。在后面的内容中，我们将看到，在这个循环的许多点位上，我们都可以干预并重新校准失衡的防御系统。但在此之前，让我们看看我们对防御系统的理解是否能帮助我们涉足这一个极具争议的医学领域。

第二部分　状况恶化：免疫失衡引发的现代疾病危机

9

无主之地

真相很少是纯粹的，也绝不简单。

（奥斯卡·王尔德，《不可儿戏》）

比尔泰维勒是个奇怪的地方。1899年1月，英国的行政官员决定划定埃及和苏丹两国之间的边界。不出所料，这条武断的新国际边界将当地一些部落和社区割裂开来。1902年，英国人又划出一条新的边界线以区分各部落的领地。这两条线相交后产生了两个新区域：一个是适宜人类居住的广阔沿海地区，名为哈拉伊卜三角区；另一个则是空旷的内陆沙漠，即比尔泰维勒。为了保住宜人的哈拉伊卜三角区，埃及当局宣布认可1899年划定的那条笔直的边界线，而苏丹出于同样的目的宣布只承认1902年的新边界线。这一僵局的奇怪结果是，直到今天，两国都拒绝承认对面积大致相当于伦敦的比尔泰维勒拥有主权，因为一旦承认就意味着放弃了更大的权益。这使比尔泰维勒成为最大的（也许是唯一的）没有国家想要的土地。这是真正的无主之地，不属于任何人。偶尔的居住者是一些规模很小的迁徙部落。

医学领域也存在巨大的无主之地。数百万的人患有任何医学专

151

科都没有纳入其范畴的长期疾病。虽然这些疾病有相当大的重叠之处,但它们通常被归为两大类:一类以疼痛为特征,从受伤愈合后持续存在的多种形式的慢性疼痛,到全身性的纤维肌痛;另一类的特征是持久性的严重疲劳。如果将各医学专科比作国家,虽然这些疾病基本上都没有"国家"认领,但它们无疑是争夺的焦点。各种令人眼花缭乱的"部落"——不同的患者群体、科学家、积极分子、记者和医生——都与这些"有争议的疾病"息息相关,但他们往往会分化成两个对立的阵营。

我将其中一个阵营称为"心智派",他们认为这些疾病本质上是心理疾病。那些深受弗洛伊德学说影响的人可能会假设,新冠后遗症[1]中精神方面的症状,是宣泄心理痛苦、被压抑的愤怒或童年创伤的一种方式。医生可能会试图让患者安心,说既然各项检查结果都呈阴性,那他们的病情并不严重,或者实际上根本不需要治疗。我还记得自己做初级医生的第一年,有一位会诊医生说的话让我印象深刻。当时,一位年近五十的IT工作者来到急诊室就医,他患有严重且持续的长期背痛,而且在过去的几个月里越发严重。那天早上,他甚至无法下床。会诊医生查看了原始的核磁共振扫描图像和一系列正常的血液检查结果,然后自信地向他宣称:"好消息,你的身体没有任何问题!"当会诊医生走进下一个隔间继续他的早间查房时,这位患者(不舒服地弓着背躺在病床上,浑身大汗淋漓)只有两个选择:要么相信疼痛"全都在他脑袋里",他应该通过思考消除它,要么相信它源于医生无法找

---

[1] 也被称为新冠长期症状或后新冠综合征,是指新冠病毒感染后,部分患者在病毒清除后仍持续出现的一系列症状。这些症状可能持续数周、数月甚至更长时间,严重影响患者的日常生活和工作能力。

第二部分　状况恶化：免疫失衡引发的现代疾病危机

到的某种可怕的器质性病因。

另一个阵营是"身体派"。在极端情况下，身体派认为慢性疾病的体验症状（从疲劳到疼痛再到脑雾），始终都是大脑对持续的、破坏性的"身体"原因（如持续的病毒伤害或器官损伤）作出的反应。如果出现大脑功能障碍，那绝不是大脑回路的"软件"问题，而是神经元受到了不可逆转和无法修复的"硬件"损伤，也就是神经退行性变。

你大概已经猜到了，在这短短的一节中，我不会站任何一边（必须承认，我对它们的描述带有讽刺意味），而是尝试提供一个不同的切入点来接近看似无法解释的疾病。我探讨的每种病症对其患者来说都有微妙的差异，并且具有个体化特点，仅仅深入地描述其中任何一种，都需要一整本书的篇幅。但是，为了我们的目的，来看看新冠后遗症的神经精神症状，这种病症能清楚地展示病毒感染后的大脑与免疫系统的联系。这种情况有的读者很熟悉，也是我个人的经历。

2020年3月，第一波新冠病毒袭击英国后不久，我被调到了新冠病房。那是一段让人记忆犹新的时光。除了高流量氧气和侵入性通气（身体足够好的人可以使用），没有其他可用的治疗方法，我们无助地看着一些人康复，一些人被送往重症监护室，还有一些人病情迅速恶化直至死亡。我穿着完全不合标准的防护装备——脸上戴着不贴合的塑料面罩，身上套着垃圾袋——不可避免地在几周内感染了病毒。我的第一个症状是嗅觉和味觉完全丧失，很多人都经历过。但不寻常的是，我的这一症状持续了将近9个月才慢慢恢复，这要么是因为我一直在坚持做"嗅觉训练"，要么是它自然康复了。

第三次感染新冠让我真正体会到，这种病毒对神经系统产生的糟糕而又持久的影响。那是2022年春天，我刚刚从一场相当轻微的新冠

153

病毒感染中恢复过来,同样是在我工作的医院感染的。回到工作岗位的第一天,我浏览了病房里需要完成的待办事项,然后离开办公室,去见那个被我标记为优先治疗的患者。但我刚关上办公室的门,就茫然了:"我要去看谁来着……为什么要去?"我不得不回到办公室核对一番。这些短期记忆缺失,加上说话时难以找到合适的词语和无法集中注意力的尴尬,是我持续大约6周的轻度认知障碍(有时被称为"脑雾")的主要特征。我很幸运,这些令人担忧的症状在2个月内就消失了,但很多人就没有那么幸运了。

人们对病毒后疾病的理解仍然很有限,在治疗方面也没有达成多少共识。事实上,新冠后遗症到底是什么?人们仍没有达成共识,不过我们可以将其定义为一种在新冠4周康复期过后仍然存在症状和健康问题的综合征。至关重要的是,新冠后遗症具有极大的异质性(这是一个花哨的科学术语,其实就是"多样化"的意思)——表现为多种症状的任意组合。正如我们之前看到抑郁症可以呈现出多种形式一样,这种异质性强烈地暗示了有一系列不同的机制在起作用。人们很容易用简单的答案来解释新冠后遗症的持久性。人类的大脑对混乱状态是抵触的,并且人类对意义的追求胜过一切。难怪这么多人倾向于用一种原因、效应或治疗方法来解释疾病。

新冠后遗症的大多数症状都会影响大脑及其与身体的关系:疲劳、脑雾、嗅觉丧失、心悸、眩晕、情绪低落、焦虑和关节疼痛等。这引出了一个关键问题。我们都知道,严重到需要住院治疗和使用呼吸机的急性感染会导致器官损伤,而这种损伤可能会在体内持续存在。但是,一种在大多数人身上只引起轻微且短暂感染的病毒,怎么会带来长期的大脑变化呢?

第二部分　状况恶化：免疫失衡引发的现代疾病危机

很多研究人员探索了新冠病毒引发的免疫系统持续变化。我在其中发现的一个特别有趣的假说是：新冠病毒感染可能会重新激活通常潜伏在大多数健康个体体内的病毒，如爱泼斯坦—巴尔病毒（EB病毒）。这种疱疹病毒是水痘—带状疱疹病毒的近亲，我们在上一节中看到，在一次紧张的备考期间，水痘—带状疱疹病毒曾以疼痛的带状疱疹的方式在我的背部皮肤上"苏醒"。但爱泼斯坦—巴尔病毒并非潜伏在周围神经中，而是寄居在免疫系统的B细胞内。在急性感染初期，爱泼斯坦—巴尔病毒导致传染性单核细胞增多症，然后免疫系统会作出反应并将这些病毒锁在宿主细胞中。但是，随着时间的推移，这些潜伏的病原体会从藏身之处现身，大大增加了宿主患上各种病毒后疾病的风险。免疫系统遭受的威胁——从反复感染到免疫缺陷——会重新激活像爱泼斯坦—巴尔病毒这样的潜伏病原体。还有一些证据表明，社会心理压力也会造成同样的效果，这为"压力会诱发看似无关的疾病"这一研究提供了一种机制。

2022年的三项研究发现，新冠病毒感染可能会重新激活人体内的爱泼斯坦—巴尔病毒。一项研究发现，四分之一的新冠病毒感染者表现出爱泼斯坦—巴尔病毒被重新激活，而且这在女性群体中更为常见。还有新的证据表明，爱泼斯坦—巴尔病毒重新被激活与新冠后遗症有关。另一项研究发现，在急性新冠感染期间从血液中检测到的爱泼斯坦—巴尔病毒颗粒，预示着患者随后可能会出现新冠后遗症。此外，2022年，美国一个由哈佛大学著名免疫学家岩崎明子教授领导的研究小组详细分析了这些患者的免疫细胞和分子，他们发现与健康对照相比，这些个体的血液中有针对爱泼斯坦—巴尔病毒蛋白的抗体，并且也有对这些蛋白产生炎症反应的免疫细胞。正如我们已经深入探讨过的那样，这种外周慢性炎症状态很容易引起长期的疾病症状。或许这些颗粒是由爱泼斯坦—巴尔病毒重新被激活引起的，又或许是新冠病毒的颗粒以某种方式在体内的仓储库中持续存在的，也可能两者兼有。或者，对某些人而言，两种情况都不符合。我们必须意识到，并不是所有新冠后遗症患者都存在爱泼斯坦—巴尔病毒重新被激活的证据。对那些存在这种证据的人，我们还不知道抗爱泼斯坦—巴尔病毒策略是否有效。然而，还有另一个论据支持将爱泼斯坦—巴尔病毒视为对大脑的威胁。

很少有科学论文能让我产生如此深的印象，我依然记得第一次读到它的确切时间和地点。2022年1月14日凌晨3点左右，值夜班间隙，我偶然发现了一项令人震惊的研究。哈佛大学的一个研究团队通过美国20年来数百万退伍军人的详细数据，发现爱泼斯坦—巴尔病毒感染是绝大多数多发性硬化症的病因。多发性硬化症是一种免疫系统疾病，患者的免疫系统会攻击髓鞘（包裹大脑神经元的保护鞘）。由此产生的神经功能障碍几乎可以表现为任何形式：视物模糊、失明、肌肉无力、麻木、疲劳、抑郁、失去平衡、肌肉痉挛和失禁等。这项研究表明，爱泼斯坦—巴尔病毒感染会让一个人罹患多发性硬化症的风险增加30倍。但它显然不是绝对因素：90%的人感染过这种病毒，但只有不到1%的人会患上这种免疫性疾病。简而言之，爱泼斯坦—巴尔病毒似乎是导致多发性硬化症的必要条件，但它本身并不足以导致多发性硬化症。它将子弹上膛，然后别的东西扣动扳机。即使我们不完全了解这种阴险的病毒是如何导致多发性硬化症的，也有充分的理由相信针对爱泼斯坦—巴尔病毒的治疗或爱泼斯坦—巴尔病毒疫苗（有一种疫苗目前正在研发中）可以预防很多痛苦。

第二部分　状况恶化：免疫失衡引发的现代疾病危机

关于新冠病毒如何长期影响大脑和心智，还有许多其他免疫学理论。一种是病毒直接侵入大脑。目前看来，这种可能性很小，尽管在极少数情况下可能会发生，但尸检并未发现大脑中存在病毒的证据。另一种是自身免疫，即病毒触发免疫系统不断产生针对健康组织的抗体。和许多感染一样，新冠病毒可能会引发自身免疫性脑炎——类似第6节中萨曼莎的病例，但似乎罕见抗体直接攻击大脑的病例。可能性更大的是，针对身体其他组织抗体的形成导致普遍的促炎反应，从而间接导致大脑炎症。

另一个方向上的研究是新冠病毒是否能够在大脑内触发和传播炎症信号——神经炎症。对小鼠和人类的研究表明，即使是轻微的新冠症状也可能会导致大脑内的炎症指标升高，大脑中髓鞘神经细胞减少，以及海马体中新神经元产生（神经发生）减少。总体而言，这种神经炎症是认知功能障碍的根源。这听起来很夸张，但这些变化的持久性存在争议。谢天谢地，我的脑雾只持续了一个多月，但有些人的持续时间更长。在一些新冠重症病例中，大脑小胶质细胞的性质似乎开始变得像阿尔茨海默病患者的小胶质细胞。

事实上，在撰写本书期间，似乎有证据表明，有些患者感染新冠病毒后认知功能障碍加重的情况会持续更久。2022年，我在牛津大学精神病学系的同事马克西姆·塔奎特（Maxime Taquet）博士开展了一项令人印象深刻的研究，他分析了150万名曾被确诊为新冠病毒感染者的匿名健康档案，并将其与规模同样庞大的、被诊断为其他呼吸道感染群体的健康档案进行了对比。他发现，即使在新冠痊愈两年后，个体出现认知缺陷（脑雾）的风险依然有可能增加。2023年年初，剑桥大学的一个研究小组的另一项研究发现，新冠后遗症背后的机制与炎

157

症性抑郁症之间存在有趣的关联。他们发现，新冠后遗症患者犬尿氨酸通路的代谢活动通常会因炎症的刺激而增加，正如我们在第7节中所看到的那样，这会导致血清素减少和神经毒性分子增加，还可能导致情绪低落、疲劳和疼痛。虽然这显然还需要进一步的研究，但从微观的神经生物学层面到群体层面的科学结论都表明，即使是轻微的感染也可能导致长期问题。

耶鲁大学岩崎教授的研究中有一项值得关注的发现，即新冠后遗症最强有力的预测指标不是特定的免疫指标，而是激素皮质醇的低基线水平。虽然皮质醇在短期压力下会升高，但有证据表明，长期的疾病和压力会导致皮质醇水平降低。这在许多其他病毒感染后综合征中都有体现。这并不是说病毒后疾病仅仅是压力或倦怠的结果。很多诱因——病原体或心理上的——都可能导致长期的应激反应。也许低皮质醇水平应该被更广泛地视为防御系统失衡的结果。这让我们更容易受到环境压力源的影响，无论是身体上的、心理上的还是社会性的压力。这也表明，无论防御系统遭到的破坏始于何处（大脑、免疫系统还是微生物群），失衡的防御系统都可能让我们更容易出现病毒感染后的疾病。这一理论得到了目前已确认的新冠后遗症风险因素的支持：免疫功能紊乱（从自身免疫问题到爱泼斯坦—巴尔病毒再激活）、社会心理层面的失调（感知到的压力、焦虑和抑郁）和微生物群失调。对于这些看似不相关的因素，我们不应该感到意外，因为它们都代表了防御系统的失衡。

你可能会说，大多数慢性病最终都是人体无法解决防御反应的结果。理解这一点也为我们在治疗和康复方面提供了一套平衡的框架。虽然我们应该继续研究潜在的免疫靶向疗法，但我们不应忽视防御系统的其他两个部分。早期的证据表明,通过益生元和益生菌改善肠道微生物群,可以缓解新冠后遗症症状。美国开展的一项大规模试验(其引人注目的结果在2023年6月发表)发现,与使用安慰剂的对照组相比,在初级感染后使用糖尿病药物二甲双胍治疗过的患者,其新冠后遗症的发病率降低了41%。考虑到二甲双胍对肠道微生物群有强大的积极作用,这一点尤其有趣。但如果我们希望在群体层面提高防御系统的恢复能力,我们真正需要的是深入研究以肠道微生物群为重点的饮食干预对感染病毒后疾病的预防和治疗的影响。最后,当我们考虑防御系统的心理方面时,对于利用大脑的力量来缓解新冠后遗症症状,我们绝不要感到不好意思。我们已经知道,我们的精神状态和神经系统可以对免疫系统施加强大的影响,并导致防御系统过度活跃。由知识完备、善解人意的临床医生开展的有针对性的心理治疗,最终会是一种强有力的生物治疗。

这将我们引导至拼图游戏的最后一块,它也是神秘而又令人着迷的一块。在第4节中,我们谈论了神经科学中也许是最令人兴奋的理论:预测处理(又称预测编码)。该理论认为,你的大脑并不是被动地接收来自外部世界和你体内的信号,然后再解码并最终作出反应的。相反,你的大脑会主动地预测世界——它是一台推理机器。这就解释了为什么我们会被错觉迷惑:我们看到的是我们期望看到的。当感官信号抵达我们的大脑时,只有当"预测误差"(大脑对世界模型的预期与现实世界之间的差异)足够大时,它们才会进入我们的感知。大脑以这种方式运行似乎是为了节省能量,因为它不必计算从身体和外部世界涌入的每一个感官数据,只需对预期和实际之间的显著差异作出反应即可。所有有意识的人类体验都存在于大脑的世界模型和世界的真实状态之间的空间中。大脑常常是正确的：我们的生存依赖于它识别和应对意外状态的准确性。但我们开始发现这台推理机器也存在很多缺陷。

我们以感染为例。在检测到病原体后，你的免疫系统开始运转，产生炎症。这一信息被迅速传递给大脑，在那里，它代表了意外之事或不确定性：大脑预测的身体免疫状态与实际情况不匹配。为了尽量减小这种误差，大脑会采取行动——产生疾病行为，释放激素，并通过神经调节免疫反应。这种反应应该纠正感染给防御系统带来的冲击。但如果大脑的反应不能解决问题，预测误差仍然很高，该怎么办呢？

如果防御系统无法恢复之前的平衡——可能是由于异常强烈的炎症反应，或者是这种炎症反应持续的时间比预期的要长——你的预测型大脑就会开始认为你无法掌控自己的身体，也就是"自我效能感"低。其中一个明显的表现就是疲劳。持续的疲劳可以看作大脑意识到自己在徒劳地试图恢复平衡。或者换句话说，这是大脑对自身在监控体内过程方面表现不佳的解释。由于预测型大脑一直在应对持续的、未解决的不确定性，所以就连休息也无法缓解这种疲劳。处于不确定性中的大脑预测自己需要更多燃料，于是从身体其他部位汲取能量。一些专家将此称为"脑力危机"，从长远来看，它会导致各种慢性疾病。这种自我效能感的丧失（一种失控感）降低了对未来压力源的承受能力，从而进一步破坏防御系统的稳定性。

这一过程在慢性（或持续性）疼痛现象中得到了更详细的探讨。人们早就知道，即使在伤口完全愈合后，可怕的剧烈疼痛仍然可能持续数年。为了确保我们的生存，大脑可能是一个真正的悲观主义者，即使并不存在真正的伤害，疼痛也会"联通"大脑，这种情况并不罕见。很多人认为，这是由于大脑在长时间内无法正确预测威胁。这绝不是说疼痛"全是心理作用"，大脑神经回路的变化作为一种神经学过程是实实在在存在的。如果有什么不同的话，这反而能让人感到振奋。不仅是因为知道大脑确实发生了变化，还因为在获得恰当支持的情况下，大脑神经回路是可以被"重新构建"的。最近有一种相对新颖的疗法被称为"疼痛再处理疗法"，在这种疗法中，患者接受9次治疗，每次持续1小时，其中包括了解疼痛是如何在大脑中挥之不去的循证教育，然后在指导下重新评估疼痛感，将威胁与疼痛体验分离开来。2022年，一项针对慢性背痛患者（其中大多数人已经遭受了大约10年的痛苦）的疼痛再处理疗法临床试验，消除了三分之二受试者的疼痛感。这种疼痛缓解效果在试验结束后持续了一年。2023年，一项规模更大的试验发现，另一种专注于思想、行为和情绪的治疗方法（被称为认知功能疗法），对治疗长期背痛也非常有效。心智和身体需要结合的理念如今在临床上取得了成果，这对该领域而言是一个非常激动人心的时刻。作用于防御系统的有针对性的干预可以完全是"心理上的"，但仍然会在生物学层面发挥效力，最重要的是，非常有效。

预测处理的新科学和持续性疼痛的故事可能有助于理解感染消退后仍然长期存在的症状。从生物学到行为学，科学研究正在开始从多个层面支持这一点。有证据表明，感染引起的短期炎症会干扰大脑中NMDA受体的功能——NMDA受体是"感知之门"，在大脑根据新输入的感官信息更新其世界模型的能力中起着至关重要的作用。在萨曼莎的抗NMDA受体脑炎病例中，我们看到了预测机制受到干扰的极端后果：生动的幻觉和固定的妄想。炎症本身可能会干扰大脑对炎症相关预测的更新。我刻意寻找致郁的卡迪夫之旅揭示了炎症和疾病行为的另一个认知结果：专注于负面事物，寻求奖赏的欲望降低。新出现的证据还表明，患有长期疼痛或疲劳症状的人在检测来自身体的信号时，其预测误差的水平更高。最终，这些都可能导致大脑重新设置连接方式，认为自己仍在与感染作斗争。这不是某种我们可以轻易改变的转瞬即逝的念头：它是大脑对我们的身体状态作出的无意识决策。就像许多人生活在旧伤的痛苦中一样（最常见的是著名的幻肢痛，即在身体不再存在的部位感受到真实、可怕的疼痛），或许还有很多人陷入了与幻肢感染作斗争的可怕境地。

我们如何将这一切联系起来？首先，我们必须接受这样一个事实：没有灵丹妙药可以解决所有问题。我们倾向于选边站——"心智派"或"身体派"，因为这样做可以简化生物学和慢性病的混乱局面。但要理解世界以及我们和世界的关系，我们需要处理混乱的局面。"防御系统"是把握这些问题的工具。它不是一个庞大的统一理论，而是一个有用的结构，一个指导原则，以理解身心复杂循环的相互作用。你的防御系统由心智、身体（免疫系统）和微生物群三部分组成。虽然在本书的许多地方，我们一直把这个系统描绘成一个循环，以帮助理解这种循环的因果关系，但三角形才是互补的几何隐喻。这个三角形的每个点都与另外两个点有双向关系。这"三巨头"中的一个受到冲击，就会影响整个体系。一个适应性强、健康的防御系统在面对威胁时，会产生协调一致的反应。然而，出于某种或数千种原因，防御系统可能会失衡，在不断升级的连锁反应中，每一部分都会刺激另一部分。结果就是能量被引到不正确的地方，伤害渐渐积累，酿成彻底的失败。

关于这些神秘的、有争议的疾病，防御系统向我们展示了什么？它告诉我们，我们不应该受到责备。原因和结果总是显而易见的，无论我们将它们视为"心理上的"还是"身体上的"。防御系统向我们展示了治疗和康复的哪些方面？它赋予我们改变的知识和希望。没有必要等待专家拿出灵丹妙药。寻求有针对性的、由专家指导的心理支持的唯一坏处是，它可能会受到西方身心二元论一方的评判。但重新调整失衡的防御系统当然不应该仅仅依赖心理治疗，在后面的内容中，我们将看到，要实现身心平衡需要来自不同方面的支持。

最后，关于你自己，防御系统透露了什么？你的每一次体验都是当你面对不断变化的身体和世界的现实时，你大脑的世界模型产出的结果。引用预测处理研究领域的权威人物卡尔·弗里斯顿教授的话，我们"通过大脑及其认知活动中所产生的亲身体验，因果性地嵌入到一个世界中"。你是大脑、身体和环境的三位一体，是心智、免疫系统和微生物群的三位一体。与其在将自己视为心智还是视为身体之间做出选择，不如将自己视为一个群落。这就是人类。

我们已经快读到本书的最后一部分了，在这一部分中，我们将探讨建立适应能力和恢复受损防御系统的多种方法。但在此之前，我们需要正视防御系统失控所带来的最终的、不可逆转的后果。

10

战争的代价

慢性炎症及其后果

> 世界就是这样终结的/世界就是这样终结的
> 不是嘭的一声巨响/而是嘘的一声叹息
>
> （T. S. 艾略特，《空心人》）

"蒂姆！见到你真高兴！"

"我不是蒂姆，"我平和地回答道，"我是莱曼医生。我是来看看你今天早上过得怎么样的。"这位80多岁的前出租车司机有些疑惑，不确定我是不是他的儿子。

"医生，我出什么毛病了？"

"这个嘛，丹尼斯……从哪儿开始说起呢？"我顽皮地咧嘴一笑，然后戏剧性地从他的病床床尾拿出一沓厚厚的医疗记录。他突然大笑起来。

丹尼斯在老年病房已经住了一个多月，但他每天都像第一次见到

第二部分　状况恶化：免疫失衡引发的现代疾病危机

我一样。在成为初级医生的那几年里，其中包括在老年病房和老年精神病房工作的16个月，我数不清自己做过多少次类似的例行工作。作为一名医生，在某种程度上，你必须与痴呆症造成的悲剧保持一定的距离，否则它会让人难以承受。正是出于这个原因，我选择了我的一个患者作为案例，而不是我的一个同样患有这种疾病的亲戚。痴呆症影响着我们所有人，无论我们将来会亲自经历它，还是成为照顾那些患有这种疾病的人，它都是除癌症外人类极为恐惧的疾病。与癌症不同的是，我们还没有看到治疗方面的任何突破，但最近对这种可怕疾病的研究——从群体层面到个人层面，再到微观层面开始揭露炎症在其中留下的痕迹。我们开始看到，随着时间的推移，失衡的防御系统会导致慢性炎症，最终破坏大脑的结构和功能，也就是神经退行性变。

大半个世纪以来，免疫系统有可能会在痴呆症中发挥作用的观点在医学界一直处于边缘地位。然而，其中一条线索是"谵妄"。这是一种短期、可逆的精神错乱状态，任何从事医疗保健工作的人，特别是和老年人打交道的人，都见过无数次。谵妄可以由多种条件诱发——从睡眠不足到药物治疗等，但常见的原因之一是伴随感染的炎症反应。根据我在医院的临床经验，肺炎和尿路感染是常见的罪魁祸首。谵妄不是痴呆症，但临床医生早就意识到了两者之间的联系。和普通人相比，痴呆症患者更容易出现谵妄。这是可以理解的：当面对急性压力源时，开始沿着"神经退行性变"这一悲惨趋势发展的大脑不太能适应。但奇怪的是，谵妄似乎是罹患痴呆症的一个重要风险因素。2017年的一项研究认为，谵妄是痴呆症的一个潜在病因，而不仅仅是存在某种相关性。研究人员对比了将近1 000个尸检大脑的状态与死者生前的医疗记录，发现谵妄加速了痴呆症的认知功能障碍，使之远远超出

165

了预期的衰退趋势。在这些案例中，是什么加速了痴呆症的发展，或者是什么首先导致了痴呆症？这是个价值万亿美元的问题。

通过一项又一项研究，人们越来越清晰地认识到，炎症可能在其中扮演着重要角色。炎症当然不是所有痴呆症病例的唯一病因。如果说我们从前面的内容中学到了什么，那就是复杂的神经精神疾病是由我们所处的环境和我们自身遗传构成中的一系列因素引起的。但现在有证据表明，慢性炎症很可能是痴呆症的根源。

我们首先来看看迄今为止最常见、研究最多的痴呆症：阿尔茨海默病。丹尼斯得的就是这种病。阿尔茨海默病的典型特征是短期记忆丧失。在我治疗过的一些患者中，有的人可以说出诺曼底登陆时与自己并肩作战的每一名士兵的名字，还有的人记得1961年一品脱（容量单位）牛奶的价格，却想不起来自己当天早餐吃了什么，或者到底有没有吃早餐。随着病情的恶化，患者的记忆力会急剧衰退，并开始出现其他症状：冷漠、情绪波动、定向障碍，以及无法计划和执行基本任务。在观察者看来，这看起来就像有人在患者大脑的"各个房间"里慢慢走动，离开房间时把灯关掉了一样。

阿尔茨海默病是以德国精神病学家爱罗斯·阿尔茨海默（Alois Alzheimer）的名字命名的。1901年，他撰写了关于这种疾病的第一份明确病历，患者是一位名叫奥古斯特·德特尔（Auguste Deter）的50岁女性。她的病情持续恶化，最终在1906年去世。20世纪80年代，我们对这种疾病的理解首次取得重大突破，当时人们发现，阿尔茨海默病患者的大脑中发生了一些非常奇怪的事情。尸检显示，患者神经元密集的大脑灰质中存在肥厚而杂乱的蛋白质团块。这些聚集物形成于神经元外，由β-淀粉样蛋白组成，被称为"淀粉样蛋白斑块"（amyloid plaques）。不久后，人们又发现了阿尔茨海默病患者大脑中的另一种异常现象："Tau蛋白缠结"（Tau tangles）。这些沉积物是异常聚集的Tau蛋白，通常有助于大脑神经形成正常的结构。经典的假说是淀粉样蛋白斑块首先出现，然后导致Tau蛋白积聚。尽管经过了几十年的研究，我们仍对这些蛋白斑块的形成方式以及它们如何导致痴呆症知之甚少。毫无疑问，淀粉样蛋白斑块在这种疾病中发挥了作用，而且遗传学研究表明，它们可能存在因果关系。编码淀粉样蛋白的基因位于21号染色体上，而那些拥有这条染色体额外副本的人（唐氏综合征患者）罹患早发型阿尔茨海默病的风险要高得多，很多人40多岁时就开始出现症状。另一个与阿尔茨海默病风险增加相关的基因是载脂蛋白E4（APOE4）基因。该基因产生的蛋白通常可分解β-淀粉样蛋白，而那些载脂蛋白E4功能失调的人则不具备分解大脑中淀粉样蛋白斑块的能力。

淀粉样蛋白假说很有说服力，过去几十年来，制药公司一直在争先恐后地研究针对淀粉样蛋白斑块的治疗阿尔茨海默病的药物。好消息是，许多新药被研发出来，它们本质上是针对β-淀粉样蛋白的抗体，可以清除斑块。坏消息是，这些药物都没有成功逆转或减缓阿尔茨海默病的持续恶化。对那些希望被治愈的患者来说，2022年简直是灾难之年：全球制药巨头罗氏集团宣布，该公司研发的甘特尼单抗与克瑞尼珠单抗在大规模临床试验这一环节以失败告终。一年前，备受争议的阿杜那单抗上市，但越来越多的证据表明，该药物不仅无效，而且伴有较高的脑肿胀或出血风险。经过30年的努力和数千万美元的投入，我们现在积累了很多无效的药物。这并不意味着淀粉样蛋白假说不成立。我希望（和祈祷）某种攻击淀粉样蛋白的抗体能给那些患有这种可怕疾病的人带来有意义的改善。但如果将β-淀粉样蛋白视为头号"嫌犯"，我们就会在列队认人程序中忽略其他潜在的"嫌犯"。其中，我最想查看的是"炎症"的档案。

有大量证据表明，阿尔茨海默病等痴呆症与体内过多的、长期的炎症（慢性炎症）关系密切。2010年，一项涉及1 500人的元分析（对多篇论文进行分析，然后将他们的研究发现综合在一起）发现，阿尔茨海默病患者的血液中的促炎细胞因子水平往往较高。奇怪的是，进一步的研究发现，在痴呆症早期阶段，患者全身性炎症水平往往较高，但在晚期阶段则不然。我们还知道，患有多种感染会增加罹患痴呆症的风险。这里还有一种剂量—反应关系：感染越多（无论是什么类型），患痴呆症的风险就越高。2023年，斯坦福大学的研究人员发表了一项有趣的研究，将矛头指向了一种特定的传染性病原体：水痘—带状疱疹病毒。这是我们在前面谈论的疱疹病毒家族的成员之一，它那不光彩的"战绩"包括诱发水痘和带状疱疹。研究团队分析了来自威尔士国民健康服务体系的数据：2013年年底，威尔士政府颁布了一项卫生干预措施（也是一项大规模自然试验），即为1933年9月2日或之后出生的人推广并接种带状疱疹疫苗。之后，在为期7年的追踪调查中，他们将接种疫苗的群体与未接种疫苗的群体的各项数据进行对比，发现带状疱疹疫苗将痴呆症的发病率降低了约20%。虽然这些研究还处于早期阶段，并且这项研究引出的问题和它回答的问题一样多，但看起来传染性病原体很可能是一定比例的痴呆症病例的原因。从外科手术到慢性自身免疫性疾病，非感染性炎症刺激也会增加罹患痴呆症的风险。2016年，南安普敦大学的研究人员发现，那些牙龈炎症（牙周炎）的人在6个月内患上阿尔茨海默病的风险增加了6倍，从而揭示了全身性炎症与痴呆症之间的显著联系。总而言之，人体内的炎症似乎会诱发阿尔茨海默病。

2016年的另一项研究也揭示了感染与阿尔茨海默病经典模型之间的有趣联系。波士顿的一个团队发现，β-淀粉样蛋白并不是垃圾蛋白，而是一种天然抗菌药物。β-淀粉样蛋白团块能够诱捕细菌，同时具有抗真菌和抗病毒的特性。越来越多的证据表明，这些在阿尔茨海默病患者中存在的沉积物可能是大脑对过多的、长期的炎症反应的最终结果。2022年9月，多伦多大学教授、神经科学家唐纳德·韦弗（Donald Weaver）发表了一篇备受争议且极具说服力的评论文章，认为阿尔茨海默病归根结底是一种自身免疫性疾病。我们知道，体内的炎症——无论是否来自传染源，都会影响大脑。但越来越清楚的是，衰老的大脑往往会对体内的炎症产生过度反应。在这一过程中起关键作用的是大脑的常驻免疫细胞：小胶质细胞。虽然小胶质细胞在大脑中发挥着多种不同的作用（既有建设性的，也有破坏性的，从帮助清除淀粉样蛋白斑块到释放促炎细胞因子），但当受到全身性炎症刺激时，它们似乎会进入"准备"状态，而下次再受到同样的炎症刺激时，它们的反应会更激烈，产生更多的炎症。值得注意的是，小胶质细胞可以保持准备状态数月甚至数年，形成对全身性炎症的长期记忆。在某些时刻，对某些人而言，会达到一个临界点，此时小胶质细胞对它们自身参与引发的炎症反应会变得越来越具有破坏性。起初只是身体内的慢性炎症，如今却演变成失控的神经炎症，导致神经元受损，最终致使大脑和心智功能失调。

许多其他方向的研究表明，小胶质细胞与阿尔茨海默病以及其他神经退行性疾病的恶化有关。在第2节中，我们提到了哈佛大学小胶质细胞生物学先驱贝丝·史蒂文斯，在2016年和2017年的一系列实验中，她的实验室发现（至少在小鼠的大脑中），小胶质细胞不仅在阿尔茨海默病的早期阶段发挥重要作用，而且它们发挥作用的方式极具破坏性。早在认知障碍变得明显之前，突触（神经细胞之间的连接）就会被补体蛋白包裹，这些补体蛋白是免疫系统的一部分，本质上是向小胶质细胞发出"吃掉我"的信号，随后小胶质细胞便会开始吞噬大脑中的神经连接。然而，当人们成功繁育出缺乏补体蛋白的小鼠时，却发现它们并没有出现突触损失或认知能力下降的情况。

另一个将小胶质细胞与阿尔茨海默病联系起来的研究方向是遗传学：导致罹患痴呆症风险增加的基因包括编码小胶质细胞和免疫蛋白的基因。2021年的一项引人入胜的研究将炎症与 β–淀粉样蛋白相联系，认为它们是阿尔茨海默病的潜在共同病因。该研究对130名处于不同年龄段和不同发病阶段的阿尔茨海默病患者的大脑进行了全面扫描，发现脑部炎症和淀粉样蛋白斑块的积聚程度会导致神经元受损和阿尔茨海默病的症状。也许未来的治疗应该同时针对炎症和淀粉样蛋白斑块。至关重要的是，最近我们对阿尔茨海默病的理解发生了变化，即神经炎症不仅是这些蛋白斑块和缠结导致大脑破坏的结果，它本身也是病因。这为预防带来了希望。有新证据表明，减少和预防慢性炎症——通过干预各种生活方式完全有可能实现，我们将在下一节中谈论——可以在某种程度上预防阿尔茨海默病。

正如我们在本书中所看到的那样，如果不考虑肠道微生物群，就无法探索炎症及其影响。有越来越多的证据表明，阿尔茨海默病患者的肠道微生物群多样性低于正常水平。痴呆症患者的肠道菌群失调是原因还是后果，这一点尚有争议，我们需要更多的研究。但是，来自多个方面的大量间接证据表明，不平衡的肠道微生物群会导致身体和大脑出现慢性炎症。

最近的研究还出现了一些其他令人期待的亮光。在第5节中，我们看到一项引人注目的概念验证性动物研究，克莱恩团队通过为小鼠植入年轻小鼠的肠道微生物群（以粪便移植的形式），逆转了小鼠与年龄相关的认知能力下降。谁知道在不久的将来，人们是否会把年轻人的粪便移植到老年人体内。但我们有充分的理由相信，以有利于肠道微生物群的方式生活应该有助于降低患痴呆症的风险。

虽然阿尔茨海默病占所有痴呆症病例的三分之二左右，但炎症也可能是其他形式的神经退行性变的根源。我接诊的最悲惨的痴呆症患者是额颞痴呆患者。顾名思义，这种疾病主要影响大脑的额叶和颞叶，会带来多种影响，最突出的是性格的剧烈变化。例如，有一位患者，60多岁，曾经是一位和蔼可亲、"相当无趣"（用他妻子的话说）的郊区会计师。在短短9个月的时间里，他变成了一个好斗、性欲过度的"暴徒"（再次引用他妻子的话）。

患者知道自己做了什么（尽管常常没有多少悔意），而且这种疾病残酷地让他们产生一种幻觉，觉得自己可以控制自己新的个性。患者的亲属常常会觉得自己好像在跟完全不同的人生活。2020年，剑桥大学的一个研究小组开展了一项研究，他们扫描了额颞痴呆患者的大脑，以观察是否存在错误折叠的Tau蛋白（类似于阿尔茨海默病患者体内的Tau蛋白缠结）和炎症。有趣的是，研究发现大脑的炎症水平与异常蛋白的数量密切相关。

另一种常见的痴呆类型是血管性痴呆症，实际上，它是仅次于阿尔茨海默病的第二常见类型，约占痴呆病例的20%。这类痴呆症本质上是由一系列微小的中风引起的。当这些脑区出现供氧不足时，会导致痴呆症初期的症状更加严重，随后病情逐步发展。血管性痴呆症的风险因素与中风的风险因素相同，而中风的风险因素大多是血管变窄的风险因素：动脉粥样硬化。长期以来，人们一直认为动脉粥样硬化只是血液中脂肪和胆固醇失衡的结果，这种失衡导致脂肪沉积在动脉壁上，使其变厚并最终阻塞动脉管腔。然而，事实证明，动脉粥样硬化背后的驱动因素实际上是慢性炎症。2021年，世界动脉粥样硬化专家彼得·利比（Peter Libby）和奥利弗·索恩莱因（Oliver Soehnlein）在他们的文章中指出："动脉粥样硬化的过程'从开始到出现并发症，全都涉及炎症'。"

我想在这里强调非常重要的一点：慢性炎症——可以看作防御系统失衡的结果——是身体疾病和精神疾病的共同根源。事实上，在发达国家，动脉粥样硬化性疾病是导致死亡和失能的主要原因。炎症对身体的影响不仅限于动脉粥样硬化性疾病，还可能导致或诱发癌症、糖尿病、自身免疫性疾病、骨质疏松症和非酒精性脂肪性肝病。这些疾病大多是"现代病"，由我们不断增长的期望寿命和长期暴露在促炎世界中共同造就。到目前为止，我们还看到，炎症是你的身体与免疫系统达成的浮士德式协议：你有一支保护你免遭微生物入侵的军队，但健康的身体组织经常被卷入战火之中。在生命最初的几十年里，这通常不是问题，但此后你的身体和大脑开始"偿还债务"。慢性炎症是无数微生物战争带来的附带伤害，它往往会随着年龄的增长而加剧。现在就很明显，从痴呆到心脏病，这个过程（被称为炎症性衰老）是许多老年性疾病背后的原因。如果一个人长期处于充斥着加工食品、运动缺乏、睡眠紊乱、肠道微生物群失衡、城市生活带来的种种炎症

第二部分　状况恶化：免疫失衡引发的现代疾病危机

反应以及持续不断的慢性压力的环境中，那么他极有可能发展出不平衡的防御系统。慢性炎症是大多数现代疾病的根源，无论是影响心智、身体，还是两者都受影响。

我们都希望有一种神奇的药物来治愈痴呆症，虽然还未出现，但我们可以抱有希望。除了针对阿尔茨海默病患者大脑中的蛋白斑块和缠结的药物，还有一些针对过度活跃的小胶质细胞和神经炎症的药物也在研发中。也许有一天，其中一种或多种药物的组合能够阻止甚至逆转痴呆症对人们的影响。抑制外周炎症的药物也可能有帮助。针对强效促炎因子TNF-α（肿瘤坏死因子的一种）的药物彻底改变了类风湿性关节炎和银屑病等炎症性疾病的治疗，奇怪的是，它们似乎还能降低这些疾病患者患上阿尔茨海默病的风险。在动物研究和人体临床试验之后，人们正在努力探索这些抗肿瘤坏死因子药物是否可以治疗阿尔茨海默病。同样，针对肠道微生物群的益生菌药物和粪便移植也可能在未来的痴呆症治疗中发挥作用。

我们目前还没有治愈痴呆症的方法，但这并不意味着我们无能为力。当然，有些事情我们无法控制。例如，我们的基因构成在出生时就已确定，而且没有人能够回避时间流逝的问题。的确，在健康或医学书籍中至少应该提到过一次：我们谁也无法避免死亡。但从大规模的群体研究到微观细致的神经科学研究来看，越来越清楚的是，炎症是神经退行性变的一个重要致病原因。在许多情况下，它甚至可能是最重要的原因。这给我们带来了希望，因为慢性炎症在不同程度上是可以预防和改变的。

在本书的第一部分，我们学习了如何将我们的心智、免疫系统和微生物群视为一个综合防御系统。在第二部分，我们看到了失衡的、

173

过度保护的防御系统如何影响身心，导致心理和身体上的痛苦，以及慢性炎症。我们即将发现如何重新平衡我们的防御系统，过上身心健康的生活。用一个比喻来总结：你的身体就像一辆汽车，拥有一个复杂的、精心设计的系统。激活防御系统就像猛踩油门让你摆脱危险。然而，如果发动机一直超速运转，你知道的，汽车很快就会为此付出代价，即使你还不知道哪个部位会出现故障。

显然，防御系统是一个了不起的生物机制，但现代世界却有诸多方式与之作对。是时候思考如何建造或者重建一个超系统了。

第三部分

重置防御系统：饮食、运动与心理调节

第三部分 重置防御系统：饮食、运动与心理调节

11

抗炎生活

我弯而不折。

（佚名）

在本书的第一部分，我们探究了一门新兴学科，揭示了大脑、免疫系统和微生物群是如何形成一个统一的防御系统的。三者相互影响：如果其中一个受损，就会波及系统的其他部分。

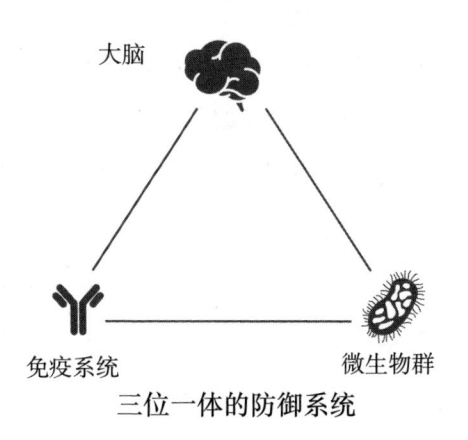

三位一体的防御系统

这对我们理解疾病有着深远的影响。身体影响心智，心智影响身体。每一种"精神健康状况"都是身体层面的，而每一种"身体健康状况"都与心理因素有关。纵观医学史，有些人曾怀疑这其中的一种因素会影响另一种因素，但现在我们第一次认识到它们相互作用的机制。大脑、免疫系统和微生物群（心智、身体和微生物）这三者的结合不仅引人入胜，而且为超越大多数慢性疾病所困扰的两极化争论提供了一种途径。在本书的第二部分，我们看到了不平衡的防御系统如何在短期内导致身体和心理上的痛苦，并在长期内以慢性炎症的形式积累附带伤害。本书的最后一部分是具有实用性的内容，将探讨如何建立、恢复和维持一个韧性强的防御系统，最大限度地提高你现在的健康水平，并帮助预防未来的疾病。

一些说明

我希望这本书能激发你的热情，并赋予你力量。我不想告诉你该做什么。这既不是一本励志书，也不是一本教科书，而且我们每个人都是不同的，所以我无法写出一份既通用又明确的健康和生活方式干预指南。不同的解决方案适合不同的人。没有最好的方法，一切都取决于具体情况。由于防御系统已经能在不断变化的环境中灵活应对，所以我也不会给你精确的饮食建议或者具体的锻炼日程。僵化的思维与你的防御系统的属性相悖。虽然以下内容提供了切实可行且具有科学依据的建议，但我希望你学到的是原则，而不是条条框框。如果你直接跳到本书的这一部分来寻找关于健康的实用信息，我强烈建议你将本书的其余部分也读一读。你不会在没有蓝图的情况下着手建造房屋。同样，我们也不应该在不了解防御系统形成的原因和工作原理的情况下，就开始着手构建它。

这一部分不会将重点放在药物的介绍上。在书中，我们已经看到了一些令人振奋的针对心理和身体病症的新型免疫靶向疗法以及调整微生物群的益生菌。但这些方法都需要针对个人具体情况量身定制。与许多其他临床医生和科学家一样，我相信你可以轻松地找到许多有用的生活方式干预措施。它们可以为你带来平衡的防御系统，从而让你保持良好的健康水平。现代医学所做的大多是事后反应，但很明显，治疗现代疾病（如心脏病、痴呆症、糖尿病、抑郁症、中风）的最佳方法是提前主动出击。

虽然最后这几节不够详尽，但我希望它们可以作为跳板，供你进一步地进行科学研究，以及尝试不同的方式来实现有意义的健康状态（无论这对你意味着什么）。

关于比喻

当我们寻找打造健康、适应力强的心智和身体的方法时，将其置于防御系统的背景下来看会对我们有所帮助。想象这个超系统并不容易，特别是在不熟悉这个概念的社会中，这就需要用比喻的方式来大展身手了。

我们在书中用到的第一个比喻是"国防部"。如果你的身体是一个国家，那么重要的政府部门之一就是负责保卫国家的部门，国防部的一些公务员在大脑的特定区域工作，负责识别、应对和记住威胁。另一些公务员则是免疫系统的步兵，在你身体的边界巡逻，以防入侵者进入。外国代表、移民和雇佣兵组成了你的肠道微生物群。虽然这些不是你自己的细胞，但它们是保护身体免遭敌人侵害的宝贵的劳动力。为了识别和应对威胁（无论是微观层面的还是宏观层面的），"国防部"的首要任务是保持平衡。任何国防部队都需要"走钢丝"：如果训练不严格，或者因资金不足而充斥着大量的廉价装备，犯罪团伙和敌军就容易找到突破点。相反，如果"国防部"变得过于多疑，或者纵容其士兵滥用武力，那么社会就会沦为"警察国家"（轻则耗费其他部门的资源和精力，重则攻击本国公民）。你一定想要一个经过良好校准的"国防部"——既不会活力不足，也不会过度活跃。防御系统应该训练有素，随时准备直面真正的威胁。这能让你在"和平时期"获得安全保障，而不是对过往的一切都盲目攻击。所以，在这个比喻中，许多增强防御系统的方法本质上都与训练有关。

然后我们又说到自行车车轮的比喻。你的防御系统就像一个旋转的车轮，推动着你在生命的路上前行。车轮的一部分是你的心智，一部分是你的免疫系统，还有一部分是你的微生物群。所有这些都被连接在一个因果关系的封闭循环中。当你沿着生命之路骑行时，显然有些事情是你无法控制的：自行车的框架（遗传背景），以及你在道路上承受的颠簸（既往感染、经历和创伤）。随着时间的推移，这些颠簸和撞击会慢慢使车轮失去平衡。这会产生摩擦和热量，威胁车轮的稳定性和自行车的整体性。防御系统失衡就如同骑着车轮不正的自行车，而慢性炎症则是这种无谓摩擦所产生的有害热量。

正如我们在书中所见到的那样，慢性炎症在中期会导致精神和身体健康状况不佳。从长期来看，它会导致所谓的"慢性病四骑士"：动脉粥样硬化性疾病（心脏病发作和中风）、代谢性疾病（糖尿病和肥胖症)、神经退行性变性疾病(痴呆)和癌症。面对前方的道路,我们会有难以绕过的障碍,但也有一些障碍是我们有能力避免的。本书的余下部分将着眼于我们可以改变的领域,以重新平衡"轮子":饮食、运动、睡眠、与他人互动,以及(也许有些令人惊讶)你如何看待自己。

从中选择最适合你的比喻,或者两种都可以借鉴,抑或创造你自己的比喻——任何有助于提醒你防御系统需要优先考虑平衡的比喻。正如我们在本书的最后部分将会看到的那样,这种平衡带来的不是完美,而是韧性和适应力。过抗炎生活并不是要完全消除炎症。就像压力一样,炎症也是一种保护武器。所以,我们要学习如何使用这种武器:相信它可以保护你,相信你可以保留它,并且只在必要的时候使用。虽然防御系统背后的科学非常复杂,但建立和维护健康防御系统的解决方案出乎意料的简单。所以,话不多说,让我们来看看如何通过吃、玩和爱来获得健康。

12

吃

丰富多彩是生活的情趣所在。

（威廉·柯珀，《任务》）

你什么时候最有人性？有人可能会说，表现出爱和同情心的时候。还有人可能会引用"人无完人"这句格言，认为当你把事情搞砸时，人性展现得最明显。但我认为，人类最有人性的时刻是在大便之后。

我敢肯定，你在寻求饮食建议时并不期望得到这样的启示，但让我们回想一下我们在"心智与微生物"中探讨过的事实。我们看到你的身体包含数十万亿个微生物，和你的人体细胞一样多（有可能更多）。这些微生物大多生活在你的胃肠道中，形成肠道微生物群。这些"居民"在你的结肠内繁殖，据估计，大约一半的粪便是由肠道菌群组成的。因此，在你上完厕所后的几个小时里，你的"人类成分"多于"微生物成分"。

从本质上讲，你的肠道微生物群是一个"外包器官"。它的遗传物质比你整个身体的总和还要多，代谢能力也比你的肝脏还要强。你的肠道微生物群可以分解肠道中无法消化的食物，这对像我们这样的杂食动物来说至关重要。一直以来，人类与这些微生物形成了互利共生的关系：我们为它们提供黑暗、温暖且潮湿的栖息地，而它们则赋予我们健康和生存益处。一个令人震惊的细节突显了这种关系的重要性，即母乳中最重要的一类营养物质——低聚糖（又名寡糖），人体无法将其分解。它们实际上是为塑造婴儿初生微生物群而设计的食物，能促进有益菌的生长。同样，肠道内的细菌的一项关键工作是吃下我认为最被低估的一类食物——膳食纤维。虽然饮食界的大多数建议都是围绕脂肪、碳水化合物、蛋白质和维生素展开的，很少有人关注乏味无趣的粗粮。按照传统的看法，这类食物的主要用途是帮助老人保持规律的排便。虽然膳食纤维不能被人体细胞分解，但它是细菌的盛宴，正如我们所看到的那样，细菌会产生有益于肠道、免疫系统和大脑健康的化学物质。我们的食物就是它们的食物。

也许微生物在食物链中的力量在一种掌握了发酵技术的哺乳动物身上体现得最为明显，这种动物就是牛。我在英格兰一个村庄长大，那里的人对他们饲养的美丽的栗色海福特牛深感自豪。当我沿着牧场旁边的小路骑车时，看着这些强壮的动物缓慢地反刍牧草，我不禁好奇，以草为食的牛是如何长出一吨重的结实肌肉的。原来，这些富含膳食纤维的植物是牛胃肠道中数十万亿个细菌的食物，而这些细菌反过来又会产生氨基酸（蛋白质的构成单元）。最后，这些蛋白质将会出现在乡村酒馆的餐盘里。牛本质上是一个可爱的、胀着气的发酵缸，一个正在酿造蛋白质的大桶。

我希望本书能让你深刻认识到，心智、免疫系统和微生物群是协同工作的。目前来看，微生物群最容易改变。也有充分的证据表明，打造健康的微生物群可以带来健康的免疫系统，并为健康的心智奠定基础。有什么理由不爱呢？毫无疑问，微生物群的组成和健康状况最有力的预测指标是饮食，所以这是一个着手研究的最佳切入点。如果我们想通过饮食来达到平衡的防御系统，我们首先需要弄明白"完美"微生物群的构成，然后再搞清楚如何为它提供所需的食物。

虽然我们尚不清楚"完美"微生物群的构成，但现在的数据表明了一个关键原则：健康个体的微生物群往往有一个共同特征——微生物种类的多样性。多样性也是我们在世界各地更大的生态系统中看到的特征。亚马孙热带雨林充满生机——从土壤中的虫子到树冠上的鸟类，它的多样性为整体环境的健康作出了巨大贡献。砍伐森林不仅使众多相互依存以求生存和繁衍的物种灭绝，其负面影响还波及全球。同样，多样化的微生物群更有可能孕育有益的微生物，这些微生物能为身体提供营养并训练我们的免疫细胞。也许更通俗地说，无害的细菌占据了原本可能被危险的、乘虚而入的细菌占据的空间。总而言之，多样性带来了健康。

天然益生元：植物纤维

如何获得多样化的微生物群？答案非常简单，而且合乎逻辑：吃多样化的饮食，特别是对微生物友好的饮食，也就是含有高度多样性的植物性食物。多种植物纤维会促进各种微生物的生长，从而产生各种分子，这些分子可以抑制炎症，为细胞提供能量，甚至改变大脑的化学成分。你的肠道微生物群其实是一个天然药房，也许你应该将它视为一座药用花园。

从我家走一小段路就能到牛津大学植物园，它坐落在水流缓慢、淤泥遍地的查韦尔河畔。1621年，英国这座最古老的药用植物园首次种植了用于药物研究的草药。即使在现在医药技术高度发达的今天，大多数药物也都是从植物中发现并提取出来的。同样，你肠道中的每一种微生物都像药用植物一样，能够带来特定的健康益处。多样的植物纤维可以看作健康土壤，使得这些药草能够茁壮成长。植物纤维是一种天然的益生元：能为有益细菌提供养料。

以大量植物为基础的饮食结构的好处显而易见。健康长寿之乡遍布全球，无论是撒丁岛的山村、哥斯达黎加的森林还是日本的冲绳岛，它们都有一个共同点：饮食中有丰富多样的植物。坦桑尼亚的哈扎人是地球上最后的狩猎采集者，他们的饮食或许最接近人类已经适应的饮食模式。他们采集野生浆果、蜂蜜和富含纤维成分的块茎，并吃野生动物身上的精瘦肉。每天摄入各种纤维100～150克，让他们的肠道微生物群变得丰富多样且充满活力。这与工业化的西方大相径庭。美国人平均每天摄入15克纤维（仅为推荐量的一半，哈扎人的十分之一），导致微生物多样性很低。所谓的"标准美国饮食"用精制谷物（去除纤维的植物）、加工肉类、含糖饮料和油炸食品取代了富含纤维的植物。我们都知道，现代西方饮食不利于身心健康，因为它本质上是一种"反微生物饮食"。如果不为健康的微生物提供食物，我们最终会吃得过多，却营养不良。再加上滥用抗菌药物，以及由于家用清洁用品和城市生活而缺乏接触各种环境微生物的机会，难怪工业化世界成了微生物的荒漠。植物纤维含量低的饮食会导致脆弱的微生物群，这增加了防御系统失去平衡的可能性，从而导致慢性炎症，最终引发一系列身心健康问题。

既然多种多样的植物纤维是微生物群友好型饮食的关键，那么我们如何在现实生活中实施呢？"美国肠道计划"是一项大型的公民科学项目，世界各地的人自愿将粪便样本寄给加州大学圣地亚哥分校医学院的一个研究团队进行分析。2018年，他们公布了超过1万名参与者的调查结果，发现每周吃30种不同植物的饮食方式与微生物群多样性的增加有关，无论你是不是严格的素食主义者。在西方，大多数人每周只吃大约10种植物。虽然每周吃30种植物并不是保持健康的必要条件，但这是一个合理的、基于证据的目标。重要的是，要记住，植物性食物不仅限于水果和蔬菜，坚果、种子、香草、香料、谷物和豆类也在其中。虽然你可以根据自己的意愿添加尽可能多的复杂元素，但获得多样且健康的微生物群，实际上只需要每周吃30种植物就行。然而，一个关键的注意事项是，要以天然的方式食用植物纤维，而不是精制、过度加工的方式。例如，果汁含有水果的全部糖分，但大部分纤维都被去除了。为了追求美味，快餐和即食食品常常用营养贫乏且热量高的添加剂取代植物纤维。

斯坦福大学的索南伯格实验室是探索肠道微生物与宿主之间关系的前沿研究团队之一，该实验室由贾斯汀·索南伯格（Justin Sonnenburg）和埃里卡·索南伯格（Erica Sonnenburg）领导。2021年，微生物群领域的这对最强组合（他们是夫妻）和他们的团队进行了非常有趣的饮食和微生物关系的研究。在10周的时间里，他们为健康的志愿者提供了富含植物纤维的饮食，并对他们的微生物群和免疫系统进行了详细分析。

值得注意的是，虽然健康微生物产物（如短链脂肪酸）的数量看起来有所增加，但整体而言，志愿者们的肠道微生物多样性并没有显著提高。然而，这一结果与纤维对肠道微生物和人类健康有益的证据并不矛盾。研究对象的粪便样本显示，微生物对纤维的降解并不完全。这证实了美国研究人员之前注意到的一点：生活在高度工业化社会、以西方饮食为主的人的微生物群多样性非常低。他们根本没有足够多或足够好的细菌来挖掘埋藏在植物纤维中的"黄金"。实际上，这可能意味着与其在一夜之间大幅增加膳食纤维摄入量，不如在较长一段时间内缓慢而稳定地增加膳食纤维摄入量，让降解纤维的细菌能够逐渐在肠道里安家。对很多西方人来说，这就是"肠道复健"。

我对此有第一手的经验。在我20～30岁时，我的饮食习惯相当糟糕。这大概可以归结为两个主要原因。第一个原因是傲慢：十几岁时，我是一名运动员，参加的运动（铁人三项、划船和水球）都需要极强的心肺功能。我可以连续吃下每顿3 000卡路里[1]的食物，而丝毫不长胖。我感觉我不需要为饮食操心——医学院里根本不教营养学又佐证了这一点。第二个原因是，直到最近，我的厨艺还是很差。一位大学室友回忆说，我曾经尝试不用水煮意大利面。虽然我相当肯定这是夸大其词，但他的话也不算太离谱。大约在我30岁时，我开始探索肠道微生物群背后的科学，于是我决定彻底改变我的饮食习惯。为了尽快恢复此前被我长期忽视的微生物，我拼命地增加纤维的摄入量。

在一周内尝试吃30种植物性食物，最后的结果是我的肠胃变得非常敏感，而且易怒。我推断自己做得有点过头了，于是决定减量降速，慢慢来。这次吃一瓣大蒜，下次吃半个洋葱。在接下来的几周和几个月里，我逐渐增加了饮食中植物性食物的多样性，如果我感觉我的微生物有点跟不上，就会放慢速度。几个月后，我每周已能轻松地吃大

---

[1] 1卡路里约等于4.184焦耳。

约30种植物了，我也不用再费心去数了，因为尝试不同的植物性食物已经成为我的第二天性。虽然我承认我的研究对象只有我自己，但这种饮食变化对我的防御系统的各个方面都产生了巨大的影响。我从十七八岁开始就饱受湿疹的困扰——这种疾病的部分病因是免疫系统功能障碍。自从改变饮食结构后，情况从来没有这样好过。我还注意到，我的情绪和行动力发生了积极的变化，对压力源的适应能力也明显提高了。和所有人一样，生活总是充满变数。在我建立多样化植物饮食结构大约6个月后，我的生活中接连遭遇了一些棘手的挑战。这些挑战虽然困难，但并没有引起我几年前面对类似困难时的压力反应。健康的饮食并不是解决生活困境的神奇魔药，但它是建立有极强承受力的防御系统的基础。

在我继续根据自己的经历作出更多的推断之前，我想重申这个故事的一个关键用意：低起点，慢慢来。在经历了痛苦的第一周后，我可能会直接放弃。缺乏多样性的肠道需要时间来建立健康的群落，这是有道理的。培养多样化、健康的微生物群就像锻炼肌肉：你不会办完健身卡的第二天就举100磅[1]的杠铃，期望自己马上像阿诺德·施瓦辛格一样。看一次电影《甜蜜的生活》，也不能让你在去罗马度假时与当地人自如交谈（太遗憾了）。培养多样化的微生物群需要循序渐进。如果遇到困难，饮食日记可能会有帮助。如果某种植物性食物的引入好像不适合你，就把它从你的饮食中去掉，然后观察去除它之后会发生什么，再考虑是否将其逐渐重新引入。与任何饮食限制一样，最好寻求健康专家的支持，以诊断任何不适是否有其他原因。

---

[1] 1磅约等于0.454千克。

虽然不断有研究表明，植物性多样化饮食对你的防御系统有益处——如通过肠道微生物群的抗炎变化，减少血液中的炎性细胞——但这并非全都归功于纤维。吃各种各样的植物是将多种有益健康的化学物质引入体内的好方法，包括维生素和植物化学物质（这些分子既是肠道微生物的食物，又有一些证据表明它们具有直接的抗炎特性）。色彩鲜艳的植物往往含有大量的此类化学物质，因此，提高这种多样性的一种方法是尝试"彩虹饮食"。

2023年，哈佛大学一个团队开展了一项研究，分析了30年间20多万人所采用的8种不同饮食的调查数据。要明确饮食和健康之间的联系并非易事，但这项研究参与者的庞大数量无疑有助于确定这种关系是否真实存在。该团队发现，能够减轻炎症的饮食方式在降低诸如心脏病、癌症和糖尿病等慢性疾病方面效果最为显著。比较不同饮食中的食物类型时，有些食物显然是有害的（如含糖饮料），而有些食物的效果好坏参半（如乳制品）。然而，一个明确的结论是，植物和植物纤维对健康极为有益。

虽然，我不认为在饮食和营养方面所需要做的仅仅是食用各种各样的植物，但这确实是一个好的开始。支持肠道内看不见的生态系统，有助于我们这个已经承受着森林砍伐、污染和气候变化重压的地球的健康。这促使世界各地的专家就"全球健康饮食"展开合作，这种饮食允许少量的肉类和奶制品存在，但以植物性食物为主：蔬菜、豆类、水果、全谷物和坚果。关注我们体内的微观变化可以对地球的健康运转产生极大的影响，这似乎有些讽刺，但我们始终需要记住，人类不是孤岛：我们是整个生命链条中的一部分，无论是作为个体还是社会共同体，我们都有能力彻底改变它。

失衡的免疫

天然益生菌：发酵食品

然而，在索南伯格实验室2021年的研究中，西方微生物群的荒漠化以及很多人无法正常分解纤维并不是最重大的发现。该实验旨在探究另一个领域：富含发酵食物的饮食。其中包括发酵蔬菜（如德国酸菜和韩式泡菜）、酸奶、开菲尔[1]和康普茶[2]。值得注意的是，富含这些食物的饮食改善了肠道微生物群的多样性，并抑制了炎症标志物。

早些时候，我们提及的俄罗斯免疫学创始人伊利亚·梅契尼科夫，他在研究和推测肠道微生物和免疫系统之间的关系方面领先了一个世纪。在他1907年出版的《延长寿命》一书中，梅契尼科夫解释了人类为什么总是倾向于食用富含微生物的食物："自远古时代以来，人类就通过食用未经烹煮的发酵食物，如酸奶、开菲尔和腌黄瓜来摄取乳酸菌。通过这些方式，它们在无意中减轻了肠道腐败带来的不良后果。"接着，他在书中探讨了《创世记》中提到的酸奶。微生物、人类和饮食之间有着悠久的历史渊源。每种文化都有发酵食物的历史，从韩国料理的核心（泡菜）到冰岛特产（发酵鲨鱼肉）。在历史上的大部分时间里，有控制的发酵是保存农产品为数不多的方法之一。但和很多事情一样，这种情况在20世纪迅速发生了变化。防腐剂、冰箱、罐头和巴氏灭菌法大大增加了食物的可获得性和保质期，但这是以阻止微生物迁移到我们体内为代价的。虽然有针对性的益生菌产品——含有特定微生物的产品（如酸奶）——可能在以微生物群为重点的医疗保健中发挥作用，但对更多益生菌食物的重新发现或许有助于重新填充现

---

[1] 一种由发酵牛奶制成的饮料，起源于高加索地区。

[2] 在中国被称为红茶菌，又名"海宝"，是一款起源于2 000多年前中国秦朝的发酵饮品。

代微生物群的"荒漠",引入有益细菌,驱除有害细菌。

值得庆幸的是,西方正开始进入某种发酵复兴时期。"酸面包热潮"让许多人继续制作他们的"隔离面包"。其他人(包括我)则开始精心培育他们的细菌和酵母共生体(symbiotic cultures of bacteria and yeast,SCOBY):这种水母状的结构是康普茶的发酵动力。超市和餐馆里各种各样来自世界各地的美食——味噌、印尼豆豉、韩式泡菜、开菲尔和纳豆等——为贫瘠的肠道注入了新的生命。不过,到目前为止,这场复兴的规模较小,只流行于中产阶级,而且主要限于爱好者。我决定采访一位试图改变这一现状的人。颇有讽刺意味的是,这个人曾在世界上非常著名的高档餐厅磨炼自己的厨艺。

大卫·齐尔伯(David Zilber)实验室周围的环境是典型的北欧风光。他的办公桌紧靠着一面玻璃墙,玻璃墙的另一边可以看到丹麦东部福尔哈维森林的蕨类、桦树和云杉。这与他的发酵实验室内部形成了鲜明的对比:内部整洁、光亮,裸露的混凝土墙面显得时尚而雅致。架子上摆满了大玻璃罐,每个罐子都是密封的,以供厌氧微生物生长,罐子里的食物因微生物作用下的转化而不断冒出气体。你可以看出发酵是为何得名:"发酵"(fermentation)一词的英文就源于拉丁语"fervere",意为"煮沸",因为发酵时会像水煮沸一样冒泡。

大卫·齐尔伯是丹麦大型企业科汉森的发酵科学家,他称这家企业为"拥有微生物学家而非厨师的食品公司"。科汉森成立于19世纪末,其最初目标是改进奶酪制作工艺,如今拥有世界上规模最大的用于制作食品和饮料的细菌菌种库。事实上,齐尔伯告诉我们,我们所摄入的热量中大约有三分之一在某种程度上都经过了微生物的转化。

曾受过厨师训练的齐尔伯如今肩负着"拯救世界"的使命。他的任务是让发酵技术普惠大众，让世界各地的杂货店都能摆上充满活力（无论是字面上还是比喻意义上）的发酵食品。他还使用微生物来制造美味的植物性肉类替代品，这正是人类应对气候变化的迫切需求。但齐尔伯不只是科学家，还是一位烹饪艺术家。他的工作不只是探索发酵食品的健康益处，还要证明它们也可以非常美味。齐尔伯曾在诺玛餐厅担任过多年的发酵部门主管，这家位于哥本哈根的米其林三星餐厅曾五次被《餐厅》杂志评为"全球最佳餐厅"。我问他诺玛餐厅是如何因其发酵实验而闻名的。

"有点像意外收获，"他告诉我，"在餐厅成立之初，也就是我加入之前，主厨雷内·雷泽皮（René Redzepi）一直在探寻北欧植物的古老采集和烹饪方法。他的团队偶然发现了一本古老的瑞典军队手册，上面有可食用植物的识别以及储存方法。手册中收录了一种用盐腌刺山柑来保存它们的方法，餐厅的厨师们决定用这种方法腌制一些浆果。在腌制了一些醋栗并将其放在冰箱后面的一个密封袋里之后，厨师们就完全忘了这事。大约一年后，也就是2008年前后，一个厨师偶然发现了这个袋子，他用勺子舀了一点儿放进自己的嘴里。这真是个惊人的发现。腌制后的醋栗味道咸鲜，层次丰富，带有浓郁的肉味。多层次的味道竟然从一种未成熟的、单一味道的浆果中散发出来。"

在一年的时间里，醋栗意外地进行了乳酸发酵（被健康的乳酸杆菌大快朵颐）。这种无意中的转变改变了这家餐厅的发展轨迹。"醋栗是我们进入发酵领域的敲门砖，"齐尔伯解释道，"雷内在2014年成立了发酵实验室，那会儿我刚加入餐厅当厨师不久。我透过厨房里的热气满怀渴望地盯着实验室，好奇里面发生的一切。后来，一些厨师觉得我有点自以为是，问我是不是想去里面工作。"自学成才加上永不满足的好奇心，齐尔伯很快就在发酵实验室里如鱼得水。"我所要做的就是创新……我们的工作就是制造新奇的东西。"凭借着一张白板、采集者带来的各种食材，以及对不同发酵技术的掌握，齐尔伯就像微生物的牧羊人，引领它们走向新的牧场。"一开始，我们用各种可以想到的方法腌制野草莓……然后更换食材，从柠檬香桃到墨西哥蚱蜢，我们发酵了能想到的所有东西。"

不过，你用不着去哥本哈根预订一家高档餐厅，就能享受到齐尔伯的工作成果。他和雷泽皮合著了《诺玛餐厅发酵指南》（*The Noma Guide to Fermentation*）一书，这本指南将一步一步地教你如何将微生物用作自己的厨房助手。既有非常简单的乳酸发酵李子（只需在李子上撒盐，然后放在罐子里闷一段时间），也有更大胆的发酵蚱蜢黄油的制作流程。谈到如何成为一名家庭发酵师时，齐尔伯强调必须享受其中："找到敲门砖，也就是一种你喜欢的食物。无论是为了做辣酱而腌制墨西哥辣椒，还是将你最喜欢的蔬菜做成德国酸菜，都要确保它是你喜欢的东西。"

当我问到食用富含微生物食物的重要性时，齐尔伯的回答兼具哲理性和科学性："生命的主要指令之一是占据空间，无论是一条DNA或RNA单链自我复制，还是一个细菌分裂成两个。任何环境都是立足点。生命会爬进任何裂缝。我们无法阻止生命跨越边界，也无法阻止微生物占据我们的身体。因此，既然我们不能把微生物拒之门外，我们就需要接纳那些我们能容忍的、对我们有益的微生物。我们需要微生物帮助守护我们的身体边界（免疫系统是我们身体的重要边界之一），使它能精准区分什么是无害的，什么是真正的威胁。就像我们祖先驯化猫来帮助驱赶感染了瘟疫的老鼠一样，这些食物暗中促进了对我们有益的细菌的生长。我们的文化建立在微生物培养的基础之上。"

因此，科学已经开始揭示，我们有充分的理由邀请这些微生物进入我们的生活，我们需要让我们的身体回归自然状态（重新拥有多样化的微生物群）。也许这就是许多发酵食品吃起来美味可口的原因。

肠道园艺

索南伯格实验室的研究激发了人们的兴趣：各种各样的植物纤维和常规发酵食物可能是健康、微生物友好型饮食的核心。研究人员正在探索这些饮食（单一的或多种组合）对防御系统各个方面的影响：微生物群、免疫系统和心智。谈到后者，克莱恩教授和他的团队将益生元纤维和发酵食品组合成为"精神益生饮食"，指的是这些微生物对心理健康的有益影响。在2022年的一项探索性研究中，他们发现，在健康人群中，这种饮食可以减少人们感知到的压力。这个领域尚处于起步阶段，但未来令人兴奋。

在这一节，我重点介绍了2种可以改善防御系统健康的饮食习惯：吃各种各样的植物纤维（目标是每周30种），以及在饮食中加入发酵食品。当然，这些并不是饮食中唯一重要的方面。探索过敏、不耐受和个性化饮食的复杂性本身就足以写一本书。相反，我希望你能以一种不同的、积极的方式看待你所吃的食物。如果你接受自己身体的一半是微生物，并理解你是比你自己更宏大的事物的一部分，那么饮食就具有了真正的公共性。

根据心理学和微生物学的知识，我将自己的饮食方法称为"肠道园艺"。为了更直观地解释，让我们再次使用比喻。如果你的肠道是一座药用花园,植物纤维就是滋养这些生命的土壤,而吃发酵食物更像是播种。将你的肠道微生物群视为一个需要爱和关注的药用花园,是为它提供恰当食物的途径(最终也为你提供恰当的食物)。这座花园需要精心养护——不是一下子做完所有的事,而是持续地打理。如果你为它逐渐变得更加多样和有活力而感到自豪,你不仅会从心理层面感觉更开心,而且通过这种缓慢但稳定的饮食变化,你的大脑和身体也会变得更加健康。

随着微生物友好型饮食对心理健康产生积极影响的证据逐渐浮出水面,或许肠道园艺可以作为一种治疗形式得到探索,以有意识的方式逐步引入纤维和发酵食品。认知行为疗法治疗抑郁症和动力障碍的一个关键原则是"行为激活":逐渐引入活动,帮助个人探索他们的世界并开始从活动中获得动力。在我看来,以这种方式探索不同的植物性食物是完全合理的,这个过程甚至可以在引入其他活动(如锻炼)之前发生。

吃各种各样的食物还有另一个好处:丰富的体验。正如军队需要定期训练,为不同类型的战争做准备一样,你的免疫系统和大脑也需要体验各种刺激,才能在不断变化的世界中保持稳定、适当的反应和平衡。这既适用于通过社交、工作和锻炼探索外部世界,也适用于你吃进肚子里的食物。

几乎在生活的各个方面,遵循"二八法则"可能是明智的:争取在大部分时间(80%)吃得健康,但也不要完全取消放纵时刻。如果你把自己限制在过于严格的饮食结构中,或者将自己的身份认同固定在吃的东西上,你就会失去防御系统所需的灵活性。我知道威士忌可能对我的健康没有好处,但偶尔喝一杯,既能享受其复杂的风味,又能打开与苏格兰威士忌爱好者的话匣子,这是完全没问题的。追求灵活性和适应性,而不是完美。换句话说,重点是旅行的大致方向,而不是目的地。

关于生命和人体的一切都表明,健康和平衡的关键是动态的稳定和增长,而不是一成不变的。这就是为什么美国作家迈克尔·波伦(Michael Pollan)基于实证但并不具体的建议是我最喜欢的健康饮食格言之一:"只吃食物,别吃太多。以植物为主。"波伦所说的"食物"是指真正的、完整的食物,而不是经过加工后面目全非的东西。毕竟,我们已经适应了吃食物,而不是吃营养成分。在这个饮食和节食可能与内疚和羞耻联系在一起的世界里,你应该培养一种不仅对你的微生物友好,而且最终对你友好的观念。灵活性的概念中融入趣味性,我们很快就将深入探讨这个主题。进食应该是令人愉悦的,而且最好是社交性的。它是探索世界的一种工具。正如我们即将看到的那样,在微生物的帮助下,进食可能会直接驱使我们去探索。

关键要点

- 滋养花园:食用各种植物纤维作为天然益生元。
  - 多样性就是力量!设立每周吃30种不同类型植物性食物的目标,包括水果、蔬菜、香草、香料、豆类、全谷物和坚果。
  - 彩虹饮食:经常食用各种色彩鲜艳的食物。
- 在花园播种:逐渐将发酵食品作为天然益生菌引入你的饮食当中。

- 少吃超加工食品：这些食品都是"反微生物"的，而且随着时间的推移，还会引发炎症。虽然本书的重点不是列出长长的清单，但主要的危害源包括精制碳水化合物（如白面包）、反式脂肪（油炸食品和快餐中含量较高）、含糖饮料和人工甜味剂。
- 留心你的微生物：你是比你自己更宏大的事物的一部分。你是一个微生物群。
- 善待自己：就像锻炼或者学习一门新语言一样，饮食习惯的改变也要循序渐进。

13

玩耍

你瞧，现在你需要拼尽全力奔跑，才能留在原地。

（刘易斯·卡罗尔，《爱丽丝镜中奇遇记》，红皇后对爱丽丝说的话）

微生物动力

这是一份提前收到的圣诞节礼物。2022年12月中旬，我偶然看到一篇非常有趣的科学论文，其中介绍了宾夕法尼亚大学一个研究团队的发现。他们发现，肠道微生物赋予了小鼠动力，使小鼠更愿意动起来。在他们的第一次实验中，他们根据200只小鼠在跑步机和转轮上锻炼的意愿对其进行了排名。随后他们对每只小鼠做了一系列生物学检测，以找出影响运动动机的因素：基因、血液标志物、肠道微生物组成和代谢标志物。令他们惊讶的是，仅凭"肠道微生物组成"这一项就可以准确地预测运动动机。如果他们用抗生素清除肠道微生物，小鼠的运动意愿就会降低。如果他们将一只非常好动的小鼠的微生物群移植到一只不爱动的小鼠体内，这只不爱动的小鼠就会开始增加运动量。肠道微生物群中的某些东西似乎刺激了运动……但是是什么呢？

通过一系列巧妙的实验,他们找到了一个方法。首先,某些肠道微生物会产生名为脂肪酸酰胺的分子,这些分子会与位于肠道特定神经上的大麻素受体结合。这些神经将信号传递到大脑,导致运动时神经递质多巴胺激增,最终使得运动的意愿增加。虽然我们现在需要看看这是否适用于人类研究,但至少在小鼠身上,细菌似乎能带来跑步者的快感。

为什么会出现这样的情况就是另一回事了。也许这种察觉是大脑估计身体营养状况的一种方式,评估合格后才允许身体进一步移动和锻炼。也许细菌希望我们能运动起来并去探索世界:探索得越多,可以吃到的零食就越好。更有可能的是,这是人类和微生物相互作用的结果。坦桑尼亚的哈扎人——我们在上一节中提到过,他们拥有奇妙多样的微生物群——每天步行约10千米,也许这并不让人意外。当然,这是因为他们过着狩猎采集的生活,但他们的行为(以及由此产生的身份)也可能是他们的微生物构成的产物。众所周知,运动与饮食密切相关,但我们倾向于纯粹通过食物摄入和能量消耗(摄入能量,消耗热量)的角度来看待这一点。科学家们如今开始了解我们那些微生物朋友不为人知的故事,以及它们在我们生命历程中所起的作用。

你可能会觉得,用肠道细菌作为开篇来讲述关于运动的内容是个奇怪的选择。但微生物友好型饮食是健康生活的基础,其他一切都建立在这之上。阅读宾夕法尼亚大学的论文如此快乐,因为它为我最近的个人经历提供了依据。20多岁时,我试图重新捡起我十几岁时非常喜欢的跑步和游泳。但每一年我都会在1月结束前放弃我的新年计划。然而,在执行微生物友好型饮食习惯——努力每周吃30种不同种类的植物性食物,并且每天吃一份发酵食品——几个月后,我几乎下意识地想要出去运动了。记忆中,我第一次想去慢跑。每周我都会多跑一点儿,目标是跑到附近的公园,然后是老教堂——每次都离家远一点儿。几个月后,我完成了人生中的第一个半程马拉松。

比我的个人经历更重要的是,运动与我们防御系统的各个方面错综复杂地交织在一起。我们的心智、身体和微生物在运动中协调一致,并且相互影响。我们倾向于将运动视为我们时不时对身体做的事,一种改善身体健康、减肥或塑造肌肉的方式,一种从现实生活中抽出时间去做的事。但运动远不止于此。你不能将运动与微生物、免疫系统、思维或感受分开。它是你的一部分。

为什么要运动

膝盖弯曲,肺部扩张,血液流动。你生来就是要运动的。规律的运动,中间穿插着休息,这是你的常态。然而,现代世界给人的错觉是,你可以过一种脱离生物学的生活。不管你是开车去办公室坐一整天,还是在家办公,现代工作者很容易一天只走几百步。西方国家的孩子们在学校里的大部分时间都坐在书桌前,而在放学后的空闲时间里,他们有大约一半时间也是坐着的。我们不得不承认,久坐不动很舒适,尤其是当你的大部分即时需求似乎都得到满足的时候。科技的进步意味着我们只需要动动手指就可以交流、娱乐或者回复工作邮件。

然而,大量无可辩驳的证据表明,经常运动对我们有好处,而久坐的生活方式会严重损害我们的身心健康。从思维敏捷度到预期寿命,缺乏运动会影响一切。在我们深入讨论之前,我们首先要了解的是,为什么运动在最深层次上对生命必不可少。我们的祖先以狩猎采集为生,他们的生活包括长途跋涉寻找食物,他们需要敏捷的身体和复杂的思维协同配合。采集和狩猎不仅需要敏捷、强壮的身体,还需要很强的思考力:计划、推理、反思、猜测和期望。思考本质上是内化的运动。

正如我们在前面提到的那样,大脑是一台预测机器,你的所有体验都是大脑模型(它对世界的预期)和感官反馈(试图向你报告周围实际发生的事情)的产物。大脑每时每刻都在试图做一件事:减少不确定性。这种不确定性与大脑之外的整个世界有关,包括身体。从长远来看,减少不确定性的最佳方法是走出去体验世界。每一种感觉都是一种新的数据,有助于大脑完善其世界模型。我们用运动来测试我们的环境。所以,缺乏运动可能是心理困扰的一个原因,也可能是各种心理健康状况的促成因素。

科学研究清楚地表明,缺乏规律的运动会对你的思考、推理能力及情绪产生不利的影响。从在零重力环境中生活的宇航员到对久坐不动的芬兰学童的研究来看,很明显,缺乏运动与认知能力和学习成绩低下有关。运动引发思考,这大概就是为什么我们对哲学家的刻板印象是他们都喜欢走路,比如逍遥学派,他们以爱散步而得名;同样还有斯多葛学派(Stoicism),这一名字源自雅典的一条廊苑(希腊语为"stoa"),他们常在那里聚众讲学。

科学研究正在逐渐跟上步伐,揭示了运动和认知功能之间的诸多联系。运动和情绪之间也存在着同样的联系。当我在新发现的微生物动力的驱动下开始长跑时,我惊讶地发现已经有这么多人发现超长跑是治疗抑郁症的良方。我记得,曾有一位朋友用充满哲学意味的口吻说:

"身体向前移动的过程，让我觉得生活还可以继续向前。"事实上，研究表明，实实在在的向前移动的过程有助于人们更多地思考未来，更少地纠结于过去。思考、感受和运动之间的联系已经渗透到我们语言的许多层面：取得进步、向前迈进、晋升等。

总而言之，科学文献清楚地表明了运动对情绪和心理健康的影响。例如，2023年的一项元分析审视了大量关于抑郁症治疗方法的研究，发现从散步到力量训练的大部分运动方式都是有效的。有趣的是，效果最好的是舞蹈。跳舞时，动作、平衡、节奏和社交互动紧密结合，这是一种能让大脑切实感知外部世界的完美方式。我们凭直觉知道这一点，这或许就是舞蹈成为人类古老的活动之一的原因。所有这些并不是说谈话疗法、药物和饮食在治疗抑郁症方面没有作用。实际上，这可能需要其中一种或者所有方法一起才能让某个人处于可以继续前进的状态，无论是字面意思上的还是比喻意义上的。

运动是心智的润滑剂，但它对防御系统的其他元素而言也必不可少。与减肥无关，经常运动几乎对身心健康的每个方面都有益。运动能够改善健康水平和延长期望寿命的关键手段之一在于减少慢性炎症。不仅仅因为我们的肌肉和关节是为运动而打造的，我们的免疫细胞也需要我们经常运动。长时间坐着或躺着不动，只有在迫切需要时才运动，这不是人类的自然状态。你的日常状态应该是在规律的运动中穿插着休息。换句话说，久坐会引起炎症。当然，我并不是说坐下休息的过程本身会引起炎症。但久坐时间的增加与炎症标志物的增加有关，而每天用运动代替30分钟的久坐可以减少这些标志物。还有人发现步行30分钟也可以提高自然杀伤细胞（对抗病毒和新出现的癌细胞的免疫细胞）的水平。

第三部分　重置防御系统：饮食、运动与心理调节

在众多表明运动有益的研究中，我想重点介绍一种新发现的运动刺激免疫系统的机制。2021年，得克萨斯大学实验室的研究人员对小鼠的骨髓进行了极其详尽的研究，发现一种特定类型的干细胞[1]会产生被称为"淋巴细胞"的关键免疫细胞。但这并不是最有趣的发现。该团队还发现，这些干细胞含有机械敏感受体，当小鼠奔跑时，这些受体会被激活。这意味着运动是产生这些免疫细胞的必要条件。最重要的是，研究人员还发现，经过基因改造而缺乏这种机制的小鼠产生的免疫细胞较少，清除感染性细菌的能力更弱，更可能死于感染。总之，运动可以增强免疫力。

这让我们对运动和免疫系统之间的关系感到困惑，很多人也有同样的困惑。我们希望拥有强大的防御系统，不希望有慢性炎症。我们知道运动可以激活免疫系统。然而，我们也知道运动会引起炎症——每个举过重物或者参加过耐力赛的人都本能地知道这一点：疼痛、发热、发红，有时甚至伴有肿胀。我们如何解决这种看似矛盾的问题？

简而言之，大量不完整的文献表明：短期内，运动可以激活免疫系统并引起炎症，但从长期来看，运动具有抗炎作用。训练免疫系统，以健康的方式激活它，有助于防止炎症变成慢性炎症。也许免疫系统与负责预测的大脑类似，都想要出去探索环境，让自己暴露在少量的意外和安全威胁中，以便在真正的威胁来临时能够更好地作出反应。运动从根本上训练了你的防御系统。

只要开始运动，永远都不算晚：和20多岁不运动的年轻人相比，那些爱运动的六七十岁的人往往拥有更健康的免疫系统。经常运动，

---

[1] 这种干细胞的名字是动脉周围瘦素受体阳性骨凝集素阳性细胞（peri-arteriolar LEPR$^+$ osteolectin$^+$ cell）。——原注

结合健康的饮食，可以重塑身体组织：更多肌肉（具有广泛的抗炎作用），更少腹部和内脏脂肪（与通常所认为的不同，这些脂肪不是惰性的，但毫无疑问，是一种促炎组织）。

在前面，我们从肠道微生物开始探索运动和防御系统，特别是研究它们如何鼓励我们运动。很明显，无论饮食如何，运动都能改善肠道微生物的健康水平和多样性。这背后的原因或许有很多，但其中最重要的可能是运动对肠道免疫系统的抗炎作用。[18]就像健康的微生物群有助于平衡免疫系统一样，调节良好的免疫系统也会照顾肠道微生物群。我们回到自行车车轮的比喻上：我们的心智、免疫系统和微生物群都在相互影响。这种影响可能是恶性循环，也可能是良性循环。这意味着我们有许多切入点来治愈和强化我们的防御系统。

如何动起来

运动对防御系统有益。但运动量应该是多少？多久运动一次？什么类型的运动最好？和饮食部分一样，我不会说得太具体。每个人都是不同的，生活环境、身体状况和文化背景意味着对每个人来说，有益的运动也是不同的。然而，我们对防御系统的理解指引我们应遵循以下三条原则。

第一条原则是，经常运动是有益的，而且运动总比不运动好。如果你可以步行或骑自行车去商店，就尽量这样做。如果你可以手动扫地和吸尘，就不要买扫地机器人。

第二条原则是，找到并做你喜欢的运动，无论是在线瑜伽课、开放水域游泳，还是在厨房跳舞。如果你能把更多的运动融入你的生活，特别是有趣或有目的的运动，那就去做。

第三条原则是，当涉及高强度的运动时，强度从低到高慢慢增加。这与逐渐增加饮食中植物性食物的多样性的原则完全一样。大多数人的目标与世界卫生组织和全球多国政府推荐的目标一致：每周进行150分钟中等强度的有氧运动，这相当于每个工作日快走半小时的强度。世界卫生组织还建议，每周可以进行75分钟的高强度运动，如跑步。一个合理的目标实际上是将这些运动等量混合，分散在几天内。此外，还推荐每周抽出2天时间进行某种形式的肌肉强化锻炼。

你可以随心所欲地发挥创造力：运动可以既有趣又有意义。对那些时间紧张的人（包括我自己）或者需要久坐不动的人来说，短暂的"运动零食"（exercise snacks）是一种在忙碌的一天中安排健康运动的简便方法。我尝试在早上洗澡前做5～10分钟的俯卧撑、深蹲和拉伸。要把这些运动变成习惯，你可以使用"触发条件"来启动它们。我认识一个人，他的5分钟晨练是在等咖啡的时间里完成的。或者你可以尝试"习惯堆叠"，这很简单，就是在你已经养成的习惯之上堆叠一个新习惯，如刷牙时单腿站立。

只要你有机会在工作中短暂休息，就离开办公桌，试着做一些运动，哪怕是绕着办公楼散步。对普通人来说，目标是每次运动一点儿，保持经常运动。分散在每天的"运动零食"比久坐不动一周，然后在周末跑5千米要好。对于饮食，这一原则也适用：周末吃一份健康沙拉无法抵消一周的垃圾食品和含糖饮料。你的所作所为造就了你。

虽然，我们应该如何运动的问题很重要，但我们很容易忽视我们应该去哪里运动。2019年，埃克塞特大学的一项研究发现，每周在大自然中待上120分钟，可以改善身心健康。和运动建议一样，这可以分散在一周内进行。从"森林浴"到呼吸海风，我们本能地觉得在自然环境中度过的时光对我们的身心健康有益，但科学家们才刚刚开始探索其影响。

置身于自然环境的景色、声音和气味中，可以将你的注意力转移到外部，并将你与环境联系起来。这种针对你的防御系统的有趣的感官训练可能会在很多方面提升你的幸福感，而且毫无疑问，在自然中度过的时光与降低压力水平、减少抑郁和焦虑以及改善认知功能有关。有趣的是，接触自然似乎也有利于调节你的免疫系统。由于你的防御系统是紧密相连的，其中一部分可能是通过减少压力和改善心理健康状况来实现的。我也相信，接触外界对你的肠道微生物群也有好处。一些证据表明，在户外度过的时光可以让你的肠道微生物群变得更加丰富和多样化，这也许是绿色空间有益于健康的驱动因素之一，而对此的验证研究将会很有趣。同样，这或许可以解释养宠物对幸福感提升的诸多影响。社交互动、微生物共享，以及——如果养的是狗——在绿色空间中运动的动力，这将是一个效果强大的组合。

边玩边运动

虽然关于运动我们已经谈论了很多，但我认为防御系统教给我们的最重要的原则是玩耍。这种行为深深烙印在哺乳动物和鸟类的基因中，并渗透人类文化的方方面面，从体育到喜剧。玩耍就是测试你的环境，其意义在于，让你不断接受新的挑战，磨炼你找到创造性解决方案的能力。玩耍是提升适应能力和快速恢复能力的途径。从本质上讲，玩耍就是对混乱世界的一种可控接触。玩耍也可以被视为应对真正威胁的训练,就像定期的军事演练有助于让国家在和平时期安心一样。

想身体强健,你不需要成为运动员,但你确实需要训练。体能和肌肉力量(不一定是肌肉大小)对身体健康和心理健康都有好处:它会影响你的大脑对你自身能力的认识。从根本层面来说,它关系到你在面对致命威胁时的生存能力。这些无意识的信息构建了你对自己能力的认知,而这种认知与情绪密切相关。更强壮的身体会带来更高的自我效能感和掌控感。在过去的几十年里,心理健康问题出现了暴发式的增长,其核心原因是人们感觉对自己的生活和未来失去了控制。也许在这几十年里,久坐不动的生活方式的急剧增加是一个被低估的因素。

关于休息的一些注意事项

对普通大众而言,休息的方式并非千篇一律:我们每个人都是独一无二的。那些正在为马拉松比赛做准备的选手的休息模式,与试图从抑郁、骨折或病毒后疾病中恢复的人的完全不同。休息的类型和时间取决于具体情况,但休息的需求是一样的。虽然你应该经常挑战自己的身体和心智,但你也需要时间休息和放松。对自己温柔一些,善待自己。这些事情并不是互相排斥的。在下一节中,我们将探索一些实用的方法,帮助你放松身心和修复防御系统。在此之前,让我们来看一个我们通常认为是休息的过程,但实际上是一个非常活跃和复杂的生理过程:睡眠。

"每晚睡眠时间总是少于6或7小时会严重损害你的免疫系统。"这一大胆的论断出自神经科学家马修·沃克（Matthew Walker）于2017年出版的全球畅销书《我们为什么要睡觉？》。可以说，这本书让数百万人开始意识到睡眠的重要性。20年前，在医学院的课堂上或者医生的值班室里，只要有人提到睡眠，就会引来质疑或嘲笑。这些反应揭示了医生和科学家对一个他们几乎一无所知的过程的潜在恐惧。但现在，多亏了像沃克这样的先驱科学家，我们知道了睡眠对免疫系统的各个方面有多么重要，以及它为什么重要。

虽然没有直观的联系，但睡眠和免疫力是紧密相连的。回想一下疾病行为：人们在对抗感染时所经历的症状。疲劳和困倦是我们的身体对感染反应的显著特征。不过在没有感染时，睡眠仍然是一种免疫防御手段，可以招募"新兵"加入你的免疫大军，使武器库存得到补充。2015年，沃克在加州大学旧金山分校的同事阿里克·普拉瑟（Aric Prather）博士发现，每晚睡眠时间不足7小时的人更容易感染普通感冒病毒。另一项研究发现，那些每晚睡眠时间不足7小时的人对流感病毒产生适当、有效的抗体的可能性较小。我们也开始了解睡眠剥夺或不足是如何影响免疫系统的。

免疫大军中的一些关键"士兵"是自然杀伤细胞，它们会消灭被病毒感染的细胞和新出现的癌细胞。但即使是轻微的睡眠不足，似乎也会抑制这些免疫细胞的水平。哪怕只有一个晚上睡了4个小时，也能消灭体内70%的自然杀伤细胞。睡眠不足似乎还会增加全身慢性炎症。简而言之，睡眠不足会导致免疫系统失衡，这是一个残酷的悖论——这样的免疫系统更难对抗感染，更有可能攻击你。睡眠不足会使身体处于促炎状态，而这正是睡眠不佳导致诸如心脏病、糖尿病和痴呆症等不良后果的一个关键因素。再次引用沃克的话："睡眠越短，寿命越短。"

我曾多次亲身体验过睡眠不足带来的炎症反应。对我而言，引发湿疹的最大诱因是在医院连续值夜班。然而，夜班对我的大脑造成的不良影响，才是最让我烦恼的。在连续值四个夜班之后的将近整整一周时间里，我闷闷不乐，脾气暴躁，认知能力也直线下降。很明显，良好的睡眠对健康的心智（从情绪到记忆）至关重要。最后，睡眠不足似乎还与较低的肠道微生物多样性有关。这种因果关系很可能是循环的（微生物影响睡眠，睡眠影响微生物群的组成），因此还需要更多研究来厘清细节。如果说有什么启示的话，这应该会促使我们追求良好的睡眠和健康的肠道微生物群。

那么，我们如何才能拥有良好的睡眠呢？就像饮食和运动一样，从最容易下手的目标开始。如果尝试了4～6周之后，这些方法还没有效果，你大概需要向临床医生寻求更个性化的帮助。"拥有良好的睡眠"这件事从你醒来那一刻就开始了。每天早上尽量在同一时间起床——当然，要尽可能地按时起床。你的睡眠节律（睡眠模式的一致性）越有规律，与睡眠相关的化学物质和激素就越容易校准。其中一种激素是腺苷，它在一天中逐渐积累，让我们感觉越来越困倦。不稳定的睡眠节律导致腺苷峰值改变，这反过来又进一步扰乱睡眠节律，使睡眠质量变差……如此循环往复。尽量保持规律的作息，抵制周末睡懒觉的诱惑——从长期来看，睡懒觉反而会让你感觉不那么精神饱满。

另一种支持你体内生物钟——人体的"昼夜节律"——的方式是

利用光线。醒来后不久接触明亮的光线，最好是阳光[1]，有助于刺激早晨皮质醇激素的自然上升（也许你可以利用这个时间进行"习惯堆叠"，如果可能的话，在绿色空间锻炼和获取早晨的阳光）。虽然我知道还没有确凿的科学证据，但很多人坚信傍晚的阳光也有同样的效果。至少从逻辑上讲，向你的大脑和身体发出一天将要结束的信号是合理的。同样，在睡前3小时尽量减少人造光，最好在睡觉前1小时完全消除强光。睡前洗个热水澡既可以帮助你放松，也可以降低你的体温（由于你身体内部的恒温器通过冷却身体来对热量作出反应），这有助于你的昼夜节律开始睡眠过程。当躺在床上睡觉时，科学家和医生对"睡眠卫生"有清晰的指示，而我特别喜欢马修·沃克的简单格言："黑暗的卧室，凉爽的卧室，没有电子产品的卧室。"

你的饮食也会影响你的睡眠质量。咖啡因会暂时阻断腺苷的作用，从而有效地延缓困倦感。由于咖啡因的半衰期（咖啡因含量下降50%所需的时间）约为5小时，大多数专家建议至少在睡觉前8小时停止摄入咖啡因。

也尽量不要经常在睡前饮酒：酒精可能会帮助你入睡，但有大量证据表明它会破坏睡眠质量。避免在睡前暴饮暴食，因为这样做可能会让你在半夜醒来，因为消化过程会欺骗你的大脑，让你以为自己需要保持清醒。最后，每晚尽量在同一时间上床睡觉，争取睡足8小时。这些似乎都是显而易见的，但由于我们在清醒时间内需要面对各种需求，所以这种节律很容易被打破。睡眠真的是一剂良药，而且对大部分人来说，如果能遵循这些方法，效果会很好。你不必一下子就做到

---

[1] 虽然看似显而易见，但我还是要提醒一下，请不要直视太阳。

这一切：低起点，慢慢来。一晚的糟糕睡眠不会要了你的命。关键在于努力的方向。

跟着节奏来

古希腊哲学家赫拉克利特有句名言："生命中唯一不变的东西是变化。"人类已经适应了生活在一个时时刻刻都在变化的环境中。身体的节奏就像自然交响乐中的和弦。而另一方面，现代社会给人一种错觉，认为我们可以超越自然秩序。超加工食品的味道很不错。如果网上冲浪可以带我们去几乎任何地方，并给我们配送几乎任何物品，那么我们真的需要运动吗？既然我们可以人为地照亮我们的生活，还有什么听从太阳指示的必要呢？

我认为，在某种程度上，人们意识到了偏离生物节律不利于身体健康。日常和季节性变化有相当高的可预测性，但更有趣的是，人类也适应了生活在一个难以预测、（坦率地说）极其混乱的环境中。当人类祖先跪下来饮用他们最喜欢的水坑里的水时，水里很可能有霍乱病菌，或者有一只饥饿的鳄鱼此时在水坑里安了家，抑或水坑意外地干涸了，导致人们不得不长途跋涉去寻找另一片绿洲。

为了充分预测、识别和应对威胁——无论是庞大的猛犸象还是渺小的微生物——人类的防御系统需要储备充足、训练有素。它需要多样化，以及极强的恢复能力和适应性。它需要积极主动：寻求健康多样的营养，经常在环境中活动，并随着一天的节奏主动休息。我强调这种积极性是为了反驳人类长期以来对自己说的隐性谎言：幸福感和满足感就像躺在云端，是一种舒适和宁静的终极状态，不需要做出任何实际努力。我认为事实并非如此。相反，就像人可以通过努力获得健康和幸福一样，它们是一种积极状态，一种动态平衡。在生物学和心理学中，混乱和压力的对立面不是静止，而是玩耍。

澄清一下：我并不是建议你舍弃药物，自己采集所有食物，开始练习洞穴壁画。我们有幸生活在现代社会，享受它，并在需要时利用现代医学。但如果你想在短期内感觉更好，并减少炎症的长期后果，你就需要尊重自己的防御系统，即心智、身体和微生物之间的动态循环。如果我们都留意这一点，而且每个人都在饮食、运动和睡眠方面做出积极的改变，社会就会发生转变。

关键要点

- 有规律的运动。你天生就需要动起来。
- 运动：
    - 每周进行150分钟中等强度的运动、75分钟高强度的运动，或者两者结合。
    - 每次做一点儿好过什么也不做——你可以将其分解为一周内的多次"运动零食"。
    - 低起点，慢慢来。善待自己，因为每个人的情况都不同。
    - 玩耍。让它变得有趣，并和其他活动混合起来。这是命令！
- 享受绿色时光。如果可能，试着每周花120分钟待在大自然中。
- 认真对待睡眠，就像你的生命取决于它：
    - 改变你可以控制的变量——时间、光线、温度，以及咖啡因和酒精等物质。

　　· 如果没有效果，向医疗专业人士寻求帮助。
- 健康和幸福不是静态目标。它们存在于大脑、身体和环境之间的动态平衡中。这是通过运动、探索和玩耍来实现的。

14

爱

> 恨使生活瘫痪无力，爱使它重获新生。
> 恨使生活混乱不堪，爱使它变得和谐。
> 恨使生活漆黑一片，爱使它光彩夺目。
>
> （马丁·路德·金，《爱的力量》）

我一开始想把最后一节命名为"思考"，因为它主要讲述的是如何利用心智来帮助平衡防御系统。但我后来意识到"爱"这个词更合适，而且我希望这一点能更突出。在这里，我说的"爱"是广泛意义上的，即一种善待自己、慷慨对待他人的爱。如果没有爱，你就无法通过饮食、运动或睡眠来保持健康。

主动寻求帮助

我希望本书能帮助你理解心智、身体和微生物是如何交织在一起的——你的防御系统是一个循环。因此，就像失衡的免疫系统会直接影响心理健康一样，你的思维方式也会直接影响你的免疫系统。这并不是

第三部分　重置防御系统：饮食、运动与心理调节

什么奇思妙想，而是正在迅速成为公认的科学。在本书中，特别是第8节，我们看到了许多心智影响身体的案例，从激活免疫系统的心理压力，到新证据表明大脑可以"记住"炎症，并且无须外部"物理"触发就能让肠道组织重新产生炎症。我们所说的心理健康状况在很大程度上是身体层面的，而且没有一种身体健康状况不受心理方面的影响。心理学就是生物学。无论你是正在从骨折中恢复，还是试图与自身免疫性疾病和平相处，照顾好你的情感生活对身体和心智都是一剂良药。

我们的社会代表着一种极其不健康的身心关系："身体"常常被视为"真实"或"严肃"的代名词。言下之意是，"精神"和"情感"因素往往被认为极不重要，甚至干脆被认为是想象出来的。正如我们在第1节中所探讨的那样，这种想法在西方社会尤其顽固，因为它长期依赖身心二元论。这也是人性中可以理解的一面（对确定性和安全感的渴望所导致的结果）。我们希望通过可测量的扫描或血液检测来验证我们的痛苦，这很容易理解。医生在明确的情况下采取行动时也会更有安全感：当你拿着骨折的X线片，知道该建议什么解决方案会让人感到安心。然而，我们现在知道，身体和心智以一种复杂而美丽的方式纠缠在一起。但这并不意味着通过治疗心智来治疗身体一定是很复杂的过程。

通过心智疗愈自己的第一个方法是寻求帮助。这包括因心理健康问题去看医生或心理治疗师，或者在生活中陷入不可避免的低谷和压力时期向朋友、家人或慈善机构寻求支持。我最不愿意做的就是将正常的人类情感医学化，但我们都应该努力了解自身的情绪状况，并且知道在何时寻求帮助。

寻求帮助并不意味着我们完全无能为力。我们对自己的健康都有

一定程度的掌控，让自己拥有更多的控制力是平衡防御系统的最佳方式。爱自己的一部分是认真对待自己，并理解你的大脑和身体有着惊人的自我改变能力。我们很快就会探讨如何做到这一点，但现在的关键是要知道，你对自己的身心控制得越好，你就会越健康。这一点得到了大量文献的支持，它们证明了"自我效能感"（对自身能力的信心）和"内控点"（相信自己可以影响生活中的结果）的重要性。虽然外部力量确实在我们的生活中发挥作用，但我们都有一定程度的自主性。那些认为自己完全无法控制身心健康的人低估了自己，他们这样想可能会降低自己康复的概率。当然，从童年创伤的受害者到生活在贫困中的人，有些人需要更多的爱和支持才能重新获得控制感。但就目前而言，让我们来看看利用心智强化防御系统的最佳方法。

做好基础工作

本节放在最后是有原因的。这当然不是因为情绪健康不如身体健康重要，而是因为对大多数人来说，直接改变思想和情绪比改变饮食、运动和睡眠更难。"吃更多植物"比"学会管理压力"更容易付诸实践。更重要的是，当你摄入糟糕的饮食、缺乏运动和睡眠不足时，你几乎不可能驾驭你的心智力量。

总体而言，大量证据表明，改善免疫系统和微生物群的健康水平实际上是一种心理健康干预，因为它们都属于同一个系统。培养动力、提升情绪和增强心理复原力的最佳方法是，通过多样化的植物性饮食，进行有规律且有趣的运动，以及保证充足的睡眠，逐渐训练自身的防御系统。我们倾向于认为复原力属于心理领域——本质上是一个人性格的反应，但心理复原力与免疫系统息息相关。而且正如我们在上一节中看到的那样，驱动力在一定程度上受微生物影响。

写下来

然而，一旦你开始从"身体"方面做出改变，解决心理和情绪问题就不再是无关紧要的事情。如果你想打开一个玻璃罐的盖子，特别是当它被卡住的时候，你需要在罐子两端施加扭力。同样，你需要调动你的身体（包括其微生物群）和心智。这很容易陷入恶性循环：没时间锻炼，这让你感觉更糟、更累，进而降低你锻炼的动力。

应对压力和心理困扰的最好方法是将它表达出来。要解决一个问题，你首先需要把它讲清楚。表达出来可能是与朋友或临床医生交谈倾诉。也许最简单的方法是把它写下来。如果你早上醒来时满脑子都是对未来的担忧、对过去的遗憾或对当下的绝望，那就花几分钟写下你的想法和感受。做这件事不存在所谓"正确的"方法，只需将想法写在纸上就行。如果你更喜欢日记的形式，那就写日记。每天都尝试这样做，在一天中最适合的时间写下这些想法。随着时间的推移，仅凭此一项就可以帮助你处理困难的情绪，并加深你的自我认知。

如果你愿意，你可以为这个过程添加更多形式。其中一个例子就是"审视"你的想法：写下导致产生该想法的具体情境，权衡对这种情境的负面和正面解释的证据，写下独立观察者可能会说的话（或者你对遇到类似问题的朋友会说的话），最后作出权衡之下的判断。所有这些最好在优秀心理治疗师的指导下完成，但对于那些找不到治疗师或者需要排队等待很长时间的人来说，也有免费的网上模板可供使用。

当谈及处理困难的情绪时，给每种情绪贴上尽可能准确的标签是解决它们的最佳方法。大量文献表明，更好地区分情绪的能力——不仅仅依赖"快乐"或"悲伤"的笼统分类——可以提升情绪健康水平。你可以使用"情绪轮"模型[1]，将你的"悲伤"感受分解成更具体的词，如"孤独""绝望"或"背弃"。就像探索一样寻找合适的词，这可以帮助你更精确地调整对自己的理解。

你写下的东西不应局限于消极的想法或感受。一项有效的、简单的心理健康干预方法是"感恩练习"，就是在每天结束的时候，把你抱有感恩之情的三件事写下来，或者告诉你的朋友或伴侣。你可以逐渐把它描述得更详细，越具体越好。虽然关于感恩的科学文献出现得很晚，但人们希望它的亲社会效应能够影响大脑和身体。2021年，加州大学洛杉矶分校的一项研究发现，坚持感恩练习的参与者喜欢给予他人支持，这会使杏仁核（大脑的一个关键的恐惧中枢）活动和体内炎症减少。研究人员得出的结论支持"防御系统正在学习变得不那么活跃"这一观点："感恩可能通过提供支持来减少威胁，从而有利于健康。"就个人经验而言，我发现每天说出或写下三件让我感恩的事情，不仅加深了我与他人及自己的关系，还有助于激励我去实现那些需要坚持不懈努力才能达成的目标。

以正念做事

正念，用最简单的话来说，就是关注当下。这包括觉察当下的感

---

[1] 美国心理学家罗伯特·普卢奇克于1980年创造，又名普卢奇克情绪轮。该模型包含了8种基本情绪：喜悦、信任、害怕、惊讶、难过、厌恶、生气、期待。

第三部分　重置防御系统：饮食、运动与心理调节

受、身体感知和想法，并学会不加评判地接纳它们。有大量证据支持正念对大脑和心理健康的积极影响。最好在经验丰富的专业人士的帮助下探索正念的方法，但也有一些简单的方法可以让你将它融入自己的生活中。例如冥想练习：每天留出5~10分钟时间，坐在舒适的椅子上，闭上眼睛，有选择地引导你的注意力。各种视频平台上都有免费的正念冥想视频可以指导你如何集中注意力。找一个人来引导你注意身体的不同部位，并鼓励你进行深而缓的呼吸。冥想、深思和正念的内在效应显而易见，因为在大多数文化中，这是一种以某种形式存在的古老传统。虽然你可能想探索更深入的内容，但科学研究证实，找时间放松一下，并倾听自己身体的声音，这是一件明智的事情。

正念也可以通过一种更"自动化"的方式获得，比如触发"心流状态"（一种完全沉浸于当下的愉悦状态），能够触发这种状态的活动是另一种让身心平静下来并培养健康防御系统的方式。这可以是你喜欢的任何形式：烹饪、编织或建造火车模型。我们还可以引导正念，以构建健康防御系统的其他支柱。这包括让自己沉浸在令人敬畏的大自然之美中，以及你在吃东西时思考你正在喂养的微生物的广阔世界。科学家发现，这种"敬畏体验"不仅仅对我们的情绪健康有益，它还与低水平的炎症有关。

最后，正念可以通过锻炼来实现，尤其是中国的太极拳。太极拳通过控制呼吸和身体动作来促进情绪放松和能量流动。这种锻炼方式带来了很多的益处，这一点并不令人意外，因为它坚守的古老哲学是，防御训练应专注于平衡身心。这种历经千年实践检验的方法，旨在调节和平衡你的防御系统。

失衡的免疫

从压力到舒展

压力的本质存在一个悖论。正如我们在第8节中所看到的那样,压力本身是好的:如果你在前往商店的路上碰见一只剑齿虎,神经和免疫系统短暂的过度活跃将挽救你的生命。另外,长期、慢性的压力会导致慢性炎症,损害健康。现代社会在许多方面都充满了持续、慢性的压力源,加剧了本就已经促炎的环境。我们都面临着压力,而且这些情境因人而异。因此,如果我提出一种"一刀切"的方法来应对压力,那就太过草率了。然而,对防御系统的理解确实能让我们确立一些原则。

首先是认真对待压力。虽然你不能(也不应该)完全消除生活中的压力,但识别和消除那些导致不必要的长期压力的因素既是一种心理干预,也是一种身体干预。斯坦福大学研究压力方面的专家、生物学教授罗伯特·萨波斯基(Robert Sapolsky)认为,对大多数人来说,最初20%的努力可以减少大约80%的压力。让我们从最容易实现的目标入手。

第二项原则是控制压力。过度的压力反应——与所面临的困难不相称的生理和心理反应——常常是防御系统过度活跃、无法自信地区分安全和威胁的结果。压力研究人员认为,有许多因素会影响我们对压力状况的调节方式。这些因素包括对事情有可预见感和控制感,认为生活正在改善且可以继续改善的感知,以及社会支持。培养对生活的掌控感,树立对自己和自身改变能力的积极认知,以及向他人寻求爱和支持来帮助自己做到某件事,这些都至关重要。

正如我们在第11节中所探讨的那样,一支训练不充分的"军队"

第三部分　重置防御系统：饮食、运动与心理调节

更容易作出过激反应，使身体发炎、心智疲惫不堪。训练防御系统的最好方法是回归基础：逐渐引入多样化的饮食、规律的运动和充足的睡眠。除此之外，心理健康练习将进一步强化你的防御系统。学习做这种练习就像强化肌肉一样，让它承受少量且安全的压力，然后给它时间恢复和适应。有规律地弯腰锻炼，这样当麻烦不可避免地来临时，你就不会被折断。

压力的对立面不是平静。它是成长，是积极的挑战，是玩耍。有时这种压力被称为"良性压力"，即能够培养韧性和幸福感的正面压力。良性压力的例子包括克服在公共场合演讲的恐惧，或者克服紧张，享受初次约会。有人坚信洗冷水澡和冰浴可以带来良性压力。嘴里说我们会坚持做这些事情，但真的做起来很难。然而，如果你在生活中时刻留心帮助你生存和成长的心智、身体和微生物的动态防御单元，并尝试慢慢滋养这一系统，你就走在了正确的道路上。压力不是敌人，而是我们需要学会控制的强大武器。引用罗伯特·萨波斯基在伊利诺伊大学演讲的结束语："既然我们聪明到可以发明出社会心理压力源，并愚蠢地陷入其中，那么我们就有可能足够明智，能够正确看待它们。"

改变我们看待压力的方式不可避免地让我想到了"思维模式"的概念。你对自身改变和成长能力的评估会极大地影响你的幸福感和实现目标的能力。那些拥有"固定型思维模式"的人（认为人类的能力和属性无法改变），与那些能够养成"成长型思维模式"的人相比，处于极大的劣势。显然，改变你对世界的看法并不容易。我相信，了解防御系统是一种可以改变我们对自身看法以及了解我们有多少成长可能性的方式。

221

在本书中，我们看到了大脑、免疫系统和微生物群适应、学习以及改变的许多例子；防御系统非常重视适应不断变化的环境。人体显然存在局限性，比如当我还是个孩子的时候，我为自己无法长出翅膀而沮丧，无论我多么努力，都是白费心思。用一句老生常谈的话说，你无法掌控你出身的家庭和身处的社会。话虽如此，我们每个人都有非凡的适应能力，如果我们花时间精心培养这种能力，它就能改善我们的生活。

当涉及你的身心健康时，你必须有务实的态度，且充满希望。有些人充满了"有毒的积极性"，不愿承认痛苦和苦难的必要性。他们传达的信息是，我们只需要强颜欢笑地忍受一切。在我的文化中，这表现为典型的英式"坚硬的上唇"。言下之意是，那些说出自己的痛苦或表现出心理困扰的人性格软弱。由此导致的结果是一种"指责文化"。另一端是那些屈服于无助感的人。有许多外部因素可能对一个人的生活产生深远的负面影响，比如家庭冲突、疾病、贫穷。你在生活中受到的影响可以合理地归咎到这些因素上，但将你生活中的所有责任都归咎于这些因素并不是解决办法——它们不应该拥有决定你未来的权力。归根结底，这对你自己来说是不友好的，因为它剥夺了你有意义地前进的机会。

对于我们的生活，我们都能找到一定程度的掌控感和责任感，但这可能需要他人的帮助。不过，需要明确的是，承担责任并不等于自责。辨别什么是我们能控制的，什么是我们不能控制的，是人类面临的重大挑战之一，而且它深深地根植于历史之中。我们在东方的正念和太极拳练习中看到了这一点，但它也渗透到西方的宗教文化中。我特别喜欢"宁静祷文"："上帝，请赐予我宁静，让我接受我无法改变的事情；赐予我勇气，去改变我能改变的事情；赐予我智慧，以分辨两者的区别。"

在"有毒的积极性"和宿命论的无助感之间，存在一条引人注目的中间路线：悲剧乐观主义。最初由奥地利精神病学家、大屠杀的幸存者维克多·弗兰克尔（Viktor Frankl）定义，它既包括对破碎世界的接受，也保留着我们即使在遭受苦难的情况下也仍然可以成长的希望。

养成习惯

没有灵丹妙药可用于建立平衡的防御系统。对于那些严重免疫疾病或精神疾病患者而言，最接近"灵丹妙药"的或许是药物治疗。平衡的防御系统以及由此产生的幸福感需要"培养"。我选择这个词是为了反映一种温和、关爱的成长过程。要想通过吃、玩和爱来实现健康，你需要持续不断地努力。早在2 500年前，古希腊哲学家亚里士多德就指出了习惯的重要性。1961年，美国历史学家威尔·杜兰特（Will Durant）对他在这方面的研究作了精辟的总结："你每天反复做的事情造就了你。因此，优秀不是一种行为，而是一种习惯。"

值得庆幸的是，最近关于习惯的研究呈现出蓬勃发展的态势，这为我们提供了有用的、基于实证的框架，可以让培养习惯变得容易并有助于我们坚持下去。关于这个主题，詹姆斯·克利尔（James Clear）的著作《原子习惯》简单易懂。他认为，要想养成持久的习惯，这些习惯需要满足四个标准：显而易见、有吸引力、简单和能带来满足感。

例如，假设你想在早间冲泡咖啡时养成锻炼身体的习惯。为了让它更显而易见，你可以在咖啡壶旁边放一个提示物让这个习惯变得触手可及——可以是在墙上贴一张写着"家庭健身房"的便利贴，或者在台面上放一个绿巨人的玩具模型，抑或其他更奇怪的东西。无论你做什么，都要使这个提示充满记忆点又有趣。通过这样做，再加上美味的咖啡，你可以让这项习惯的养成变得有吸引力。要想简单地养成习惯，记得要从低强度开始，慢慢来。如果你第一天只做了一个俯卧撑或者深蹲也没关系——你有足够的时间来增加数量。最后，用咖啡犒赏自己，并且知道你正在让自己变得更强壮、更健康，这件事就会带来满足感。

"习惯追踪记录"——无论是简单的日历还是花哨的应用程序——都能增强责任感，并有助于加深你坚信自己走在正确道路上的满足感。这一切可能听起来简单，但在实践中很难做到。因此，坚持使用某种能让习惯养成得尽可能轻松的方式是必要的。想想你想要实现的目标，并将它们应用到这个框架中。永远记住要善待自己：目标是进步，而不是完美。

爱他人

一天晚上，我感觉很无聊，于是向人工智能（AI）机器人提了一个问题："有史以来，最具人性的东西是什么？"虚空中传来回应："有史以来，最具人性的东西是爱、同理心和同情心。"现在，我保证这是我第一次在本书中使用这种不太靠谱的研究方法，但这个答案很有启发性。用于训练AI机器人的大量文献——相当于数万亿个参数——将"关系"置于人性的核心位置。

说到健康和幸福感，许多人认为积极的人际关系必不可少。医生和科学家对人际关系的关注程度远没有达到应有的水平,几乎可以肯定的是,因为这些关系几乎不可能以客观的方式衡量,并且它们充满了人性的复杂与美好。话虽如此,仍然有丰富的科学文献证实了我们凭直觉知道的事,即社会关系对身心健康绝对有益。与他人建立联系和表现出同情心是训练和建立健康防御系统的绝佳方式。显然,这对那些最有需要的人来说也很有帮助。

防御系统失衡(表现为慢性压力和慢性炎症)的主要因素是孤独和贫穷。部分原因在于贫穷或孤独给个人带来的促炎生活方式:不良饮食、睡眠质量差和缺乏运动。但这也是因为从根本上讲,防御系统将社会孤立和人体感知到的低社会地位视为对生命的威胁。神经成像研究表明,大脑对社会孤立的反应与它对痛苦刺激的反应是一样的,即使是某个你从未见过的在线玩家在电脑游戏中停止向你扔虚拟球,你也会有如此反应。对动物群体和人类的各种研究表明,社会地位低(或者社会经济地位低)的人更容易患上与压力有关的疾病。从生存的角度来看,这完全说得通。人类的力量相对较弱,容易受到捕食者的伤害。我们的成功来自群体,而群体建立在沟通和各种关系的基础之上。对防御系统来说,与群体隔离(无论是字面意思上还是精神感知上的)意味着存在威胁、脆弱和压力。

虽然现代人类社会的等级制度极其复杂,但那些真正或者认为自己无法掌控生活的人更有可能拥有过度活跃、不平衡的防御系统。这会导致炎症,而炎症在短期内会让情绪低落并损害身体组织。从长期来看,其附带伤害体现在大多数现代疾病中:心脏病发作、中风、糖尿病和痴呆症。总而言之,孤独和贫穷是疾病的直接驱动因素。

对我们这些有幸过着相对舒适的生活,且拥有密切社会关系的人来说，在这个世界上，你能做的最好的事情莫过于向孤独和脆弱的人伸出援助之手。如果我们每个人都认真地爱我们的邻居，社会的健康——囊括"健康"这个词的所有含义——就将会发生变化。

博爱

从某种确切意义上来说，你处于事物的中间位置。我小时候学到的非常酷的知识之一（也许是我唯一记得的）是，人类的平均身高正好介于太阳系中最小的物体和最大的物体中间：是原子的100亿倍，太阳的100亿分之一。从生物圈（地球上所有生命相互关联的超级系统）的角度来看，你似乎也位于中间点：你比细菌大，是最小的细菌的几百万倍，也比地球小，是地球的几百万分之一。

无论你喜不喜欢，你都与熙熙攘攘的生物圈的两端紧密相连。我们现在都敏锐地意识到，人类活动正在使这个脆弱的系统失去平衡。按照目前的速度，我们正在以污染、砍伐和焚烧的方式走向灭绝。越来越多的人认为，尤其是年轻人，如果我们真的关心自己和其他人，我们就必须关心和爱护整个地球。我完全同意。但我认为，如果真正热爱和尊重这个世界，以及这个世界上的人类，你还需要把你的爱引向天平的另一端。

微生物帮助塑造了你，培养与微生物的健康关系不仅可以改善你自己的健康，还能帮助你做好照顾世界的准备。保护环境始于保护自己的身体。即使在没有人陪伴的情况下吃饭，你也在为数十万亿微生物提供一场盛宴，而你选择的食物决定了谁被邀请参加宴会。谨慎地对待微生物，应该与培养健康的免疫系统和心智齐头并进。所有生态系统的蓬勃发展都依赖多样性和平衡，你也是如此。仁爱之心，始于自身。

我希望你会喜欢这门构建了本书内容的新科学，它揭示了心智、身体和微生物是密不可分、相互关联的。我还希望它能激励你进一步探索这个迷人的主题。但最重要的是，我希望这本书有助于你培养一种态度，即在考虑身体健康时尊重心智，考虑心理健康时尊重身体。如果你不尊重自身所处的环境，尤其是那些在你体内安家的不为人注意的微生物，你也无法真正地欣赏你的心智或身体。保持这个防御系统得到滋养、训练和平衡，是获得一定程度的健康和幸福感的最好方法，让你能够做自己喜欢的事情。是的，防御系统的循环因果关系比简单的线性因果叙事复杂得多，陈旧的医学教科书和社交媒体上的健康类节目网红都喜欢后者。但事实指明了这种复杂性。你不只是一个有意识的头脑，你不只是一个生物结构，你是一个将心智与身体相结合去体验生活的人。

致谢

如果没有许多人的帮助，这本书就不可能出现在你们手中。我想首先对两群勇敢的人致以谢意，他们之间没有特定的优先顺序。

第一群人是患者。患有精神疾病的人是社会上最容易被误解和污名化的群体。这本书充满了对免疫—大脑通路的新发现、新发现疾病和新疗法的兴奋之情。然而，这意味着直到最近，还有很多由免疫系统引起或加重的精神病症都被误诊了。我要感谢我的患者，他们教会了我很多关于人类状况的知识，并为本书中提供了许多临床素材。我还要感谢那些不是我的患者，但愿意分享自己患病故事的人，萨曼莎·拉乔是其中我唯一能说出名字的人。

第二群人是先驱者。这些科学家和医生突破传统桎梏、顶住同行嘲笑甚至对抗打压，揭示了心智、免疫系统和肠道微生物群之间的联系。这本书参考了大约350篇参考文献，每一篇都代表了一群先驱研究人员。我要感谢那些热心地接受我的采访或者评价这本书的专家：贝琳达·伦诺克斯（Belinda Lennox）、戈拉姆·孔达卡尔（Golam Khandaker）、约翰·克莱恩（John Cryan）、布伦达·彭宁克斯（Brenda Penninx）、乔纳森·基普尼斯（Jonathan Kipnis）、大卫·齐尔伯（David Zilber）、伊恩·麦金尼斯（Iain McInnes）、爱德华·布尔莫尔（Ed Bullmore）以及阿韦斯·阿夫塔卜（Awais Aftab）。

感谢我的编辑：技艺精湛、睿智聪慧的亚历克斯·克里斯托菲（Alex Christofi）。感谢我在Transworld的优秀团队：汤姆·希尔（Tom

Hill）、亚历克斯·纽比（Alex Newby）、凯特·萨玛诺（Kate Samano）、菲尔·洛德（Phil Lord）、里奇·谢勒（Rich Shailer）、艾洛伊斯·奥斯汀（Eloise Austin）和菲尔·埃文斯（Phil Evans）。你们一起帮助我在科学领域（肯定是一个极其复杂的角落）打造了一本通俗易懂且充满趣味的书。感谢我出色的经纪人查理·瓦伊尼（Charlie Viney），我简直不敢相信这是我的第三部著作。

感谢在免疫学和精神病学领域为我提供建议和启发的同事和顾问：阿梅迪奥·米尼奇诺（Amedeo Minichino）、奥尔加·查塔卢（Olga Tsatalou）、雅科夫·兹洛德尔（Jakov Zlodre）、莉莲·希基（Lilian Hickey）、丹尼尔·莫汉（Daniel Maughan）、乔纳森·罗杰斯（Jonathan Rogers）、玛格丽特·格洛戈斯卡（Margaret Glogowska）、格雷厄姆·奥格（Graham Ogg）、丽贝卡·麦克奈特（Rebecca McKnight）、凯特·托马斯（Kate Thomas）、达菲德·劳埃德（Dafydd Lloyd）和约翰·比尔（John Beale）。

感谢那些支持我写作事业的人：科林·瑟布伦（Colin Thubron）、玛格丽塔·德·格拉齐亚（Margreta de Grazia）、安德里亚·亨利（Andrea Henry）和道格·杨（Doug Young）。

感谢汉娜（Hannah），我的妻子，也是"另一位编辑"。你的鼓励和真诚，完美契合了这两个角色。感谢我的父母，罗伯（Rob）和汉娜（Hannah），以及我的兄弟菲恩（Phin）。你们耐心等了三本书才等来这篇致谢辞，这也正体现了你们多年来作为父母和手足，对我这个儿子/兄弟始终如一的包容和耐心……

当然，还有你，我的读者。我希望你喜欢这本书，我希望它能让你以某种不同的、更深刻的视角来看待作为人类意味着什么。

参考文献

作者按

1. Edelstein, L. (1967). The Hippocratic oath: Text, translation and interpretation. In O. Temkin & C. L. Temkin (Eds.), *Ancient medicine: Selected papers of Ludwig Edelstein* (pp. 3–63). Johns Hopkins University Press.

第一部分　开放心态：免疫系统与心智的科学革命

1　两个系统的故事

1. Molnár, Z. (2021). On the 400th anniversary of the birth of Thomas Willis. *Brain: A Journal of Neurology, 144*(4), 1033–1037. https://doi.org/10.1093/brain/awab016
2. Scatliff, J. H., & Johnston, S. (2014). Andreas Vesalius and Thomas Willis: Their anatomic brain illustrations and illustrators. AJNR. *American Journal of Neuroradiology, 35*(1), 19–22. https://doi.org/10.3174/ajnr.A3766
3. Hughes, J. T. (1991). *Thomas Willis 1621–1675: His Life and Work.* Royal Society of Medicine.
4. Molnár, Z. (2004). Thomas Willis (1621–1675), the founder of clinical neuroscience. *Nature Reviews. Neuroscience, 5*(4), 329–335. https://doi.org/10.1038/nrn1369
5. Shakespeare, W. (2002). *The merchant of Venice: Texts and contexts* (M. L. Kaplan, Ed.). Palgrave Macmillan.
6. Hooke, R. (1665). *Micrographia: Or some physiological descriptions of minute bodies made by magnifying glasses with observations and inquiries thereupon.* Royal Society.
7. Hooke, R. (1665). *Micrographia. Royal Society.*
8. Pepys, S. (1993). *The diary of Samuel Pepys* (R. Latham, Ed.; Penguin Classics). Penguin Classics.
9. McClurken, J. (Ed.). (2015). Contagion: Historical views of diseases and epidemics. *Journal of American History, 101*(4), 1357–1358.

10. Thucydides (2019). *The history of the Peloponnesian War*. Books on Demand.
11. Schaaf, H. S., & Zumla, A. (Eds.). (2009). *Tuberculosis: A comprehensive clinical reference*. Elsevier.
12. Needham, J. (2000). *Science and civilisation in China (Vol. 6: Biology and biological technology,* Part 6: Medicine). Cambridge University Press.
13. Jenner, E. (1798). *An inquiry into the causes and effects of the variolae vaccinae, a disease discovered in some of the western counties of England, particularly Gloucestershire, and known by the name of the cow pox.* Sampson Low.
14. Riedel, S. (2005). Edward Jenner and the history of smallpox and vaccination. *Baylor University Medical Center Proceedings, 18*(1), 21–25. https://doi.org/10.1080/08998280.2005.11928028
15. Janeway, C. A., Jr. (1989). Approaching the asymptote? Evolution and revolution in immunology. *Cold Spring Harbor Symposia on Quantitative Biology, 54*(Pt 1), 1–13. https://doi.org/10.1101/sqb.1989.054.01.003
16. Poltorak, A., He, X., Smirnova, I., Liu, M. Y., Van Huffel, C., Du, X., Birdwell, D., Alejos, E., Silva, M., Galanos, C., Freudenberg, M., Ricciardi-Castagnoli, P., Layton, B., & Beutler, B. (1998). Defective LPS signaling in C3H/HeJ and C57BL/10ScCr mice: Mutations in Tlr4 gene. *Science, 282*(5396), 2085–2088. https://doi.org/10.1126/science.282.5396.2085
17. Pasparakis, M., Haase, I., & Nestle, F. O. (2014). Mechanisms regulating skin immunity and inflammation. *Nature Reviews Immunology, 14*(5), 289–301. https://doi.org/10.1038/nri3646
18. Shirai, Y. (1921). On the transplantation of the rat sarcoma in adult heterogenous animals. *Japan Medical World,* 1, 14–15.
19. Bullmore, E. (2018). *The inflamed mind: A radical new approach to depression.* Picador.

2　墙上的洞

1. Moalem, G., Leibowitz-Amit, R., Yoles, E., Mor, F., Cohen, I. R., & Schwartz, M. (1999). Autoimmune T cells protect neurons from secondary degeneration after central nervous system axotomy. *Nature Medicine, 5*(1), 49–55. https://doi.org/10.1038/4734
2. Beers, D. R., Henkel, J. S., Zhao, W., Wang, J., & Appel, S. H. (2008). CD4[+] T cells

support glial neuroprotection, slow disease progression, and modify glial morphology in an animal model of inherited ALS. *Proceedings of the National Academy of Sciences of the United States of America*, *105*(40), 15558–15563. https://doi.org/10.1073/pnas.0807419105

3. Pavlovic, S., Daniltchenko, M., Tobin, D. J., Hagen, E., Hunt, S. P., Klapp, B. F., Arck, P. C., & Peters, E. M. (2008). Further exploring the brain–skin connection: Stress worsens dermatitis via substance P–dependent neurogenic inflammation in mice. *Journal of Investigative Dermatology*, *128*(2), 434–446. https://doi.org/10.1038/sj.jid.5701079

4. Ransohoff, R. M., & Engelhardt, B. (2012). The anatomical and cellular basis of immune surveillance in the central nervous system. *Nature Reviews Immunology*, *12*(9), 623–635. https://doi.org/10.1038/nri3265

5. Aspelund, A., Antila, S., Proulx, S. T., Karlsen, T. V., Karaman, S., Detmar, M., Wiig, H., & Alitalo, K. (2015). A dural lymphatic vascular system that drains brain interstitial fluid and macromolecules. *Journal of Experimental Medicine*, *212*(7), 991–999. https://doi.org/10.1084/jem.20142290

6. Bower, N. I., Koltowska, K., Pichol–Thievend, C., Virshup, I., Paterson, S., Lagendijk, A. K., Wang, W., Lindsey, B. W., Bent, S. J., Baek, S., Rondon–Galeano, M., Hurley, D. G., Mochizuki, N., Simons, C., Francois, M., Wells, C. A., Kaslin, J., & Hogan, B. M. (2017). Mural lymphatic endothelial cells regulate meningeal angiogenesis in the zebrafish. *Nature Neuroscience*, *20*(6), 774–783. https://doi.org/10.1038/nn.4558

7. Absinta, M., Ha, S. K., Nair, G., Sati, P., Luciano, N. J., Palisoc, M., Louveau, A., Zaghloul, K. A., Pittaluga, S., Kipnis, J., & Reich, D. S. (2017). *Human and nonhuman primate meninges harbor lymphatic vessels that can be visualized noninvasively by MRI.* eLife, 6, e29738. https://doi.org/10.7554/eLife.29738

8. Iliff, J. J., Wang, M., Liao, Y., Plogg, B. A., Peng, W., Gundersen, G. A., Benveniste, H., Vates, G. E., Deane, R., Goldman, S. A., Nagelhus, E. A., & Nedergaard, M. (2012). A paravascular pathway facilitates CSF flow through the brain parenchyma and the clearance of interstitial solutes, including amyloid β. *Science Translational Medicine*, *4*(147), 147ra111. https://doi.org/10.1126/scitranslmed.3003748

9. Ringstad, G., & Eide, P. K. (2020). Cerebrospinal fluid tracer efflux to parasagittal dura

in humans. *Nature Communications*, 11(1), 354. https://doi.org/10.1038/s41467-019-14195-x

10. Rustenhoven, J., Drieu, A., Mamuladze, T., de Lima, K. A., Dykstra, T., Wall, M., Papadopoulos, Z., Kanamori, M., Salvador, A. F., Baker, W., Lemieux, M., Da Mesquita, S., Cugurra, A., Fitzpatrick, J., Sviben, S., Kossina, R., Bayguinov, P., Townsend, R. R., Zhang, Q., Erdmann-Gilmore, P., Smirnov, I., Lopes, M. B., Herz, J., Kipnis, J. (2021). Functional characterization of the dural sinuses as a neuroimmune interface. *Cell*, *184*(4), 1000–1016.e27. https://doi.org/10.1016/j.cell.2020.12.040

11. Herisson, F., Frodermann, V., Courties, G., Rohde, D., Sun, Y., Vandoorne, K., Wojtkiewicz, G. R., Masson, G. S., Vinegoni, C., Kim, J., Kim, D. E., Weissleder, R., Swirski, F. K., Moskowitz, M. A., & Nahrendorf, M. (2018). Direct vascular channels connect skull bone marrow and the brain surface enabling myeloid cell migration. *Nature Neuroscience*, *21*(9), 1209–1217. https://doi.org/10.1038/s41593-018-0213-2

12. Cugurra, A., Mamuladze, T., Rustenhoven, J., Dykstra, T., Beroshvili, G., Greenberg, Z. J., Baker, W., Papadopoulos, Z., Drieu, A., Blackburn, S., Kanamori, M., Brioschi, S., Herz, J., Schuettpelz, L. G., Colonna, M., Smirnov, I., & Kipnis, J. (2021). Skull and vertebral bone marrow are myeloid cell reservoirs for the meninges and CNS parenchyma. *Science*, *373*(6553), eabf7844. https://doi.org/10.1126/science.abf7844

13. Mazzitelli, J. A., Smyth, L. C. D., Cross, K. A., Dykstra, T., Sun, J., Du, S., Mamuladze, T., Smirnov, I., Rustenhoven, J., & Kipnis, J. (2022). Cerebrospinal fluid regulates skull bone marrow niches via direct access through dural channels. *Nature Neuroscience*, *25*(5), 555–560. https://doi.org/10.1038/s41593-022-01029-1

14. Penfield, W. (1925). Microglia and the process of phagocytosis in gliomas. *American Journal of Pathology*, *1*(1), 77.

15. Ginhoux, F., Greter, M., Leboeuf, M., Nandi, S., See, P., Gokhan, S., Mehler, M. F., Conway, S. J., Ng, L. G., Stanley, E. R., Samokhvalov, I. M., & Merad, M. (2010). Fate mapping analysis reveals that adult microglia derive from primitive macrophages. *Science*, *330*(6005), 841–845. https://doi.org/10.1126/science.1194637

16. Pasciuto, E., Burton, O. T., Roca, C. P., Lagou, V., Rajan, W. D., Theys, T., Mancuso, R., Tito, R. Y., Kouser, L., Callaerts-Vegh, Z., de la Fuente, A. G., Prezzemolo, T.,

Mascali, L. G., Brajic, A., Whyte, C. E., Yshii, L., Martinez-Muriana, A., Naughton, M., Young, A., Moudra, A., Lemaitre, P., Poovathingal, S., Raes, J., De Strooper, B., Fitzgerald, D. C., Dooley, J., ... Liston, A. (2020). Microglia Require CD4 T Cells to complete the fetal-to-adult transition. *Cell, 182*(3), 625–640. https://doi.org/10.1016/j.cell.2020.06.026

17. Stevens, B., Allen, N. J., Vazquez, L. E., Howell, G. R., Christopherson, K. S., Nouri, N., Micheva, K. D., Mehalow, A. K., Huberman, A. D., Stafford, B., Sher, A., Litke, A. M., Lambris, J. D., Smith, S. J., John, S. W., & Barres, B. A. (2007). The classical complement cascade mediates CNS synapse elimination. *Cell, 131*(6), 1164–1178. https://doi.org/10.1016/j.cell.2007.10.036

18. Schafer, D. P., Lehrman, E. K., Kautzman, A. G., Koyama, R., Mardinly, A. R., Yamasaki, R., Ransohoff, R. M., Greenberg, M. E., Barres, B. A., & Stevens, B. (2012). Microglia sculpt postnatal neural circuits in an activity and complement-dependent manner. *Neuron, 74*(4), 691–705. https://doi.org/10.1016/j.neuron.2012.03.026

19. Lehrman, E. K., Wilton, D. K., Litvina, E. Y., Welsh, C. A., Chang, S. T., Frouin, A., Walker, A. J., Heller, M. D., Umemori, H., Chen, C., & Stevens, B. (2018). CD47 protects synapses from excess microglia-mediated pruning during development. *Neuron, 100*(1), 120–134.e6. https://doi.org/10.1016/j.neuron.2018.09.017

20. Woo, J. J., Pouget, J. G., Zai, C. C., & Kennedy, J. L. (2020). The complement system in schizophrenia: Where are we now and what's next? *Molecular Psychiatry, 25*(1), 114–130. https://doi.org/10.1038/s41380-019-0479-0

3 病感

1. Eisenberger, N. I., Inagaki, T. K., Mashal, N. M., & Irwin, M. R. (2010). Inflammation and social experience: an inflammatory challenge induces feelings of social disconnection in addition to depressed mood. *Brain, Behavior, and Immunity, 24*(4), 558–563. https://doi.org/10.1016/j.bbi.2009.12.009

2. Lasselin, J., Treadway, M. T., Lacourt, T. E., Soop, A., Olsson, M. J., Karshikoff, B., Paues-Göranson, S., Axelsson, J., Dantzer, R., & Lekander, M. (2017). Lipopolysaccharide alters motivated behavior in a monetary reward task: a randomized trial. *Neuropsychopharmacology: Official Publication of the American College of*

Neuropsychopharmacology, 42(4), 801–810. https://doi.org/10.1038/npp.2016.191

3. Moieni, M., Irwin, M. R., Jevtic, I., Breen, E. C., & Eisenberger, N. I. (2015). Inflammation impairs social cognitive processing: A randomized controlled trial of endotoxin. *Brain, Behavior, and Immunity*, 48, 132–138. https://doi.org/10.1016/j.bbi.2015.03.002

4. Lasselin, J., Lekander, M., Benson, S., Schedlowski, M., & Engler, H. (2021). Sick for science: experimental endotoxemia as a translational tool to develop and test new therapies for inflammation-associated depression. *Molecular Psychiatry, 26*(8), 3672–3683. https://doi.org/10.1038/s41380-020-00869-2

5. De Marco, R., Ronen, I., Branzoli, F., Amato, M. L., Asllani, I., Colasanti, A., Harrison, N. A., & Cercignani, M. (2022). Diffusion-weighted MR spectroscopy (DW-MRS) is sensitive to LPS-induced changes in human glial morphometry: A preliminary study. *Brain, Behavior, and Immunity*, 99, 256–265. https://doi.org/10.1016/j.bbi.2021.10.005

6. Garg, R., & Qadri, A. (2010). Hemoglobin transforms anti-inflammatory Salmonella typhi virulence polysaccharide into a TLR-2 agonist. *Journal of Immunology (Baltimore, Md. : 1950), 184*(11), 5980–5987. https://doi.org/10.4049/jimmunol.0903512

7. Axelsson, J., Sundelin, T., Olsson, M. J., Sorjonen, K., Axelsson, C., Lasselin, J., & Lekander, M. (2018). Identification of acutely sick people and facial cues of sickness. Proceedings. *Biological sciences*, 285(1870), 20172430. https://doi.org/10.1098/rspb.2017.2430

8. Sundelin, T., Karshikoff, B., Axelsson, E., Höglund, C. O., Lekander, M., & Axelsson, J. (2015). Sick man walking: Perception of health status from body motion. *Brain, Behavior, and Immunity*, 48, 53–56. https://doi.org/10.1016/j.bbi.2015.03.007

9. Lasselin, J., Sundelin, T., Wayne, P. M., Olsson, M. J., Paues Göranson, S., Axelsson, J., & Lekander, M. (2020). Biological motion during inflammation in humans. *Brain, Behavior, and Immunity*, 84, 147–153. https://doi.org/10.1016/j.bbi.2019.11.019

10. Bomers, M. K., van Agtmael, M. A., Luik, H., van Veen, M. C., Vandenbroucke-Grauls, C. M., & Smulders, Y. M. (2012). Using a dog's superior olfactory sensitivity to identify Clostridium difficile in stools and patients: proof of principle study. *BMJ*, 345, e7396. https://doi.org/10.1136/bmj.e7396

11. Lekander, M. (2021). *The Inflamed Feeling: The Brain's Role in Immune Defence*. Oxford University Press.
12. Willis, T. (2011). *The London Practice of Physick, or the Whole Practical Part of Physick*. Gryphon Editions.
13. Olsson, M. J., Lundström, J. N., Kimball, B. A., Gordon, A. R., Karshikoff, B., Hosseini, N., Sorjonen, K., Olgart Höglund, C., Solares, C., Soop, A., Axelsson, J., & Lekander, M. (2014). The scent of disease: human body odor contains an early chemosensory cue of sickness. *Psychological Science, 25*(3), 817–823. https://doi.org/10.1177/0956797613515681
14. Regenbogen, C., Axelsson, J., Lasselin, J., Porada, D. K., Sundelin, T., Peter, M. G., Lekander, M., Lundström, J. N., & Olsson, M. J. (2017). Behavioral and neural correlates to multisensory detection of sick humans. *Proceedings of the National Academy of Sciences of the United States of America, 114*(24), 6400–6405. https://doi.org/10.1073/pnas.1617357114
15. Gordon, A. R., Kimball, B. A., Sorjonen, K., Karshikoff, B., Axelsson, J., Lekander, M., Lundström, J. N., & Olsson, M. J. (2018). Detection of inflammation via volatile cues in human urine. *Chemical Senses, 43*(9), 711–719. https://doi.org/10.1093/chemse/bjy059
16. Olsson, M. J., Lundström, J. N., Kimball, B. A., Gordon, A. R., Karshikoff, B., Hosseini, N., Sorjonen, K., Olgart Höglund, C., Solares, C., Soop, A., Axelsson, J., & Lekander, M. (2014). The scent of disease: human body odor contains an early chemosensory cue of sickness. *Psychological Science, 25*(3), 817–823. https://doi.org/10.1177/0956797613515681
17. Sarolidou, G., Axelsson, J., Kimball, B. A., Sundelin, T., Regenbogen, C., Lundström, J. N., & Olsson, M. J. (2020). People expressing olfactory and visual cues of disease are less liked. *Philosophical Transactions of the Royal Society B, 375*(1800), 20190272. https://doi.org/10.1098/rstb.2019.0272
18. Stevenson, R. J., Hodgson, D., Oaten, M. J., Moussavi, M., Langberg, R., Case, T. I., & Barouei, J. (2012). Disgust elevates core body temperature and up-regulates certain oral immune markers. *Brain, Behavior, and Immunity, 26*(7), 1160–1168. https://doi.org/10.1016/j.bbi.2012.07.010

19. Schaller, M., Miller, G. E., Gervais, W. M., Yager, S., & Chen, E. (2010). Mere visual perception of other people's disease symptoms facilitates a more aggressive immune response. *Psychological Science, 21*(5), 649–652. https://doi.org/10.1177/0956797610374714

20. Murray, D. R., & Schaller, M. (2012). Threat(s) and conformity deconstructed: perceived threat of infectious disease and its implications for conformist attitudes and behavior. *European Journal of Social Psychology, 42*(2), 180–188. https://doi.org/10.1002/ejsp.863

21. Murray, D. R., Kerry, N., & Gervais, W. M. (2019). On disease and deontology: multiple tests of the influence of disease threat on moral vigilance. *Social Psychological and Personality Science, 10*(1), 44–52. https://doi.org/10.1177/1948550617741374

22. Aarøe, L., Petersen, M. B., & Arceneaux, K. (2017). The behavioral immune system shapes political intuitions: Why and how individual differences in disgust sensitivity underlie opposition to immigration. *American Political Science Review, 111*(2), 277–294. https://doi.org/10.1017/S0003055416000770

23. Schnall, S., Benton, J., & Harvey, S. (2008). With a clean conscience: cleanliness reduces the severity of moral judgments. *Psychological Science, 19*(12), 1219–1222. https://doi.org/10.1111/j.1467-9280.2008.02227.x

24. Kaňková, Š., Takács, L., Krulová, M., Hlaváčová, J., Nouzová, K., Hill, M., Včelák, J., & Monk, C. (2022). Disgust sensitivity is negatively associated with immune system activity in early pregnancy: Direct support for the Compensatory Prophylaxis Hypothesis. *Evolution and Human Behavior, 43*(3), 234–241. https://doi.org/10.1016/j.evolhumbehav.2022.02.001

25. Navarrete, C. D., Fessler, D. M., & Eng, S. J. (2007). Elevated ethnocentrism in the first trimester of pregnancy. *Evolution and Human Behavior, 28*(1), 60–65. https://doi.org/10.1016/j.evolhumbehav.2006.08.003

26. Zakrzewska, M. (2022). Olfaction and prejudice: the role of body odor disgust sensitivity and disease avoidance in understanding social attitudes. *Doctoral dissertation, Department of Psychology, Stockholm University*

27. Zakrzewska, M., Olofsson, J. K., Lindholm, T., Blomkvist, A., & Liuzza, M. T. (2019). Body odor disgust sensitivity is associated with prejudice towards a fictive

group of immigrants. *Physiology & behavior*, 201, 221–227. https://doi.org/10.1016/j.physbeh.2019.01.006

28. Zakrzewska, M. Z., Liuzza, M. T., Lindholm, T., Blomkvist, A., Larsson, M., & Olofsson, J. K. (2020). An Overprotective Nose? Implicit Bias Is Positively Related to Individual Differences in Body Odor Disgust Sensitivity. *Frontiers in psychology*, 11, 301. https://doi.org/10.3389/fpsyg.2020.00301

29. Kipnis, J. (2018). Immune system: The "seventh sense". *The Journal of experimental medicine*, *215*(2), 397–398. https://doi.org/10.1084/jem.20172295

4　超系统的故事

1. Summerfield, C., Egner, T., Greene, M., Koechlin, E., Mangels, J., & Hirsch, J. (2006). Predictive codes for forthcoming perception in the frontal cortex. *Science*, *314*(5803), 1311–1314. https://doi.org/10.1126/science.1132028

2. George, K., & Das, J. M. (2019). *Neuroanatomy, thalamocortical radiations*. StatPearls Publishing.

3. Pace-Schott, E. F., Amole, M. C., Aue, T., Balconi, M., Bylsma, L. M., Critchley, H., Demaree, H. A., Friedman, B. H., Gooding, A. E. K., Gosseries, O., Jovanovic, T., Kirby, L. A. J., Kozlowska, K., Laureys, S., Lowe, L., Magee, K., Marin, M. F., Merner, A. R., Robinson, J. L., Spangler, D. P., Van Overveld, M., Smith, R. C., VanElzakker, M. B. (2019). Physiological feelings. *Neuroscience and biobehavioral reviews*, 103, 267–304. https://doi.org/10.1016/j.neubiorev.2019.05.002

4. Barrett, L. F. (2017). *How emotions are made: The secret life of the brain*. Pan Macmillan.

5. Miller, A. H., & Raison, C. L. (2016). The role of inflammation in depression: from evolutionary imperative to modern treatment target. *Nature reviews. Immunology*, *16*(1), 22–34. https://doi.org/10.1038/nri.2015.5

6. Bierhaus, A., Wolf, J., Andrassy, M., Rohleder, N., Humpert, P. M., Petrov, D., Ferstl, R., von Eynatten, M., Wendt, T., Rudofsky, G., Joswig, M., Morcos, M., Schwaninger, M., McEwen, B., Kirschbaum, C., & Nawroth, P. P. (2003). A mechanism converting psychosocial stress into mononuclear cell activation. *Proceedings of the National Academy of Sciences of the United States of America*, *100*(4), 1920–1925.

7. Ader, R., & Cohen, N. (1975). Behaviorally conditioned immunosuppression. *Psychosomatic*

medicine, 37(4), 333–340. https://doi.org/10.1097/00006842-197507000-00007

8. Bhat, A., Parr, T., Ramstead, M., & Friston, K. (2021). Immunoceptive inference: why are psychiatric disorders and immune responses intertwined?. *Biology & philosophy, 36*(3), 27. https://doi.org/10.1007/s10539-021-09801-6

9. Lynall, M. E., Soskic, B., Hayhurst, J., Schwartzentruber, J., Levey, D. F., Pathak, G. A., Polimanti, R., Gelernter, J., Stein, M. B., Trynka, G., Clatworthy, M. R., & Bullmore, E. (2022). Genetic variants associated with psychiatric disorders are enriched at epigenetically active sites in lymphoid cells. *Nature Communications, 13*(1), 6102. https://doi.org/10.1038/s41467-022-33885-7

10. Miller, A. H., & Raison, C. L. (2016). The role of inflammation in depression: From evolutionary imperative to modern treatment target. Nature Reviews. *Immunology, 16*(1), 22–34. https://doi.org/10.1038/nri.2015.5

11. Klunk, J., Vilgalys, T. P., Demeure, C. E., Cheng, X., Shiratori, M., Madej, J., Beau, R., Elli, D., Patino, M. I., Redfern, R., DeWitte, S. N., Gamble, J. A., Boldsen, J. L., Carmichael, A., Varlik, N., Eaton, K., Grenier, J. C., Golding, G. B., Devault, A., Rouillard, J. M., ... Barreiro, L. B. (2022). Evolution of immune genes is associated with the Black Death. *Nature, 611*(7935), 312–319. https://doi.org/10.1038/s41586-022-05349-x

5 心智与微生物

1. Boillat, M., Hammoudi, P. M., Dogga, S. K., Pagès, S., Goubran, M., Rodriguez, I., & Soldati-Favre, D. (2020). Neuroinflammation-associated Aspecific Manipulation of Mouse Predator Fear by Toxoplasma gondii. *Cell Reports, 30*(2), 320–334.e6. https://doi.org/10.1016/j.celrep.2019.12.019

2. Tauber, A. I. (2003). Metchnikoff and the phagocytosis theory. Nature reviews. *Molecular cell biology, 4*(11), 897–901. https://doi.org/10.1038/nrm1244

3. Bouchard, C. (1906). *Lectures on auto-intoxication in disease, or self-poisoning of the individual* (T. Oliver, Trans.). F. A. Davis Company.

4. Metchnikoff, I. I. (1907/1910). T*he prolongation of life: Optimistic studies.* G. P. Putnam's Sons.

5. Sudo, N., Chida, Y., Aiba, Y., Sonoda, J., Oyama, N., Yu, X. N., Kubo, C., & Koga, Y. (2004). Postnatal microbial colonization programs the hypothalamic-pituitary-adrenal

system for stress response in mice. *Journal of physiology, 558*(Pt 1), 263–275. https://doi.org/10.1113/jphysiol.2004.063388

6. O'Mahony, S. M., Marchesi, J. R., Scully, P., Codling, C., Ceolho, A. M., Quigley, E. M., Cryan, J. F., & Dinan, T. G. (2009). Early life stress alters behavior, immunity, and microbiota in rats: Implications for irritable bowel syndrome and psychiatric illnesses. *Biological psychiatry, 65*(3), 263–267. https://doi.org/10.1016/j.biopsych.2008.06.026

7. Clarke, G., Grenham, S., Scully, P., Fitzgerald, P., Moloney, R. D., Shanahan, F., Dinan, T. G., & Cryan, J. F. (2013). The microbiome–gut–brain axis during early life regulates the hippocampal serotonergic system in a sex–dependent manner. *Molecular psychiatry, 18*(6), 666–673. https://doi.org/10.1038/mp.2012.77

8. Bravo, J. A., Forsythe, P., Chew, M. V., Escaravage, E., Savignac, H. M., Dinan, T. G., Bienenstock, J., & Cryan, J. F. (2011). Ingestion of Lactobacillus strain regulates emotional behavior and central GABA receptor expression in a mouse via the vagus nerve. *Proceedings of the National Academy of Sciences of the United States of America, 108*(38), 16050–16055. https://doi.org/10.1073/pnas.1102999108

9. Hoban, A. E., Stilling, R. M., Moloney, G., Shanahan, F., Dinan, T. G., Clarke, G., & Cryan, J. F. (2018). The microbiome regulates amygdala–dependent fear recall. *Molecular psychiatry, 23*(5), 1134–1144. https://doi.org/10.1038/mp.2017.100

10. Luczynski, P., Whelan, S. O., O'Sullivan, C., Clarke, G., Shanahan, F., Dinan, T. G., & Cryan, J. F. (2016). Adult microbiota–deficient mice have distinct dendritic morphological changes: Differential effects in the amygdala and hippocampus. *The European Journal of Neuroscience, 44*(9), 2654–2666. https://doi.org/10.1111/ejn.13291

11. Hoban, A. E., Stilling, R. M., Ryan, F. J., Shanahan, F., Dinan, T. G., Claesson, M. J., Clarke, G., & Cryan, J. F. (2016). Regulation of prefrontal cortex myelination by the microbiota. *Translational psychiatry, 6*(4), e774. https://doi.org/10.1038/tp.2016.42

12. Desbonnet, L., Clarke, G., Traplin, A., O'Sullivan, O., Crispie, F., Moloney, R. D., Cotter, P. D., Dinan, T. G., & Cryan, J. F. (2015). Gut microbiota depletion from early adolescence in mice: Implications for brain and behaviour. *Brain, Behavior, and Immunity, 48*, 165–173. https://doi.org/10.1016/j.bbi.2015.04.004

13. Bercik, P., Denou, E., Collins, J., Jackson, W., Lu, J., Jury, J., Deng, Y., Blennerhassett, P., Macri, J., McCoy, K. D., Verdu, E. F., & Collins, S. M. (2011). The intestinal

microbiota affect central levels of brain-derived neurotropic factor and behavior in mice. *Gastroenterology, 141*(2), 599–609.e6093. https://doi.org/10.1053/j.gastro.2011.04.052

14. Kelly, J. R., Borre, Y., O' Brien, C., Patterson, E., El Aidy, S., Deane, J., Kennedy, P. J., Beers, S., Scott, K., Moloney, G., Hoban, A. E., Scott, L., Fitzgerald, P., Ross, P., Stanton, C., Clarke, G., Cryan, J. F., & Dinan, T. G. (2016). Transferring the blues: Depression-associated gut microbiota induces neurobehavioural changes in the rat. *Journal of Psychiatric Research*, 82, 109–118. https://doi.org/10.1016/j.jpsychires.2016.07.019

15. Clarke, G., Stilling, R. M., Kennedy, P. J., Stanton, C., Cryan, J. F., & Dinan, T. G. (2014). Minireview: Gut microbiota: the neglected endocrine organ. *Molecular Endocrinology, 28*(8), 1221–1238. https://doi.org/10.1210/me.2014-1108

16. Paun, A., & Danska, J. S. (2015). Immuno-ecology: How the microbiome regulates tolerance and autoimmunity. *Current Opinion in Immunology,* 37, 34–39. https://doi.org/10.1016/j.coi.2015.09.004

17. Flegr J. (2007). Effects of Toxoplasma on human behavior. *Schizophrenia Bulletin, 33*(3), 757–760. https://doi.org/10.1093/schbul/sbl074

18. Trevelline, B. K., & Kohl, K. D. (2022). The gut microbiome influences host diet selection behavior. *Proceedings of the National Academy of Sciences of the United States of America, 119*(17), e2117537119. https://doi.org/10.1073/pnas.2117537119

19. Swartz, T. D., Duca, F. A., de Wouters, T., Sakar, Y., & Covasa, M. (2012). Up-regulation of intestinal type 1 taste receptor 3 and sodium glucose luminal transporter-1 expression and increased sucrose intake in mice lacking gut microbiota. *British Journal of Nutrition, 107*(5), 621–630. https://doi.org/10.1017/S0007114511003412

20. Ezra-Nevo, G., Henriques, S. F., & Ribeiro, C. (2020). The diet-microbiome tango: How nutrients lead the gut brain axis. *Current Opinion in Neurobiology*, 62, 122–132. https://doi.org/10.1016/j.conb.2020.02.005

21. Bohórquez, D. V., Shahid, R. A., Erdmann, A., Kreger, A. M., Wang, Y., Calakos, N., Wang, F., & Liddle, R. A. (2015). Neuroepithelial circuit formed by innervation of sensory enteroendocrine cells. *Journal of Clinical Investigation, 125*(2), 782–786. https://doi.org/10.1172/JCI78361

22. Buchanan, K. L., Rupprecht, L. E., Kaelberer, M. M., Sahasrabudhe, A., Klein,

M. E., Villalobos, J. A., Liu, W. W., Yang, A., Gelman, J., Park, S., Anikeeva, P., & Bohórquez, D. V. (2022). The preference for sugar over sweetener depends on a gut sensor cell. *Nature Neuroscience, 25*(2), 191–200. https://doi.org/10.1038/s41593-021-00982-7

23. Kaelberer, M. M., Rupprecht, L. E., Liu, W. W., Weng, P., & Bohórquez, D. V. (2020). Neuropod cells: The emerging biology of gut–brain sensory transduction. *Annual review of neuroscience, 43*, 337–353. https://doi.org/10.1146/annurev-neuro-091619-022657

24. Zhang, W., Lyu, M., Bessman, N. J., Xie, Z., Arifuzzaman, M., Yano, H., Parkhurst, C. N., Chu, C., Zhou, L., Putzel, G. G., Li, T. T., Jin, W. B., Zhou, J., JRI Live Cell Bank, Hu, H., Tsou, A. M., Guo, C. J., & Artis, D. (2022). Gut-innervating nociceptors regulate the intestinal microbiota to promote tissue protection. *Cell, 185*(22), 4170–4189.e20. https://doi.org/10.1016/j.cell.2022.09.008

25. Yang, D., Jacobson, A., Meerschaert, K. A., Sifakis, J. J., Wu, M., Chen, X., Yang, T., Zhou, Y., Anekal, P. V., Rucker, R. A., Sharma, D., Sontheimer-Phelps, A., Wu, G. S., Deng, L., Anderson, M. D., Choi, S., Neel, D., Lee, N., Kasper, D. L., Jabri, B., ... Chiu, I. M. (2022). Nociceptor neurons direct goblet cells via a CGRP-RAMP1 axis to drive mucus production and gut barrier protection. *Cell, 185*(22), 4190–4205.e25. https://doi.org/10.1016/j.cell.2022.09.024

26. Dalile, B., Van Oudenhove, L., Vervliet, B., & Verbeke, K. (2019). The role of short-chain fatty acids in microbiota–gut–brain communication. *Nature Reviews Gastroenterology & Hepatology, 16*(8), 461–478. https://doi.org/10.1038/s41575-019-0157-3

27. Strandwitz P. (2018). Neurotransmitter modulation by the gut microbiota. *Brain Research,* 1693(Pt B), 128–133. https://doi.org/10.1016/j.brainres.2018.03.015

28. Kennedy, K. M., Gerlach, M. J., Adam, T., Heimesaat, M. M., Rossi, L., Surette, M. G., Sloboda, D. M., & Braun, T. (2021). Fetal meconium does not have a detectable microbiota before birth. *Nature Microbiology, 6*(7), 865–873. https://doi.org/10.1038/s41564-021-00904-0

29. Stokholm, J., Thorsen, J., Blaser, M. J., Rasmussen, M. A., Hjelmsø, M., Shah, S., Christensen, E. D., Chawes, B. L., Bønnelykke, K., Brix, S., Mortensen, M. S., Brejnrod, A., Vestergaard, G., Trivedi, U., Sørensen, S. J., & Bisgaard, H. (2020).

Delivery mode and gut microbial changes correlate with an increased risk of childhood asthma. *Science Translational Medicine, 12*(569), eaax9929. https://doi.org/10.1126/scitranslmed.aax9929

30. Shao, Y., Forster, S. C., Tsaliki, E., Vervier, K., Strang, A., Simpson, N., Kumar, N., Stares, M. D., Rodger, A., Brocklehurst, P., Field, N., & Lawley, T. D. (2019). Stunted microbiota and opportunistic pathogen colonization in caesarean–section birth. *Nature, 574*(7776), 117–121. https://doi.org/10.1038/s41586-019-1560-1

31. Busi, S. B., de Nies, L., Habier, J., Wampach, L., Fritz, J. V., Heintz–Buschart, A., May, P., Halder, R., de Beaufort, C., & Wilmes, P. (2021). Persistence of birth mode-dependent effects on gut microbiome composition, immune system stimulation and antimicrobial resistance during the first year of life. *ISME Communications, 1*(1), 8. https://doi.org/10.1038/s43705-021-00003-5

32. Dinan, T. G., Kennedy, P. J., Morais, L. H., Murphy, A., Long–Smith, C. M., Moloney, G. M., Bastiaanssen, T. F. S., Allen, A. P., Collery, A., Mullins, D., Cusack, A. M., Berding, K., O'Toole, P. W., Clarke, G., Stanton, C., & Cryan, J. F. (2021). Altered stress responses in adults born by Caesarean section. *Neurobiology of Stress, 16*, 100425. https://doi.org/10.1016/j.ynstr.2021.100425

33. Stewart, C. J., Ajami, N. J., O'Brien, J. L., Hutchinson, D. S., Smith, D. P., Wong, M. C., Ross, M. C., Lloyd, R. E., Doddapaneni, H., Metcalf, G. A., Muzny, D., Gibbs, R. A., Vatanen, T., Huttenhower, C., Xavier, R. J., Rewers, M., Hagopian, W., Toppari, J., Ziegler, A. G., She, J. X., ... Petrosino, J. F. (2018). Temporal development of the gut microbiome in early childhood from the TEDDY study. *Nature, 562*(7728), 583–588. https://doi.org/10.1038/s41586-018-0617-x

34. Rodríguez J. M. (2014). The origin of human milk bacteria: Is there a bacterial entero–mammary pathway during late pregnancy and lactation? *Advances in Nutrition, 5*(6), 779–784. https://doi.org/10.3945/an.114.007229

35. Pereyra-Elías, R., Quigley, M. A., & Carson, C. (2022). To what extent does confounding explain the association between breastfeeding duration and cognitive development up to age 14? *Findings from the UK Millennium Cohort Study. PloS One, 17*(5), e0267326. https://doi.org/10.1371/journal.pone.0267326

36. Radford–Smith, D. E., Probert, F., Burnet, P. W. J., & Anthony, D. C. (2022).

Modifying the maternal microbiota alters the gut–brain metabolome and prevents emotional dysfunction in the adult offspring of obese dams. *Proceedings of the National Academy of Sciences of the United States of America, 119*(9), e2108581119. https://doi.org/10.1073/pnas.2108581119

37. Hebert, J. C., Radford-Smith, D. E., Probert, F., Ilott, N., Chan, K. W., Anthony, D. C., & Burnet, P. W. J. (2021). Mom's diet matters: Maternal prebiotic intake in mice reduces anxiety and alters brain gene expression and the fecal microbiome in offspring. Brain, *Behavior, and Immunity,* 91, 230–244. https://doi.org/10.1016/j.bbi.2020.09.034

38. Radford-Smith, D. E., Anthony, D. C., Benz, F., Grist, J. T., Lyman, M., Miller, J. J., & Probert, F. (2023). A multivariate blood metabolite algorithm stably predicts risk and resilience to major depressive disorder in the general population. *EBioMedicine,* 93, 104643. https://doi.org/10.1016/j.ebiom.2023.104643

39. Luczynski, P., McVey Neufeld, K. A., Oriach, C. S., Clarke, G., Dinan, T. G., & Cryan, J. F. (2016). Growing up in a bubble: Using germ-free animals to assess the influence of the gut microbiota on brain and behavior. *International Journal of Neuropsychopharmacology,* 19(8), pyw020. https://doi.org/10.1093/ijnp/pyw020

40. Sharon, G., Cruz, N. J., Kang, D. W., Gandal, M. J., Wang, B., Kim, Y. M., Zink, E. M., Casey, C. P., Taylor, B. C., Lane, C. J., Bramer, L. M., Isern, N. G., Hoyt, D. W., Noecker, C., Sweredoski, M. J., Moradian, A., Borenstein, E., Jansson, J. K., Knight, R., Metz, T. O., ... Mazmanian, S. K. (2019). Human gut microbiota from autism spectrum disorder promote behavioral symptoms in mice. *Cell, 177*(6), 1600–1618.e17. https://doi.org/10.1016/j.cell.2019.05.004

41. Hsiao, E. Y., McBride, S. W., Hsien, S., Sharon, G., Hyde, E. R., McCue, T., Codelli, J. A., Chow, J., Reisman, S. E., Petrosino, J. F., Patterson, P. H., & Mazmanian, S. K. (2013). Microbiota modulate behavioral and physiological abnormalities associated with neurodevelopmental disorders. *Cell, 155*(7), 1451–1463. https://doi.org/10.1016/j.cell.2013.11.024

42. Wan, Y., Zuo, T., Xu, Z., Zhang, F., Zhan, H., Chan, D., Leung, T. F., Yeoh, Y. K., Chan, F. K. L., Chan, R., & Ng, S. C. (2022). Underdevelopment of the gut microbiota and bacteria species as non-invasive markers of prediction in children

with autism spectrum disorder. *Gut, 71*(5), 910–918. https://doi.org/10.1136/gutjnl-2020-324015

43. Yap, C. X., Henders, A. K., Alvares, G. A., Wood, D. L. A., Krause, L., Tyson, G. W., Restuadi, R., Wallace, L., McLaren, T., Hansell, N. K., Cleary, D., Grove, R., Hafekost, C., Harun, A., Holdsworth, H., Jellett, R., Khan, F., Lawson, L. P., Leslie, J., Frenk, M. L., ... Gratten, J. (2021). Autism-related dietary preferences mediate autism–gut microbiome associations. *Cell, 184*(24), 5916–5931.e17. https://doi.org/10.1016/j.cell.2021.10.015

44. Sherwin, E., Bordenstein, S. R., Quinn, J. L., Dinan, T. G., & Cryan, J. F. (2019). Microbiota and the social brain. *Science, 366*(6465), eaar2016. https://doi.org/10.1126/science.aar2016

45. Kort, R., Caspers, M., van de Graaf, A., van Egmond, W., Keijser, B., & Roeselers, G. (2014). Shaping the oral microbiota through intimate kissing. *Microbiome, 2*, 41. https://doi.org/10.1186/2049-2618-2-41

46. Claesson, M. J., Jeffery, I. B., Conde, S., Power, S. E., O'Connor, E. M., Cusack, S., Harris, H. M., Coakley, M., Lakshminarayanan, B., O'Sullivan, O., Fitzgerald, G. F., Deane, J., O'Connor, M., Harnedy, N., O'Connor, K., O'Mahony, D., van Sinderen, D., Wallace, M., Brennan, L., Stanton, C., ... O'Toole, P. W. (2012). Gut microbiota composition correlates with diet and health in the elderly. *Nature, 488*(7410), 178–184. https://doi.org/10.1038/nature11319

47. Scott, K. A., Ida, M., Peterson, V. L., Prenderville, J. A., Moloney, G. M., Izumo, T., Murphy, K., Murphy, A., Ross, R. P., Stanton, C., Dinan, T. G., & Cryan, J. F. (2017). Revisiting Metchnikoff: Age-related alterations in microbiota-gut-brain axis in the mouse. *Brain, Behavior, and Immunity, 65*, 20–32. https://doi.org/10.1016/j.bbi.2017.02.004

48. Boehme, M., van de Wouw, M., Bastiaanssen, T. F. S., Olavarría-Ramírez, L., Lyons, K., Fouhy, F., Golubeva, A. V., Moloney, G. M., Minuto, C., Sandhu, K. V., Scott, K. A., Clarke, G., Stanton, C., Dinan, T. G., Schellekens, H., & Cryan, J. F. (2020). Mid-life microbiota crises: Middle age is associated with pervasive neuroimmune alterations that are reversed by targeting the gut microbiome. *Molecular Psychiatry, 25*(10), 2567–2583. https://doi.org/10.1038/s41380-019-0425-1

49. Boehme, M., Guzzetta, K. E., Bastiaanssen, T. F. S., van de Wouw, M., Moloney, G. M., Gual-Grau, A., Spichak, S., Olavarría-Ramírez, L., Fitzgerald, P., Morillas, E., Ritz, N. L., Jaggar, M., Cowan, C. S. M., Crispie, F., Donoso, F., Halitzki, E., Neto, M. C., Sichetti, M., Golubeva, A. V., Fitzgerald, R. S., ... Cryan, J. F. (2021). Microbiota from young mice counteracts selective age-associated behavioral deficits. *Nature Aging, 1*(8), 666–676. https://doi.org/10.1038/s43587-021-00093-9
50. Monroy, M., & Keltner, D. (2023). Awe as a pathway to mental and physical health. *Perspectives on Psychological Science, 18*(2), 309–320. https://doi.org/10.1177/17456916221094856

第二部分　状况恶化：免疫失衡引发的现代疾病危机

6　误伤友军

1. Vitaliani, R., Mason, W., Ances, B., Zwerdling, T., Jiang, Z., & Dalmau, J. (2005). Paraneoplastic encephalitis, psychiatric symptoms, and hypoventilation in ovarian teratoma. *Annals of neurology, 58*(4), 594–604. https://doi.org/10.1002/ana.20614
2. Dalmau, J., Gleichman, A. J., Hughes, E. G., Rossi, J. E., Peng, X., Lai, M., Dessain, S. K., Rosenfeld, M. R., Balice-Gordon, R., & Lynch, D. R. (2008). Anti-NMDA-receptor encephalitis: case series and analysis of the effects of antibodies. *The Lancet. Neurology, 7*(12), 1091–1098. https://doi.org/10.1016/S1474-4422(08)70224-2
3. Cahalan, S. (2022, April 28). Susannah Cahalan on anti-NMDA encephalitis and her journey to diagnosis [Audio podcast]. *Brain & Life.*
4. Cahalan, S. (2012). *Brain on fire: My month of madness.* NY: Simon & Schuster.
5. Buckley, C., Oger, J., Clover, L., Tüzün, E., Carpenter, K., Jackson, M., & Vincent, A. (2001). Potassium channel antibodies in two patients with reversible limbic encephalitis. *Annals of neurology, 50*(1), 73–78. https://doi.org/10.1002/ana.1097
6. Zandi, M. S., Irani, S. R., Lang, B., Waters, P., Jones, P. B., McKenna, P., Coles, A. J., Vincent, A., & Lennox, B. R. (2011). Disease-relevant autoantibodies in first episode schizophrenia. *Journal of neurology, 258*(4), 686–688. https://doi.org/10.1007/s00415-010-5788-9
7. Pollak, T. A., Lennox, B. R., Müller, S., Benros, M. E., Prüss, H., Tebartz van Elst, L.,

Klein, H., Steiner, J., Frodl, T., Bogerts, B., Tian, L., Groc, L., Hasan, A., Baune, B. T., Endres, D., Haroon, E., Yolken, R., Benedetti, F., Halaris, A., Meyer, J. H., ... Bechter, K. (2020). Autoimmune psychosis: an international consensus on an approach to the diagnosis and management of psychosis of suspected autoimmune origin. *The lancet. Psychiatry*, *7*(1), 93–108. https://doi.org/10.1016/S2215-0366(19)30290-1

8. Lennox, B. R., Palmer-Cooper, E. C., Pollak, T., Hainsworth, J., Marks, J., Jacobson, L., Lang, B., Fox, H., Ferry, B., Scoriels, L., Crowley, H., Jones, P. B., Harrison, P. J., Vincent, A., & PPiP study team (2017). Prevalence and clinical characteristics of serum neuronal cell surface antibodies in first-episode psychosis: A case-control study. *The lancet. Psychiatry*, *4*(1), 42–48. https://doi.org/10.1016/S2215-0366(16)30375-3

9. Scott, J. G., Gillis, D., Ryan, A. E., Hargovan, H., Gundarpi, N., McKeon, G., Hatherill, S., Newman, M. P., Parry, P., Prain, K., Patterson, S., Wong, R. C. W., Wilson, R. J., & Blum, S. (2018). The prevalence and treatment outcomes of antineuronal antibody-positive patients admitted with first episode of psychosis. *BJPsych open*, *4*(2), 69–74. https://doi.org/10.1192/bjo.2018.8

10. Kraepelin, E. (1919). *Dementia praecox and paraphrenia* (E. S. Barclay, Trans.). In D. Henderson & R. D. Gillespie (Eds.) *A textbook of psychiatry* (8th ed.). Livingstone.

11. Lawson, D. (2011). *A brief and true narrative of some remarkable passages relating to sundry persons afflicted by witchcraft, at Salem Village: Which happened from the nineteenth of March, to the fifth of April.* Early English Books Online Text Creation Partnership. (Original work published 1692)

12. Tam, J., & Zandi, M. S. (2017). The witchcraft of encephalitis in Salem. *Journal of neurology*, *264*(7), 1529–1531. https://doi.org/10.1007/s00415-017-8546-4

13. Sébire, G. (2010). In search of lost time from "Demonic Possession" to anti-N-methyl-D-aspartate receptor encephalitis. *Annals of neurology*, *67*(1), 141–143. https://doi.org/10.1002/ana.21928

14. Endres, D., Lüngen, E., Hasan, A., Kluge, M., Fröhlich, S., Lewerenz, J., Bschor, T., Haußleiter, I. S., Juckel, G., Then Bergh, F., Ettrich, B., Kertzscher, L., Oviedo-Salcedo, T., Handreka, R., Lauer, M., Winter, K., Zumdick, N., Drews, A., Obrocki, J., Yalachkov, Y., ... Tebartz van Elst, L. (2022). Clinical manifestations and immunomodulatory treatment experiences in psychiatric patients with suspected

autoimmune encephalitis: A case series of 91 patients from Germany. *Molecular psychiatry, 27*(3), 1479–1489. https://doi.org/10.1038/s41380-021-01396-4

15. Lennox, B., Yeeles, K., Jones, P. B., Zandi, M., Joyce, E., Yu, L. M., Tomei, G., Pollard, R., Vincent, S. A., Shimazaki, M., Cairns, I., Dowling, F., Kabir, T., Barnes, T. R. E., Lingford Hughes, A., Hosseini, A. A., Harrower, T., Buckley, C., & Coles, A. (2019). Intravenous immunoglobulin and rituximab versus placebo treatment of antibody-associated psychosis: Study protocol of a randomised phase IIa double-blinded placebo-controlled trial (SINAPPS2). *Trials, 20*(1), 331. https://doi.org/10.1186/s13063-019-3336-1

16. Sima, R. (2023). A catatonic woman awakened after 20 years. Her story may change psychiatry. *Washington Post*.

17. Cullen, A. E., Holmes, S., Pollak, T. A., Blackman, G., Joyce, D. W., Kempton, M. J., Murray, R. M., McGuire, P., & Mondelli, V. (2019). Associations Between Non-neurological Autoimmune Disorders and Psychosis: A Meta-analysis. *Biological psychiatry, 85*(1), 35–48. https://doi.org/10.1016/j.biopsych.2018.06.016

18. Benros, M. E., Nielsen, P. R., Nordentoft, M., Eaton, W. W., Dalton, S. O., & Mortensen, P. B. (2011). Autoimmune diseases and severe infections as risk factors for schizophrenia: A 30-year population-based register study. *The American journal of psychiatry,168*(12), 1303–1310. https://doi.org/10.1176/appi.ajp.2011.11030516

19. Benros, M. E., Pedersen, M. G., Rasmussen, H., Eaton, W. W., Nordentoft, M., & Mortensen, P. B. (2014). A nationwide study on the risk of autoimmune diseases in individuals with a personal or a family history of schizophrenia and related psychosis. *The American journal of psychiatry, 171*(2), 218–226. https://doi.org/10.1176/appi.ajp.2013.13010086

20. Davies, G., Welham, J., Chant, D., Torrey, E. F., & McGrath, J. (2003). A systematic review and meta-analysis of Northern Hemisphere season of birth studies in schizophrenia. *Schizophrenia bulletin, 29*(3), 587–593. https://doi.org/10.1093/oxfordjournals.schbul.a007030

21. Cheslack-Postava, K., & Brown, A. S. (2022). Prenatal infection and schizophrenia: A decade of further progress. *Schizophrenia research*, 247, 7–15. https://doi.org/10.1016/j.schres.2021.05.014

参考文献

22. Buckley P. F. (2019). Neuroinflammation and Schizophrenia. *Current psychiatry reports*, *21*(8), 72. https://doi.org/10.1007/s11920-019-1050-z
23. Miller, B. J., Buckley, P., Seabolt, W., Mellor, A., & Kirkpatrick, B. (2011). Meta-analysis of cytokine alterations in schizophrenia: clinical status and antipsychotic effects. *Biological psychiatry*, *70*(7), 663–671. https://doi.org/10.1016/j.biopsych.2011.04.013
24. Galea I. (2021). The blood-brain barrier in systemic infection and inflammation. *Cellular & molecular immunology*, *18*(11), 2489–2501. https://doi.org/10.1038/s41423-021-00757-x
25. Armangue, T., Leypoldt, F., Málaga, I., Raspall-Chaure, M., Marti, I., Nichter, C., Pugh, J., Vicente-Rasoamalala, M., Lafuente-Hidalgo, M., Macaya, A., Ke, M., Titulaer, M. J., Höftberger, R., Sheriff, H., Glaser, C., & Dalmau, J. (2014). Herpes simplex virus encephalitis is a trigger of brain autoimmunity. *Annals of neurology*, *75*(2), 317–323. https://doi.org/10.1002/ana.24083
26. Szeligowski, T., Yun, A. L., Lennox, B. R., & Burnet, P. W. J. (2020). The Gut Microbiome and Schizophrenia: The Current State of the Field and Clinical Applications. *Frontiers in psychiatry*, *11*, 156. https://doi.org/10.3389/fpsyt.2020.00156
27. International Schizophrenia Consortium, Purcell, S. M., Wray, N. R., Stone, J. L., Visscher, P. M., O'Donovan, M. C., Sullivan, P. F., & Sklar, P. (2009). Common polygenic variation contributes to risk of schizophrenia and bipolar disorder. *Nature*, *460*(7256), 748–752. https://doi.org/10.1038/nature08185
28. Avramopoulos, D., Pearce, B. D., McGrath, J., Wolyniec, P., Wang, R., Eckart, N., Hatzimanolis, A., Goes, F. S., Nestadt, G., Mulle, J., Coneely, K., Hopkins, M., Ruczinski, I., Yolken, R., & Pulver, A. E. (2015). Infection and inflammation in schizophrenia and bipolar disorder: a genome wide study for interactions with genetic variation. *PloS one*, *10*(3), e0116696. https://doi.org/10.1371/journal.pone.0116696
29. Sekar, A., Bialas, A. R., de Rivera, H., Davis, A., Hammond, T. R., Kamitaki, N., Tooley, K., Presumey, J., Baum, M., Van Doren, V., Genovese, G., Rose, S. A., Handsaker, R. E., Schizophrenia Working Group of the Psychiatric Genomics Consortium, Daly, M. J., Carroll, M. C., Stevens, B., & McCarroll, S. A. (2016).

Schizophrenia risk from complex variation of complement component 4. *Nature, 530*(7589), 177–183. https://doi.org/10.1038/nature16549

30. Lataster, J., Myin-Germeys, I., Lieb, R., Wittchen, H. U., & van Os, J. (2012). Adversity and psychosis: a 10-year prospective study investigating synergism between early and recent adversity in psychosis. *Acta psychiatrica Scandinavica, 125*(5), 388–399. https://doi.org/10.1111/j.1600-0447.2011.01805.x

31. Song, H., Fang, F., Tomasson, G., Arnberg, F. K., Mataix-Cols, D., Fernández de la Cruz, L., Almqvist, C., Fall, K., & Valdimarsdóttir, U. A. (2018). Association of Stress-Related Disorders With Subsequent Autoimmune Disease. *JAMA, 319*(23), 2388–2400. https://doi.org/10.1001/jama.2018.7028

7 发炎的心智

1. Capuron, L., & Miller, A. H. (2004). Cytokines and psychopathology: lessons from interferon-alpha. *Biological psychiatry, 56*(11), 819–824. https://doi.org/10.1016/j.biopsych.2004.02.009

2. National Institute for Health and Care Excellence. (n.d.). *Depression: How common is it?* Clinical Knowledge Summaries. https://cks.nice.org.uk/topics/depression/background-information/prevalence/

3. Zimmerman, M., Ellison, W., Young, D., Chelminski, I., & Dalrymple, K. (2015). How many different ways do patients meet the diagnostic criteria for major depressive disorder?. *Comprehensive psychiatry,* 56, 29–34. https://doi.org/10.1016/j.comppsych.2014.09.007

4. Warden, D., Rush, A. J., Trivedi, M. H., Fava, M., & Wisniewski, S. R. (2007). The STAR*D Project results: a comprehensive review of findings. *Current psychiatry reports, 9*(6), 449–459. https://doi.org/10.1007/s11920-007-0061-3

5. Osimo, E. F., Baxter, L. J., Lewis, G., Jones, P. B., & Khandaker, G. M. (2019). Prevalence of low-grade inflammation in depression: a systematic review and meta-analysis of CRP levels. *Psychological medicine, 49*(12), 1958–1970. https://doi.org/10.1017/S0033291719001454

6. Haapakoski, R., Mathieu, J., Ebmeier, K. P., Alenius, H., & Kivimäki, M. (2015). Cumulative meta-analysis of interleukins 6 and 1β, tumour necrosis factor α and

C-reactive protein in patients with major depressive disorder. *Brain, behavior, and immunity*, 49, 206–215. https://doi.org/10.1016/j.bbi.2015.06.001

7. Foley, É. M., Parkinson, J. T., Mitchell, R. E., Turner, L., & Khandaker, G. M. (2023). Peripheral blood cellular immunophenotype in depression: a systematic review and meta-analysis. *Molecular psychiatry*, *28*(3), 1004–1019. https://doi.org/10.1038/s41380-022-01919-7

8. Haroon, E., Daguanno, A. W., Woolwine, B. J., Goldsmith, D. R., Baer, W. M., Wommack, E. C., Felger, J. C., & Miller, A. H. (2018). Antidepressant treatment resistance is associated with increased inflammatory markers in patients with major depressive disorder. *Psychoneuroendocrinology*, 95, 43–49. https://doi.org/10.1016/j.psyneuen.2018.05.026

9. Arteaga-Henríquez, G., Simon, M. S., Burger, B., Weidinger, E., Wijkhuijs, A., Arolt, V., Birkenhager, T. K., Musil, R., Müller, N., & Drexhage, H. A. (2019). Low-Grade Inflammation as a Predictor of Antidepressant and Anti-Inflammatory Therapy Response in MDD Patients: A Systematic Review of the Literature in Combination With an Analysis of Experimental Data Collected in the EU-MOODINFLAME Consortium. *Frontiers in psychiatry*, 10, 458. https://doi.org/10.3389/fpsyt.2019.00458

10. Vigen, T. (2024). *Spurious correlations*. Tyler Vigen. https://www.tylervigen.com/spurious-correlations .

11. Wohleb, E. S., McKim, D. B., Sheridan, J. F., & Godbout, J. P. (2015). Monocyte trafficking to the brain with stress and inflammation: A novel axis of immune-to-brain communication that influences mood and behavior. *Frontiers in neuroscience*, 8, 447. https://doi.org/10.3389/fnins.2014.00447

12. Hodes, G. E., Pfau, M. L., Leboeuf, M., Golden, S. A., Christoffel, D. J., Bregman, D., Rebusi, N., Heshmati, M., Aleyasin, H., Warren, B. L., Lebonté, B., Horn, S., Lapidus, K. A., Stelzhammer, V., Wong, E. H., Bahn, S., Krishnan, V., Bolaños-Guzman, C. A., Murrough, J. W., Merad, M., ... Russo, S. J. (2014). Individual differences in the peripheral immune system promote resilience versus susceptibility to social stress. *Proceedings of the National Academy of Sciences of the United States of America*, *111*(45), 16136–16141. https://doi.org/10.1073/pnas.1415191111

13. Roberts, C., Sahakian, B. J., & Robbins, T. W. (2020). Psychological mechanisms

and functions of 5-HT and SSRIs in potential therapeutic change: Lessons from the serotonergic modulation of action selection, learning, affect, and social cognition. *Neuroscience and biobehavioral reviews*, 119, 138–167. https://doi.org/10.1016/j.neubiorev.2020.09.001

14. Dantzer, R. (2016). Role of the kynurenine metabolism pathway in inflammation-induced depression: Preclinical approaches. In R. Dantzer & L. Capuron (Eds.), *Inflammation-associated depression: Evidence, mechanisms and implications* (pp. 117–138). Springer.

15. Hunt, C., Macedo E Cordeiro, T., Suchting, R., de Dios, C., Cuellar Leal, V. A., Soares, J. C., Dantzer, R., Teixeira, A. L., & Selvaraj, S. (2020). Effect of immune activation on the kynurenine pathway and depression symptoms – A systematic review and meta-analysis. *Neuroscience and biobehavioral reviews*, 118, 514–523. https://doi.org/10.1016/j.neubiorev.2020.08.010

16. Paul, E. R., Schwieler, L., Erhardt, S., Boda, S., Trepci, A., Kämpe, R., Asratian, A., Holm, L., Yngve, A., Dantzer, R., Heilig, M., Hamilton, J. P., & Samuelsson, M. (2022). Peripheral and central kynurenine pathway abnormalities in major depression. *Brain, behavior, and immunity*, 101, 136–145. https://doi.org/10.1016/j.bbi.2022.01.002

17. Felger, J. C., & Treadway, M. T. (2017). Inflammation Effects on Motivation and Motor Activity: Role of Dopamine. *Neuropsychopharmacology : Official publication of the American College of Neuropsychopharmacology*, 42(1), 216–241. https://doi.org/10.1038/npp.2016.143.

18. Ekdahl, C. T., Kokaia, Z., & Lindvall, O. (2009). Brain inflammation and adult neurogenesis: the dual role of microglia. *Neuroscience*, 158(3), 1021–1029. https://doi.org/10.1016/j.neuroscience.2008.06.052

19. Vichaya, E. G., Malik, S., Sominsky, L., Ford, B. G., Spencer, S. J., & Dantzer, R. (2020). Microglia depletion fails to abrogate inflammation-induced sickness in mice and rats. *Journal of neuroinflammation*, 17(1), 172. https://doi.org/10.1186/s12974-020-01832-2

20. Harrison, N. A., Brydon, L., Walker, C., Gray, M. A., Steptoe, A., Dolan, R. J., & Critchley, H. D. (2009). Neural origins of human sickness in interoceptive responses

to inflammation. *Biological psychiatry, 66*(5), 415–422. https://doi.org/10.1016/j.biopsych.2009.03.007

21. Brydon, L., Harrison, N. A., Walker, C., Steptoe, A., & Critchley, H. D. (2008). Peripheral inflammation is associated with altered substantia nigra activity and psychomotor slowing in humans. *Biological psychiatry, 63*(11), 1022–1029. https://doi.org/10.1016/j.biopsych.2007.12.007

22. Harrison, N. A., Voon, V., Cercignani, M., Cooper, E. A., Pessiglione, M., & Critchley, H. D. (2016). A Neurocomputational Account of How Inflammation Enhances Sensitivity to Punishments Versus Rewards. *Biological psychiatry, 80*(1), 73–81. https://doi.org/10.1016/j.biopsych.2015.07.018

23. Davies, K. A., Cooper, E., Voon, V., Tibble, J., Cercignani, M., & Harrison, N. A. (2021). Interferon and anti-TNF therapies differentially modulate amygdala reactivity which predicts associated bidirectional changes in depressive symptoms. *Molecular psychiatry, 26*(9), 5150–5160. https://doi.org/10.1038/s41380-020-0790-9

24. Köhler-Forsberg, O., N Lydholm, C., Hjorthøj, C., Nordentoft, M., Mors, O., & Benros, M. E. (2019). Efficacy of anti-inflammatory treatment on major depressive disorder or depressive symptoms: meta-analysis of clinical trials. *Acta psychiatrica Scandinavica, 139*(5), 404–419. https://doi.org/10.1111/acps.13016

25. Kappelmann, N., Lewis, G., Dantzer, R., Jones, P. B., & Khandaker, G. M. (2018). Antidepressant activity of anti-cytokine treatment: a systematic review and meta-analysis of clinical trials of chronic inflammatory conditions. *Molecular psychiatry, 23*(2), 335–343. https://doi.org/10.1038/mp.2016.167

26. Khandaker, G. M., Pearson, R. M., Zammit, S., Lewis, G., & Jones, P. B. (2014). Association of serum interleukin 6 and C-reactive protein in childhood with depression and psychosis in young adult life: a population-based longitudinal study. *JAMA psychiatry, 71*(10), 1121–1128. https://doi.org/10.1001/jamapsychiatry.2014.1332

27. Kappelmann, N., Arloth, J., Georgakis, M. K., Czamara, D., Rost, N., Ligthart, S., Khandaker, G. M., & Binder, E. B. (2021). Dissecting the Association Between Inflammation, Metabolic Dysregulation, and Specific Depressive Symptoms: A Genetic Correlation and 2-Sample Mendelian Randomization Study. *JAMA psychiatry,*

78(2), 161–170. https://doi.org/10.1001/jamapsychiatry.2020.3436

28. Raison, C. L., Rutherford, R. E., Woolwine, B. J., Shuo, C., Schettler, P., Drake, D. F., Haroon, E., & Miller, A. H. (2013). A randomized controlled trial of the tumor necrosis factor antagonist infliximab for treatment-resistant depression: the role of baseline inflammatory biomarkers. *JAMA psychiatry, 70*(1), 31–41. https://doi.org/10.1001/2013.jamapsychiatry.4

29. Salvadore, G., Nash, A., Bleys, C., et al. (2018). A double-blind, placebo-controlled, multicenter study of sirukumab as adjunctive treatment to a monoaminergic antidepressant in adults with major depressive disorder. *Neuropsychopharmacology, 43*(Suppl 1), 228–382. Presented at the 57th Annual Meeting of the American College of Neuropsychopharmacology; December 6, 2018; Hollywood, FL, USA.

30. O'Connor, J. C., Lawson, M. A., André, C., Moreau, M., Lestage, J., Castanon, N., Kelley, K. W., & Dantzer, R. (2009). Lipopolysaccharide-induced depressive-like behavior is mediated by indoleamine 2,3-dioxygenase activation in mice. *Molecular psychiatry, 14*(5), 511–522. https://doi.org/10.1038/sj.mp.4002148

31. Dean, O. M., Kanchanatawan, B., Ashton, M., Mohebbi, M., Ng, C. H., Maes, M., Berk, L., Sughondhabirom, A., Tangwongchai, S., Singh, A. B., McKenzie, H., Smith, D. J., Malhi, G. S., Dowling, N., & Berk, M. (2017). Adjunctive minocycline treatment for major depressive disorder: A proof of concept trial. *The Australian and New Zealand journal of psychiatry, 51*(8), 829–840. https://doi.org/10.1177/0004867417709357

32. Nettis, M. A., Lombardo, G., Hastings, C., Zajkowska, Z., Mariani, N., Nikkheslat, N., Worrell, C., Enache, D., McLaughlin, A., Kose, M., Sforzini, L., Bogdanova, A., Cleare, A., Young, A. H., Pariante, C. M., & Mondelli, V. (2021). Augmentation therapy with minocycline in treatment-resistant depression patients with low-grade peripheral inflammation: results from a double-blind randomised clinical trial. *Neuropsychopharmacology : Official publication of the American College of Neuropsychopharmacology, 46*(5), 939–948. https://doi.org/10.1038/s41386-020-00948-6

33. Lynall, M. E., Turner, L., Bhatti, J., Cavanagh, J., de Boer, P., Mondelli, V., Jones, D., Drevets, W. C., Cowen, P., Harrison, N. A., Pariante, C. M., Pointon, L., Clatworthy,

M. R., Bullmore, E., & Neuroimmunology of Mood Disorders and Alzheimer's Disease (NIMA) Consortium (2020). Peripheral Blood Cell-Stratified Subgroups of Inflamed Depression. *Biological psychiatry*, *88*(2), 185–196. https://doi.org/10.1016/j.biopsych.2019.11.017

34. Cattaneo, A., Ferrari, C., Turner, L., Mariani, N., Enache, D., Hastings, C., Kose, M., Lombardo, G., McLaughlin, A. P., Nettis, M. A., Nikkheslat, N., Sforzini, L., Worrell, C., Zajkowska, Z., Cattane, N., Lopizzo, N., Mazzelli, M., Pointon, L., Cowen, P. J., Cavanagh, J., ... Pariante, C. M. (2020). Whole-blood expression of inflammasome- and glucocorticoid-related mRNAs correctly separates treatment-resistant depressed patients from drug-free and responsive patients in the BIODEP study. *Translational psychiatry*, *10*(1), 232. https://doi.org/10.1038/s41398-020-00874-7

35. van Eeden, W. A., van Hemert, A. M., Carlier, I. V. E., Penninx, B. W. J. H., Lamers, F., Fried, E. I., Schoevers, R., & Giltay, E. J. (2020). Basal and LPS-stimulated inflammatory markers and the course of individual symptoms of depression. *Translational psychiatry*, *10*(1), 235. https://doi.org/10.1038/s41398-020-00920-4.

36. Zwiep, J. C., Bet, P. M., Rhebergen, D., Nurmohamed, M. T., Vinkers, C. H., Penninx, B. W. J. H., Milaneschi, Y., & Lamers, F. (2022). Efficacy of celecoxib add-on treatment for immuno-metabolic depression: Protocol of the INFLAMED double-blind placebo-controlled randomized controlled trial. *Brain, behavior, & immunity - health*, *27*, 100585. https://doi.org/10.1016/j.bbih.2022.100585

37. Lamers, F., de Jonge, P., Nolen, W. A., Smit, J. H., Zitman, F. G., Beekman, A. T., & Penninx, B. W. (2010). Identifying depressive subtypes in a large cohort study: results from the Netherlands Study of Depression and Anxiety (NESDA). *Journal of clinical psychiatry*, *71*(12), 1582–1589. https://doi.org/10.4088/JCP.09m05398blu

38. Milaneschi, Y., Lamers, F., Berk, M., & Penninx, B. W. J. H. (2020). Depression Heterogeneity and Its Biological Underpinnings: Toward Immunometabolic Depression. *Biological psychiatry*, *88*(5), 369–380. https://doi.org/10.1016/j.biopsych.2020.01.014

39. Lamers, F., Milaneschi, Y., Smit, J. H., Schoevers, R. A., Wittenberg, G., & Penninx, B. W. J. H. (2019). Longitudinal Association Between Depression and Inflammatory Markers: Results From the Netherlands Study of Depression and Anxiety. *Biological*

psychiatry, 85(10), 829–837. https://doi.org/10.1016/j.biopsych.2018.12.020

40. Lynall, M. E., Soskic, B., Hayhurst, J., Schwartzentruber, J., Levey, D. F., Pathak, G. A., Polimanti, R., Gelernter, J., Stein, M. B., Trynka, G., Clatworthy, M. R., & Bullmore, E. (2022). Genetic variants associated with psychiatric disorders are enriched at epigenetically active sites in lymphoid cells. *Nature communications, 13*(1), 6102.

8 炎性思维

1. Koren, T., Yifa, R., Amer, M., Krot, M., Boshnak, N., Ben-Shaanan, T. L., Azulay-Debby, H., Zalayat, I., Avishai, E., Hajjo, H., Schiller, M., Haykin, H., Korin, B., Farfara, D., Hakim, F., Kobiler, O., Rosenblum, K., & Rolls, A. (2021). Insular cortex neurons encode and retrieve specific immune responses. *Cell, 184*(24), 5902–5915.e17. https://doi.org/10.1016/j.cell.2021.10.013

2. Koren, T., & Rolls, A. (2022). Immunoception: Defining brain-regulated immunity. *Neuron, 110*(21), 3425–3428. https://doi.org/10.1016/j.neuron.2022.10.016

3. Mackenzie, J. N. (1886). The production of the so-called "rose cold" by means of an artificial rose, with remarks and historical notes. *American Journal of the Medical Sciences, 91*(181), 45.

4. Ader, R., & Cohen, N. (1975). Behaviorally conditioned immunosuppression. *Psychosomatic medicine, 37*(4), 333–340. https://doi.org/10.1097/00006842-197507000-00007

5. Hadamitzky, M., Lückemann, L., Pacheco-López, G., & Schedlowski, M. (2020). Pavlovian Conditioning of Immunological and Neuroendocrine Functions. *Physiological reviews, 100*(1), 357–405. https://doi.org/10.1152/physrev.00033.2018

6. Lyman, M. (2021). *The painful truth: The new science of why we hurt and how we can heal*. Bantam Press.

7. Schaller, M., Miller, G. E., Gervais, W. M., Yager, S., & Chen, E. (2010). Mere visual perception of other people's disease symptoms facilitates a more aggressive immune response. Psychological science, *21*(5), 649–652. https://doi.org/10.1177/0956797610368064

8. Kayama, T., Ikegaya, Y., & Sasaki, T. (2022). Phasic firing of dopaminergic neurons in

the ventral tegmental area triggers peripheral immune responses. *Scientific reports*, *12*(1), 1447. https://doi.org/10.1038/s41598-022-05306-8

9. Barlow, M. A., Wrosch, C., Gouin, J. P., & Kunzmann, U. (2019). Is anger, but not sadness, associated with chronic inflammation and illness in older adulthood?. *Psychology and aging*, *34*(3), 330–340. https://doi.org/10.1037/pag0000348

10. Graham-Engeland, J. E., Sin, N. L., Smyth, J. M., Jones, D. R., Knight, E. L., Sliwinski, M. J., Almeida, D. M., Katz, M. J., Lipton, R. B., & Engeland, C. G. (2018). Negative and positive affect as predictors of inflammation: Timing matters. *Brain, behavior, and immunity*, 74, 222–230. https://doi.org/10.1016/j.bbi.2018.09.011.

11. Stellar, J. E., John-Henderson, N., Anderson, C. L., Gordon, A. M., McNeil, G. D., & Keltner, D. (2015). Positive affect and markers of inflammation: discrete positive emotions predict lower levels of inflammatory cytokines. *Emotion (Washington, D.C.)*, *15*(2), 129–133. https://doi.org/10.1037/emo0000033

12. Bierhaus, A., Wolf, J., Andrassy, M., Rohleder, N., Humpert, P. M., Petrov, D., Ferstl, R., von Eynatten, M., Wendt, T., Rudofsky, G., Joswig, M., Morcos, M., Schwaninger, M., McEwen, B., Kirschbaum, C., & Nawroth, P. P. (2003). A mechanism converting psychosocial stress into mononuclear cell activation. *Proceedings of the National Academy of Sciences of the United States of America*, *100*(4), 1920–1925. https://doi.org/10.1073/pnas.0438019100

13. Dhabhar, F. S., Malarkey, W. B., Neri, E., & McEwen, B. S. (2012). Stress-induced redistribution of immune cells--from barracks to boulevards to battlefields: a tale of three hormones--Curt Richter Award winner. *Psychoneuroendocrinology*, *37*(9), 1345–1368. https://doi.org/10.1016/j.psyneuen.2012.05.008

14. Saint-Mezard, P., Chavagnac, C., Bosset, S., Ionescu, M., Peyron, E., Kaiserlian, D., Nicolas, J. F., & Bérard, F. (2003). Psychological stress exerts an adjuvant effect on skin dendritic cell functions in vivo. *Journal of immunology (Baltimore, Md. : 1950)*, *171*(8), 4073–4080. https://doi.org/10.4049/jimmunol.171.8.4073

15. Kataoka, N., Shima, Y., Nakajima, K., & Nakamura, K. (2020). A central master driver of psychosocial stress responses in the rat. *Science*, *367*(6482), 1105–1112. https://doi.org/10.1126/science.aaz4639

16. Dhabhar, F. S. (2014). Effects of stress on immune function: the good, the bad, and the beautiful. *Immunologic research*, *58*(2–3), 193–210. https://doi.org/10.1007/s12026-014-8517-0
17. Poller, W. C., Downey, J., Mooslechner, A. A., Khan, N., Li, L., Chan, C. T., McAlpine, C. S., Xu, C., Kahles, F., He, S., Janssen, H., Mindur, J. E., Singh, S., Kiss, M. G., Alonso-Herranz, L., Iwamoto, Y., Kohler, R. H., Wong, L. P., Chetal, K., Russo, S. J., ... Swirski, F. K. (2022). Brain motor and fear circuits regulate leukocytes during acute stress. *Nature*, *607*(7919), 578–584. https://doi.org/10.1038/s41586-022-04890-z
18. Haykin, H., & Rolls, A. (2021). The neuroimmune response during stress: A physiological perspective. *Immunity*, *54*(9), 1933–1947. https://doi.org/10.1016/j.immuni.2021.08.023
19. Capellino, S., Claus, M., & Watzl, C. (2020). Regulation of natural killer cell activity by glucocorticoids, serotonin, dopamine, and epinephrine. *Cellular & molecular immunology*, *17*(7), 705–711. https://doi.org/10.1038/s41423-020-0477-9
20. Engler, H., Bailey, M. T., Engler, A., & Sheridan, J. F. (2004). Effects of repeated social stress on leukocyte distribution in bone marrow, peripheral blood and spleen. *Journal of neuroimmunology*, *148*(1–2), 106–115. https://doi.org/10.1016/j.jneuroim.2003.11.011
21. Hinwood, M., Morandini, J., Day, T. A., & Walker, F. R. (2012). Evidence that microglia mediate the neurobiological effects of chronic psychological stress on the medial prefrontal cortex. *Cerebral cortex* (1991), *22*(6), 1442–1454. https://doi.org/10.1093/cercor/bhr229
22. Lobo, B., Tramullas, M., Finger, B. C., Lomasney, K. W., Beltran, C., Clarke, G., Santos, J., Hyland, N. P., Dinan, T. G., & Cryan, J. F. (2023). The Stressed Gut: Region-specific Immune and Neuroplasticity Changes in Response to Chronic Psychosocial Stress. *Journal of neurogastroenterology and motility*, *29*(1), 72–84. https://doi.org/10.5056/jnm22009
23. Patterson, A. M., Yildiz, V. O., Klatt, M. D., & Malarkey, W. B. (2014). Perceived stress predicts allergy flares. Annals of allergy, asthma & immunology : Official publication of the American College of Allergy, *Asthma, & Immunology*, *112*(4),

317–321. https://doi.org/10.1016/j.anai.2013.07.013

24. O'Donovan, A., Cohen, B. E., Seal, K. H., Bertenthal, D., Margaretten, M., Nishimi, K., & Neylan, T. C. (2015). Elevated risk for autoimmune disorders in iraq and afghanistan veterans with posttraumatic stress disorder. *Biological psychiatry*, *77*(4), 365–374. https://doi.org/10.1016/j.biopsych.2014.06.015

25. Kuhlman, K. R., Cole, S. W., Irwin, M. R., Craske, M. G., Fuligni, A. J., & Bower, J. E. (2023). The role of early life adversity and inflammation in stress-induced change in reward and risk processes among adolescents. *Brain, behavior, and immunity*, 109, 78–88. https://doi.org/10.1016/j.bbi.2023.01.004

26. Nikkheslat, N., McLaughlin, A. P., Hastings, C., Zajkowska, Z., Nettis, M. A., Mariani, N., Enache, D., Lombardo, G., Pointon, L., Cowen, P. J., Cavanagh, J., Harrison, N. A., Bullmore, E. T., NIMA Consortium, Pariante, C. M., & Mondelli, V. (2020). Childhood trauma, HPA axis activity and antidepressant response in patients with depression. *Brain, behavior, and immunity*, 87, 229–237. https://doi.org/10.1016/j.bbi.2019.11.024

27. Frank, M. G., Fonken, L. K., Watkins, L. R., & Maier, S. F. (2020). Acute stress induces chronic neuroinflammatory, microglial and behavioral priming: A role for potentiated NLRP3 inflammasome activation. *Brain, behavior, and immunity*, 89, 32–42. https://doi.org/10.1016/j.bbi.2020.05.063

28. Song, H., Fang, F., Tomasson, G., Arnberg, F. K., Mataix-Cols, D., Fernández de la Cruz, L., Almqvist, C., Fall, K., & Valdimarsdóttir, U. A. (2018). Association of Stress-Related Disorders With Subsequent Autoimmune Disease. *JAMA*, *319*(23), 2388–2400. https://doi.org/10.1001/jama.2018.7028

29. Van Bogart, K., Engeland, C. G., Sliwinski, M. J., Harrington, K. D., Knight, E. L., Zhaoyang, R., Scott, S. B., & Graham-Engeland, J. E. (2022). The Association Between Loneliness and Inflammation: Findings From an Older Adult Sample. *Frontiers in behavioral neuroscience*, 15, 801746. https://doi.org/10.3389/fnbeh.2021.801746

30. Jaremka, L. M., Fagundes, C. P., Peng, J., Bennett, J. M., Glaser, R., Malarkey, W. B., & Kiecolt-Glaser, J. K. (2013). Loneliness promotes inflammation during acute stress. *Psychological science*, *24*(7), 1089–1097. https://doi.org/10.1177/0956797612464059

31. Kuper, H., & Marmot, M. (2003). Job strain, job demands, decision latitude, and risk of coronary heart disease within the Whitehall II study. *Journal of epidemiology and community health, 57*(2), 147–153. https://doi.org/10.1136/jech.57.2.147
32. Väänänen, A., Koskinen, A., Joensuu, M., Kivimäki, M., Vahtera, J., Kouvonen, A., & Jäppinen, P. (2008). Lack of predictability at work and risk of acute myocardial infarction: an 18-year prospective study of industrial employees. *American journal of public health, 98*(12), 2264–2271. https://doi.org/10.2105/AJPH.2007.122382
33. Biltz, R. G., Sawicki, C. M., Sheridan, J. F., & Godbout, J. P. (2022). The neuroimmunology of social-stress-induced sensitization. *Nature immunology, 23*(11), 1527–1535. https://doi.org/10.1038/s41590-022-01321-z

9 无主之地

1. Davis, H. E., Assaf, G. S., McCorkell, L., Wei, H., Low, R. J., Re'em, Y., Redfield, S., Austin, J. P., & Akrami, A. (2021). Characterizing long COVID in an international cohort: 7 months of symptoms and their impact. *EClinicalMedicine*, 38, 101019. https://doi.org/10.1016/j.eclinm.2021.101019
2. Glaser, R., Padgett, D. A., Litsky, M. L., Baiocchi, R. A., Yang, E. V., Chen, M., Yeh, P. E., Klimas, N. G., Marshall, G. D., Whiteside, T., Herberman, R., Kiecolt-Glaser, J., & Williams, M. V. (2005). Stress-associated changes in the steady-state expression of latent Epstein-Barr virus: implications for chronic fatigue syndrome and cancer. *Brain, behavior, and immunity, 19*(2), 91–103. https://doi.org/10.1016/j.bbi.2004.09.001
3. Meng, M., Zhang, S., Dong, X., Sun, W., Deng, Y., Li, W., Li, R., Annane, D., Wu, Z., & Chen, D. (2022). COVID-19 associated EBV reactivation and effects of ganciclovir treatment. *Immunity, inflammation and disease, 10*(4), e597. https://doi.org/10.1002/iid3.597
4. Su, Y., Yuan, D., Chen, D. G., Ng, R. H., Wang, K., Choi, J., Li, S., Hong, S., Zhang, R., Xie, J., Kornilov, S. A., Scherler, K., Pavlovitch-Bedzyk, A. J., Dong, S., Lausted, C., Lee, I., Fallen, S., Dai, C. L., Baloni, P., Smith, B., ... Heath, J. R. (2022). Multiple early factors anticipate post-acute COVID-19 sequelae. *Cell, 185*(5), 881–895.e20. https://doi.org/10.1016/j.cell.2022.01.014
5. Klein, J., Wood, J., Jaycox, J. R., Dhodapkar, R. M., Lu, P., Gehlhausen, J. R.,

Tabachnikova, A., Greene, K., Tabacof, L., Malik, A. A., Silva Monteiro, V., Silva, J., Kamath, K., Zhang, M., Dhal, A., Ott, I. M., Valle, G., Peña-Hernández, M., Mao, T., Bhattacharjee, B., ... Iwasaki, A. (2023). Distinguishing features of long COVID identified through immune profiling. *Nature, 623*(7985), 139–148. https://doi.org/10.1038/s41586-023-06651-y

6. Bjornevik, K., Cortese, M., Healy, B. C., Kuhle, J., Mina, M. J., Leng, Y., Elledge, S. J., Niebuhr, D. W., Scher, A. I., Munger, K. L., & Ascherio, A. (2022). Longitudinal analysis reveals high prevalence of Epstein-Barr virus associated with multiple sclerosis. *Science (New York, N.Y.), 375*(6578), 296–301. https://doi.org/10.1126/science.abj8222

7. ModernaTX, Inc. (2021). *A study of an Epstein-Barr virus (EBV) candidate vaccine, mRNA-1189, in 10- to 30-year-old healthy adults* [Clinical trial registration]. ClinicalTrials.gov. https://clinicaltrials.gov/ct2/show/NCT05164094

8. Cosentino, G., Todisco, M., Hota, N., Della Porta, G., Morbini, P., Tassorelli, C., & Pisani, A. (2021). Neuropathological findings from COVID-19 patients with neurological symptoms argue against a direct brain invasion of SARS-CoV-2: A critical systematic review. *European journal of neurology, 28*(11), 3856–3865. https://doi.org/10.1111/ene.15045

9. Payus, A. O., Jeffree, M. S., Ohn, M. H., Tan, H. J., Ibrahim, A., Chia, Y. K., & Raymond, A. A. (2022). Immune-mediated neurological syndrome in SARS-CoV-2 infection: a review of literature on autoimmune encephalitis in COVID-19. *Neurological sciences : official journal of the Italian Neurological Society and of the Italian Society of Clinical Neurophysiology, 43*(3), 1533–1547. https://doi.org/10.1007/s10072-021-05785-z

10. Wang, E. Y., Mao, T., Klein, J., Dai, Y., Huck, J. D., Jaycox, J. R., Liu, F., Zhou, T., Israelow, B., Wong, P., Coppi, A., Lucas, C., Silva, J., Oh, J. E., Song, E., Perotti, E. S., Zheng, N. S., Fischer, S., Campbell, M., Fournier, J. B., ... Ring, A. M. (2021). Diverse functional autoantibodies in patients with COVID-19. *Nature, 595*(7866), 283–288. https://doi.org/10.1038/s41586-021-03631-y.

11. Fernández-Castañeda, A., Lu, P., Geraghty, A. C., Song, E., Lee, M. H., Wood, J., O'Dea, M. R., Dutton, S., Shamardani, K., Nwangwu, K., Mancusi, R., Yalçın, B., Taylor, K. R., Acosta-Alvarez, L., Malacon, K., Keough, M. B., Ni, L., Woo, P. J.,

Contreras-Esquivel, D., Toland, A. M. S., ... Monje, M. (2022). Mild respiratory COVID can cause multi-lineage neural cell and myelin dysregulation. *Cell, 185*(14), 2452-2468.e16. https://doi.org/10.1016/j.cell.2022.06.008

12. Yang, A. C., Kern, F., Losada, P. M., Agam, M. R., Maat, C. A., Schmartz, G. P., Fehlmann, T., Stein, J. A., Schaum, N., Lee, D. P., Calcuttawala, K., Vest, R. T., Berdnik, D., Lu, N., Hahn, O., Gate, D., McNerney, M. W., Channappa, D., Cobos, I., Ludwig, N., ... Wyss-Coray, T. (2021). Dysregulation of brain and choroid plexus cell types in severe COVID-19. *Nature, 595*(7868), 565-571. https://doi.org/10.1038/s41586-021-03710-0

13. Taquet, M., Sillett, R., Zhu, L., Mendel, J., Camplisson, I., Dercon, Q., & Harrison, P. J. (2022). Neurological and psychiatric risk trajectories after SARS-CoV-2 infection: an analysis of 2-year retrospective cohort studies including 1 284 437 patients. *The lancet. Psychiatry, 9*(10), 815-827. https://doi.org/10.1016/S2215-0366(22)00260-7

14. Ruffieux, H., Hanson, A. L., Lodge, S., Lawler, N. G., Whiley, L., Gray, N., Nolan, T. H., Bergamaschi, L., Mescia, F., Turner, L., de Sa, A., Pelly, V. S., Cambridge Institute of Therapeutic Immunology and Infectious Disease-National Institute of Health Research (CITIID-NIHR) BioResource COVID-19 Collaboration, Kotagiri, P., Kingston, N., Bradley, J. R., Holmes, E., Wist, J., Nicholson, J. K., Lyons, P. A., ... Hess, C. (2023). A patient-centric modeling framework captures recovery from SARS-CoV-2 infection. *Nature immunology, 24*(2), 349-358. https://doi.org/10.1038/s41590-022-01380-2

15. Klein, J., Wood, J., Jaycox, J., Lu, P., Dhodapkar, R. M., Gehlhausen, J. R., Tabachnikova, A., Tabacof, L., Malik, A. A., Kamath, K., Greene, K., Monteiro, V. S., Peña-Hernandez, M., Mao, T., Bhattacharjee, B., Takahashi, T., Lucas, C., Silva, J., Mccarthy, D., Breyman, E., ... Iwasaki, A. (2022). Distinguishing features of Long COVID identified through immune profiling. *medRxiv : the preprint server for health sciences*, 2022.08.09.22278592. https://doi.org/10.1101/2022.08.09.22278592

16. Su, Y., Yuan, D., Chen, D. G., Ng, R. H., Wang, K., Choi, J., Li, S., Hong, S., Zhang, R., Xie, J., Kornilov, S. A., Scherler, K., Pavlovitch-Bedzyk, A. J., Dong, S., Lausted, C., Lee, I., Fallen, S., Dai, C. L., Baloni, P., Smith, B., ... Heath, J. R. (2022).

Multiple early factors anticipate post-acute COVID-19 sequelae. *Cell*, *185*(5), 881–895.e20. https://doi.org/10.1016/j.cell.2022.01.014

17. Wang, S., Quan, L., Chavarro, J. E., Slopen, N., Kubzansky, L. D., Koenen, K. C., Kang, J. H., Weisskopf, M. G., Branch-Elliman, W., & Roberts, A. L. (2022). Associations of Depression, Anxiety, Worry, Perceived Stress, and Loneliness Prior to Infection With Risk of Post-COVID-19 Conditions. *JAMA psychiatry*, *79*(11), 1081–1091. https://doi.org/10.1001/jamapsychiatry.2022.2640

18. Liu, Q., Mak, J. W. Y., Su, Q., Yeoh, Y. K., Lui, G. C., Ng, S. S. S., Zhang, F., Li, A. Y. L., Lu, W., Hui, D. S., Chan, P. K., Chan, F. K. L., & Ng, S. C. (2022). Gut microbiota dynamics in a prospective cohort of patients with post-acute COVID-19 syndrome. *Gut*, *71*(3), 544–552. https://doi.org/10.1136/gutjnl-2021-325989

19. Thomas, R., Aldous, J. W. F., Forsyth, & R. (2021). The influence of a blend of probiotic Lactobacillus and prebiotic inulin on the duration and severity of symptoms among individuals with COVID-19. *Infectious Diseases Diagnosis and Treatment*, 5(1).

20. Bramante, C. T., Buse, J. B., Liebovitz, D. M., Nicklas, J. M., Puskarich, M. A., Cohen, K., Belani, H. K., Anderson, B. J., Huling, J. D., Tignanelli, C. J., Thompson, J. L., Pullen, M., Wirtz, E. L., Siegel, L. K., Proper, J. L., Odde, D. J., Klatt, N. R., Sherwood, N. E., Lindberg, S. M., Karger, A. B., ... COVID-OUT Study Team (2023). Outpatient treatment of COVID-19 and incidence of post-COVID-19 condition over 10 months (COVID-OUT): a multicentre, randomised, quadruple-blind, parallel-group, phase 3 trial. The Lancet. *Infectious diseases*, *23*(10), 1119–1129. https://doi.org/10.1016/S1473-3099(23)00299-2

21. Wu, H., Esteve, E., Tremaroli, V., Khan, M. T., Caesar, R., Mannerås-Holm, L., Ståhlman, M., Olsson, L. M., Serino, M., Planas-Fèlix, M., Xifra, G., Mercader, J. M., Torrents, D., Burcelin, R., Ricart, W., Perkins, R., Fernàndez-Real, J. M., & Bäckhed, F. (2017). Metformin alters the gut microbiome of individuals with treatment-naive type 2 diabetes, contributing to the therapeutic effects of the drug. *Nature medicine*, *23*(7), 850–858. https://doi.org/10.1038/nm.4345

22. Stephan, K. E., Manjaly, Z. M., Mathys, C. D., Weber, L. A., Paliwal, S., Gard, T., Tittgemeyer, M., Fleming, S. M., Haker, H., Seth, A. K., & Petzschner, F. H. (2016). Allostatic Self-efficacy: A Metacognitive Theory of Dyshomeostasis-Induced Fatigue

and Depression. *Frontiers in human neuroscience*, 10, 550. https://doi.org/10.3389/fnhum.2016.00550

23. Peters, A., McEwen, B. S., & Friston, K. (2017). Uncertainty and stress: Why it causes diseases and how it is mastered by the brain. *Progress in neurobiology*, 156, 164–188. https://doi.org/10.1016/j.pneurobio.2017.05.004

24. Kiverstein, J., Kirchhoff, M. D., & Thacker, M. (2022). An embodied predictive processing theory of pain experience. *Review of Philosophy and Psychology*, 13, 973–998. https://doi.org/10.1007/s13164-022-00635-z

25. Ashar, Y. K., Gordon, A., Schubiner, H., Uipi, C., Knight, K., Anderson, Z., Carlisle, J., Polisky, L., Geuter, S., Flood, T. F., Kragel, P. A., Dimidjian, S., Lumley, M. A., & Wager, T. D. (2022). Effect of Pain Reprocessing Therapy vs Placebo and Usual Care for Patients With Chronic Back Pain: A Randomized Clinical Trial. *JAMA psychiatry*, 79(1), 13–23. https://doi.org/10.1001/jamapsychiatry.2021.2669

26. Kent, P., Haines, T., O'Sullivan, P., Smith, A., Campbell, A., Schutze, R., Attwell, S., Caneiro, J. P., Laird, R., O'Sullivan, K., McGregor, A., Hartvigsen, J., Lee, D. A., Vickery, A., Hancock, M., & RESTORE trial team (2023). Cognitive functional therapy with or without movement sensor biofeedback versus usual care for chronic, disabling low back pain (RESTORE): a randomised, controlled, three-arm, parallel group, phase 3, clinical trial. *Lancet (London, England)*, 401(10391), 1866–1877. https://doi.org/10.1016/S0140-6736(23)00441-5

27. Vezzani, A., & Viviani, B. (2015). Neuromodulatory properties of inflammatory cytokines and their impact on neuronal excitability. *Neuropharmacology*, 96(Pt A), 70–82. https://doi.org/10.1016/j.neuropharm.2014.10.027

28. Sharp, H., Themelis, K., Amato, M., Barritt, A., Davies, K., Harrison, N., Garfinkel, S., Critchley, H., & Eccles, J. (2021). Fibromyalgia and myalgic encephalomyelitis/chronic fatigue syndrome (ME/CFS): An interoceptive predictive coding model of pain and fatigue expression. Journal of Neurology, *Neurosurgery & Psychiatry*, 92, A3.3–A4. https://doi.org/10.1136/jnnp-2021-BNPA.10

10 战争的代价

1. Tang, W., Kannaley, K., Friedman, D. B., Edwards, V. J., Wilcox, S., Levkoff, S.

E., Hunter, R. H., Irmiter, C., & Belza, B. (2017). Concern about developing Alzheimer's disease or dementia and intention to be screened: An analysis of national survey data. *Archives of gerontology and geriatrics*, 71, 43–49. https://doi.org/10.1016/j.archger.2017.02.013

2. Davis, D. H. J., Skelly, D. T., Murray, C., Hennessy, E., Bowen, J., Norton, S., Brayne, C., Rahkonen, T., Sulkava, R., Sanderson, D. J., Rawlins, J. N., Bannerman, D. M., MacLullich, A. M. J., & Cunningham, C. (2015). Worsening cognitive impairment and neurodegenerative pathology progressively increase risk for delirium. *The American journal of geriatric psychiatry : Official journal of the American Association for Geriatric Psychiatry*, 23(4), 403–415. https://doi.org/10.1016/j.jagp.2014.08.005

3. Davis, D. H., Muniz-Terrera, G., Keage, H. A., Stephan, B. C., Fleming, J., Ince, P. G., Matthews, F. E., Cunningham, C., Ely, E. W., MacLullich, A. M., Brayne, C., & Epidemiological Clinicopathological Studies in Europe (EClipSE) Collaborative Members (2017). Association of Delirium With Cognitive Decline in Late Life: A Neuropathologic Study of 3 Population-Based Cohort Studies. *JAMA psychiatry*, 74(3), 244–251. https://doi.org/10.1001/jamapsychiatry.2016.3423

4. Belluck, P. (2021). Concerns grow over safety of Aduhelm after death of patient who got the drug. *The New York Times*. https://www.nytimes.com/2021/11/22/health/aduhelm-death-safety.html.

5. Swardfager, W., Lanctôt, K., Rothenburg, L., Wong, A., Cappell, J., & Herrmann, N. (2010). A meta-analysis of cytokines in Alzheimer's disease. *Biological psychiatry*, 68(10), 930–941. https://doi.org/10.1016/j.biopsych.2010.06.012

6. King, E., O'Brien, J. T., Donaghy, P., Morris, C., Barnett, N., Olsen, K., Martin-Ruiz, C., Taylor, J. P., & Thomas, A. J. (2018). Peripheral inflammation in prodromal Alzheimer's and Lewy body dementias. *Journal of neurology, neurosurgery, and psychiatry*, 89(4), 339–345. https://doi.org/10.1136/jnnp-2017-317134

7. Katan, M., Moon, Y. P., Paik, M. C., Sacco, R. L., Wright, C. B., & Elkind, M. S. (2013). Infectious burden and cognitive function: the Northern Manhattan Study. *Neurology*, 80(13), 1209–1215. https://doi.org/10.1212/WNL.0b013e3182896e79

8. Sipilä, P. N., Heikkilä, N., Lindbohm, J. V., Hakulinen, C., Vahtera, J., Elovainio, M., Suominen, S., Väänänen, A., Koskinen, A., Nyberg, S. T., Pentti, J., Strandberg, T. E.,

& Kivimäki, M. (2021). Hospital-treated infectious diseases and the risk of dementia: a large, multicohort, observational study with a replication cohort. *The Lancet Infectious diseases*, *21*(11), 1557–1567. https://doi.org/10.1016/S1473-3099(21)00144-4

9. Eyting, M., Xie, M., Heß, S., & Geldsetzer, P. (2023). Causal evidence that herpes zoster vaccination prevents a proportion of dementia cases. *medRxiv : the preprint server for health sciences*, 2023.05.23.23290253. https://doi.org/10.1101/2023.05.23.23290253

10. Lyman, M., Lloyd, D. G., Ji, X., Vizcaychipi, M. P., & Ma, D. (2014). Neuroinflammation: the role and consequences. *Neuroscience research*, *79*, 1–12. https://doi.org/10.1016/j.neures.2013.10.004

11. Yeung, C. H. C., Au Yeung, S. L., & Schooling, C. M. (2022). Association of autoimmune diseases with Alzheimer's disease: A mendelian randomization study. *Journal of psychiatric research*, *155*, 550–558. https://doi.org/10.1016/j.jpsychires.2022.09.052

12. Ide, M., Harris, M., Stevens, A., Sussams, R., Hopkins, V., Culliford, D., Fuller, J., Ibbett, P., Raybould, R., Thomas, R., Puenter, U., Teeling, J., Perry, V. H., & Holmes, C. (2016). Periodontitis and Cognitive Decline in Alzheimer's Disease. *PloS one*, *11*(3), e0151081. https://doi.org/10.1371/journal.pone.0151081

13. Kumar, D. K., Choi, S. H., Washicosky, K. J., Eimer, W. A., Tucker, S., Ghofrani, J., Lefkowitz, A., McColl, G., Goldstein, L. E., Tanzi, R. E., & Moir, R. D. (2016). Amyloid-β peptide protects against microbial infection in mouse and worm models of Alzheimer's disease. *Science translational medicine*, *8*(340), 340ra72. https://doi.org/10.1126/scitranslmed.aaf1059

14. Weaver D. F. (2023). Alzheimer's disease as an innate autoimmune disease (AD2): A new molecular paradigm. *Alzheimer's & dementia : The journal of the Alzheimer's Association*, *19*(3), 1086–1098. https://doi.org/10.1002/alz.12789

15. Murray, C., Sanderson, D. J., Barkus, C., Deacon, R. M., Rawlins, J. N., Bannerman, D. M., & Cunningham, C. (2012). Systemic inflammation induces acute working memory deficits in the primed brain: relevance for delirium. *Neurobiology of aging*, *33*(3), 603–616.e3. https://doi.org/10.1016/j.neurobiolaging.2010.04.002

16. Wendeln, A. C., Degenhardt, K., Kaurani, L., Gertig, M., Ulas, T., Jain, G., Wagner, J., Häsler, L. M., Wild, K., Skodras, A., Blank, T., Staszewski, O., Datta, M., Centeno,

T. P., Capece, V., Islam, M. R., Kerimoglu, C., Staufenbiel, M., Schultze, J. L., Beyer, M., ... Neher, J. J. (2018). Innate immune memory in the brain shapes neurological disease hallmarks. *Nature, 556*(7701), 332–338. https://doi.org/10.1038/s41586-018-0023-4

17. Hong, S., Beja-Glasser, V. F., Nfonoyim, B. M., Frouin, A., Li, S., Ramakrishnan, S., Merry, K. M., Shi, Q., Rosenthal, A., Barres, B. A., Lemere, C. A., Selkoe, D. J., & Stevens, B. (2016). Complement and microglia mediate early synapse loss in Alzheimer mouse models. *Science.352*(6286), 712–716. https://doi.org/10.1126/science.aad8373

18. Shi, Q., Chowdhury, S., Ma, R., Le, K. X., Hong, S., Caldarone, B. J., Stevens, B., & Lemere, C. A. (2017). Complement C3 deficiency protects against neurodegeneration in aged plaque-rich APP/PS1 mice. *Science translational medicine, 9*(392), eaaf6295. https://doi.org/10.1126/scitranslmed.aaf6295

19. Efthymiou, A. G., & Goate, A. M. (2017). Late onset Alzheimer's disease genetics implicates microglial pathways in disease risk. *Molecular neurodegeneration, 12*(1), 43. https://doi.org/10.1186/s13024-017-0184-x

20. Pascoal, T. A., Benedet, A. L., Ashton, N. J., Kang, M. S., Therriault, J., Chamoun, M., Savard, M., Lussier, F. Z., Tissot, C., Karikari, T. K., Ottoy, J., Mathotaarachchi, S., Stevenson, J., Massarweh, G., Schöll, M., de Leon, M. J., Soucy, J. P., Edison, P., Blennow, K., Zetterberg, H., ... Rosa-Neto, P. (2021). Microglial activation and tau propagate jointly across Braak stages. *Nature medicine, 27*(9), 1592–1599. https://doi.org/10.1038/s41591-021-01456-w

21. Vogt, N. M., Kerby, R. L., Dill-McFarland, K. A., Harding, S. J., Merluzzi, A. P., Johnson, S. C., Carlsson, C. M., Asthana, S., Zetterberg, H., Blennow, K., Bendlin, B. B., & Rey, F. E. (2017). Gut microbiome alterations in Alzheimer's disease. *Scientific reports, 7*(1), 13537. https://doi.org/10.1038/s41598-017-13601-y

22. Sochocka, M., Donskow-Łysoniewska, K., Diniz, B. S., Kurpas, D., Brzozowska, E., & Leszek, J. (2019). The Gut Microbiome Alterations and Inflammation-Driven Pathogenesis of Alzheimer's Disease-a Critical Review. *Molecular neurobiology, 56*(3), 1841–1851. https://doi.org/10.1007/s12035-018-1188-4

23. Boehme, M., Guzzetta, K. E., Bastiaanssen, T. F. S., van de Wouw, M., Moloney,

G. M., Gual-Grau, A., Spichak, S., Olavarría-Ramírez, L., Fitzgerald, P., Morillas, E., Ritz, N. L., Jaggar, M., Cowan, C. S. M., Crispie, F., Donoso, F., Halitzki, E., Neto, M. C., Sichetti, M., Golubeva, A. V., Fitzgerald, R. S., ... Cryan, J. F. (2021). Microbiota from young mice counteracts selective age-associated behavioral deficits. *Nature aging, 1*(8), 666–676. https://doi.org/10.1038/s43587-021-00093-9

24. Bevan-Jones, W. R., Cope, T. E., Jones, P. S., Kaalund, S. S., Passamonti, L., Allinson, K., Green, O., Hong, Y. T., Fryer, T. D., Arnold, R., Coles, J. P., Aigbirhio, F. I., Larner, A. J., Patterson, K., O'Brien, J. T., & Rowe, J. B. (2020). Neuroinflammation and protein aggregation co-localize across the frontotemporal dementia spectrum. *Brain : a journal of neurology, 143*(3), 1010–1026. https://doi.org/10.1093/brain/awaa033

25. Soehnlein, O., & Libby, P. (2021). Targeting inflammation in atherosclerosis – from experimental insights to the clinic. Nature reviews. *Drug discovery, 20*(8), 589–610. https://doi.org/10.1038/s41573-021-00198-1

26. Roth, G. A., Mensah, G. A., Johnson, C. O., Addolorato, G., Ammirati, E., Baddour, L. M., Barengo, N. C., Beaton, A. Z., Benjamin, E. J., Benziger, C. P., Bonny, A., Brauer, M., Brodmann, M., Cahill, T. J., Carapetis, J., Catapano, A. L., Chugh, S. S., Cooper, L. T., Coresh, J., Criqui, M., ... GBD-NHLBI-JACC Global Burden of Cardiovascular Diseases Writing Group (2020). Global Burden of Cardiovascular Diseases and Risk Factors, 1990-2019: Update From the GBD 2019 Study. *Journal of the American College of Cardiology, 76*(25), 2982–3021. https://doi.org/10.1016/j.jacc.2020.11.010

27. Furman, D., Campisi, J., Verdin, E., Carrera-Bastos, P., Targ, S., Franceschi, C., Ferrucci, L., Gilroy, D. W., Fasano, A., Miller, G. W., Miller, A. H., Mantovani, A., Weyand, C. M., Barzilai, N., Goronzy, J. J., Rando, T. A., Effros, R. B., Lucia, A., Kleinstreuer, N., & Slavich, G. M. (2019). Chronic inflammation in the etiology of disease across the life span. *Nature medicine, 25*(12), 1822–1832. https://doi.org/10.1038/s41591-019-0675-0

28. Franceschi, C., Garagnani, P., Parini, P., Giuliani, C., & Santoro, A. (2018). Inflammaging: a new immune-metabolic viewpoint for age-related diseases. Nature reviews. *Endocrinology, 14*(10), 576–590. https://doi.org/10.1038/s41574-018-0059-4

29. Song, C., Shi, J., Zhang, P., Zhang, Y., Xu, J., Zhao, L., Zhang, R., Wang, H., & Chen, H. (2022). Immunotherapy for Alzheimer's disease: targeting β-amyloid and beyond. *Translational neurodegeneration, 11*(1), 18. https://doi.org/10.1186/s40035-022-00292-3

30. Zhou, M., Xu, R., Kaelber, D. C., & Gurney, M. E. (2020). Tumor Necrosis Factor (TNF) blocking agents are associated with lower risk for Alzheimer's disease in patients with rheumatoid arthritis and psoriasis. *PloS one, 15*(3), e0229819. https://doi.org/10.1371/journal.pone.0229819

31. Decourt, B., Lahiri, D. K., & Sabbagh, M. N. (2017). Targeting Tumor Necrosis Factor Alpha for Alzheimer's Disease. *Current Alzheimer research, 14*(4), 412–425. https://doi.org/10.2174/1567205013666160930110551

第三部分　重置防御系统：饮食、运动与心理调节

11　抗炎生活

1. Attia, P. (2023). Outlive: The science and art of longevity. Vermillion.

12　吃

1. Leeming, E. R., Johnson, A. J., Spector, T. D., & Le Roy, C. I. (2019). Effect of Diet on the Gut Microbiota: Rethinking Intervention Duration. *Nutrients, 11*(12), 2862. https://doi.org/10.3390/nu11122862

2. Singh, R. K., Chang, H. W., Yan, D., Lee, K. M., Ucmak, D., Wong, K., Abrouk, M., Farahnik, B., Nakamura, M., Zhu, T. H., Bhutani, T., & Liao, W. (2017). Influence of diet on the gut microbiome and implications for human health. *Journal of translational medicine, 15*(1), 73. https://doi.org/10.1186/s12967-017-1175-y

3. Lozupone, C. A., Stombaugh, J. I., Gordon, J. I., Jansson, J. K., & Knight, R. (2012). Diversity, stability and resilience of the human gut microbiota. *Nature, 489*(7415), 220–230. https://doi.org/10.1038/nature11550

4. Heiman, M. L., & Greenway, F. L. (2016). A healthy gastrointestinal microbiome is dependent on dietary diversity. *Molecular metabolism, 5*(5), 317–320. https://doi.org/10.1016/j.molmet.2016.02.005

5. Schnorr, S. L., Candela, M., Rampelli, S., Centanni, M., Consolandi, C., Basaglia, G., Turroni, S., Biagi, E., Peano, C., Severgnini, M., Fiori, J., Gotti, R., De Bellis, G., Luiselli, D., Brigidi, P., Mabulla, A., Marlowe, F., Henry, A. G., & Crittenden, A. N. (2014). Gut microbiome of the Hadza hunter-gatherers. *Nature communications*, 5, 3654. https://doi.org/10.1038/ncomms4654
6. Deehan, E. C., & Walter, J. (2016). The Fiber Gap and the Disappearing Gut Microbiome: Implications for Human Nutrition. *Trends in endocrinology and metabolism: TEM*, *27*(5), 239–242. https://doi.org/10.1016/j.tem.2016.03.001
7. Yatsunenko, T., Rey, F. E., Manary, M. J., Trehan, I., Dominguez-Bello, M. G., Contreras, M., Magris, M., Hidalgo, G., Baldassano, R. N., Anokhin, A. P., Heath, A. C., Warner, B., Reeder, J., Kuczynski, J., Caporaso, J. G., Lozupone, C. A., Lauber, C., Clemente, J. C., Knights, D., Knight, R., … Gordon, J. I. (2012). Human gut microbiome viewed across age and geography. *Nature*, *486*(7402), 222–227. https://doi.org/10.1038/nature11053
8. Bolte, L. A., Vich Vila, A., Imhann, F., Collij, V., Gacesa, R., Peters, V., Wijmenga, C., Kurilshikov, A., Campmans-Kuijpers, M. J. E., Fu, J., Dijkstra, G., Zhernakova, A., & Weersma, R. K. (2021). Long-term dietary patterns are associated with pro-inflammatory and anti-inflammatory features of the gut microbiome. *Gut*, *70*(7), 1287–1298. https://doi.org/10.1136/gutjnl-2020-322670
9. Peirce, J. M., & Alviña, K. (2019). The role of inflammation and the gut microbiome in depression and anxiety. *Journal of neuroscience research*, 97(10), 1223–1241. https://doi.org/10.1002/jnr.24476
10. McDonald, D., Hyde, E., Debelius, J. W., Morton, J. T., Gonzalez, A., Ackermann, G., Aksenov, A. A., Behsaz, B., Brennan, C., Chen, Y., DeRight Goldasich, L., Dorrestein, P. C., Dunn, R. R., Fahimipour, A. K., Gaffney, J., Gilbert, J. A., Gogul, G., Green, J. L., Hugenholtz, P., Humphrey, G., … Knight, R. (2018). *American Gut: an Open Platform for Citizen Science Microbiome Research. mSystems*, *3*(3), e00031-18. https://doi.org/10.1128/mSystems.00031-18
11. Wastyk, H. C., Fragiadakis, G. K., Perelman, D., Dahan, D., Merrill, B. D., Yu, F. B., Topf, M., Gonzalez, C. G., Van Treuren, W., Han, S., Robinson, J. L., Elias, J. E., Sonnenburg, E. D., Gardner, C. D., & Sonnenburg, J. L. (2021). Gut-microbiota-

targeted diets modulate human immune status. *Cell, 184*(16), 4137–4153.e14. https://doi.org/10.1016/j.cell.2021.06.019

12. Menni, C., Louca, P., Berry, S. E., Vijay, A., Astbury, S., Leeming, E. R., Gibson, R., Asnicar, F., Piccinno, G., Wolf, J., Davies, R., Mangino, M., Segata, N., Spector, T. D., & Valdes, A. M. (2021). High intake of vegetables is linked to lower white blood cell profile and the effect is mediated by the gut microbiome. *BMC medicine, 19*(1), 37.

13. Wang, P., Song, M., Eliassen, A. H., Wang, M., Fung, T. T., Clinton, S. K., Rimm, E. B., Hu, F. B., Willett, W. C., Tabung, F. K., & Giovannucci, E. L. (2023). Optimal dietary patterns for prevention of chronic disease. *Nature medicine, 29*(3), 719–728. https://doi.org/10.1038/s41591-023-02235-5

14. Willett, W., Rockström, J., Loken, B., Springmann, M., Lang, T., Vermeulen, S., Garnett, T., Tilman, D., DeClerck, F., Wood, A., Jonell, M., Clark, M., Gordon, L. J., Fanzo, J., Hawkes, C., Zurayk, R., Rivera, J. A., De Vries, W., Majele Sibanda, L., Afshin, A., ... Murray, C. J. L. (2019). Food in the Anthropocene: the EAT–Lancet Commission on healthy diets from sustainable food systems. *Lancet, 393*(10170), 447–492. https://doi.org/10.1016/S0140-6736(18)31788-4

15. Metchnikoff, E. (1907). *The prolongation of life*. G. P. Putnam's Sons.

16. Berding, K., Bastiaanssen, T. F. S., Moloney, G. M., Boscaini, S., Strain, C. R., Anesi, A., Long-Smith, C., Mattivi, F., Stanton, C., Clarke, G., Dinan, T. G., & Cryan, J. F. (2023). Feed your microbes to deal with stress: a psychobiotic diet impacts microbial stability and perceived stress in a healthy adult population. *Molecular psychiatry, 28*(2), 601–610. https://doi.org/10.1038/s41380-022-01817-y

17. Pollan, M. (2009). *In defence of food*. Penguin.

13　玩耍

1. Dohnalová, L., Lundgren, P., Carty, J. R. E., Goldstein, N., Wenski, S. L., Nanudorn, P., Thiengmag, S., Huang, K. P., Litichevskiy, L., Descamps, H. C., Chellappa, K., Glassman, A., Kessler, S., Kim, J., Cox, T. O., Dmitrieva-Posocco, O., Wong, A. C., Allman, E. L., Ghosh, S., Sharma, N., ... Thaiss, C. A. (2022). A microbiome-dependent gut-brain pathway regulates motivation for exercise. *Nature, 612*(7941), 739–747. https://doi.org/10.1038/s41586-022-05525-z

2. Wood, B. M., Harris, J. A., Raichlen, D. A., Pontzer, H., Sayre, K., Sancilio, A., Berbesque, C., Crittenden, A. N., Mabulla, A., McElreath, R., Cashdan, E., & Jones, J. H. (2021). Gendered movement ecology and landscape use in Hadza hunter-gatherers. *Nature human behaviour*, *5*(4), 436–446. https://doi.org/10.1038/s41562-020-01002-7

3. Arundell, L., Fletcher, E., Salmon, J., Veitch, J., & Hinkley, T. (2016). A systematic review of the prevalence of sedentary behavior during the after-school period among children aged 5-18 years. *The international journal of behavioral nutrition and physical activity*, *13*(1), 93. https://doi.org/10.1186/s12966-016-0419-1

4. Warburton, D. E. R., & Bredin, S. S. D. (2017). Health benefits of physical activity: a systematic review of current systematic reviews. *Current opinion in cardiology*, *32*(5), 541–556. https://doi.org/10.1097/HCO.0000000000000437

5. Takács, E., Barkaszi, I., Czigler, I., Pató, L. G., Altbäcker, A., McIntyre, J., Cheron, G., & Balázs, L. (2021). Persistent deterioration of visuospatial performance in spaceflight. *Scientific reports*, *11*(1), 9590. https://doi.org/10.1038/s41598-021-88938-6

6. Haapala, E. A., Väistö, J., Lintu, N., Westgate, K., Ekelund, U., Poikkeus, A. M., Brage, S., & Lakka, T. A. (2017). Physical activity and sedentary time in relation to academic achievement in children. *Journal of science and medicine in sport*, *20*(6), 583–589. https://doi.org/10.1016/j.jsams.2016.11.003

7. Raichlen, D. A., & Alexander, G. E. (2017). Adaptive Capacity: An Evolutionary Neuroscience Model Linking Exercise, Cognition, and Brain Health. *Trends in neurosciences*, *40*(7), 408–421. https://doi.org/10.1016/j.tins.2017.05.001

8. Miles, L. K., Karpinska, K., Lumsden, J., & Macrae, C. N. (2010). The meandering mind: vection and mental time travel. *PloS one*, *5*(5), e10825. https://doi.org/10.1371/journal.pone.0010825

9. Noetel, M., Sanders, T., Gallardo-Gómez, D., Parker, P., del Pozo Cruz, B., Lonsdale, C., Varley, B., Antczak, D., Wilczynska, M., Lubans, D. R., Biddle, S. J. H., & Devine, E. K. (2023). *Running from depression: A systematic review and network meta-analysis of exercise dose and modality in the treatment for depression*. SSRN. https://doi.org/10.2139/ssrn.4388153

10. Zaccardi, F., Davies, M. J., Khunti, K., & Yates, T. (2019). Comparative Relevance of Physical Fitness and Adiposity on Life Expectancy: A UK Biobank Observational

Study. *Mayo Clinic proceedings*, *94*(6), 985–994. https://doi.org/10.1016/j.mayocp.2018.10.029

11. Gaesser, G. A., & Angadi, S. S. (2021). Obesity treatment: Weight loss versus increasing fitness and physical activity for reducing health risks. *iScience*, 24(10), 102995. https://doi.org/10.1016/j.isci.2021.102995

12. Falconer, C. L., Cooper, A. R., Walhin, J. P., Thompson, D., Page, A. S., Peters, T. J., Montgomery, A. A., Sharp, D. J., Dayan, C. M., & Andrews, R. C. (2014). Sedentary time and markers of inflammation in people with newly diagnosed type 2 diabetes. *Nutrition, metabolism, and cardiovascular diseases : NMCD*, *24*(9), 956–962. https://doi.org/10.1016/j.numecd.2014.03.009

13. Phillips, C. M., Dillon, C. B., & Perry, I. J. (2017). Does replacing sedentary behaviour with light or moderate to vigorous physical activity modulate inflammatory status in adults?. *The international journal of behavioral nutrition and physical activity*, *14*(1), 138. https://doi.org/10.1186/s12966-017-0594-8

14. Nieman, D. C., Henson, D. A., Austin, M. D., & Brown, V. A. (2005). Immune response to a 30-minute walk. *Medicine and science in sports and exercise*, 37(1), 57–62. https://doi.org/10.1249/01.mss.0000149808.38194.21

15. Shen, B., Tasdogan, A., Ubellacker, J. M., Zhang, J., Nosyreva, E. D., Du, L., Murphy, M. M., Hu, S., Yi, Y., Kara, N., Liu, X., Guela, S., Jia, Y., Ramesh, V., Embree, C., Mitchell, E. C., Zhao, Y. C., Ju, L. A., Hu, Z., Crane, G. M., ... Morrison, S. J. (2021). A mechanosensitive peri-arteriolar niche for osteogenesis and lymphopoiesis. *Nature*, *591*(7850), 438–444. https://doi.org/10.1038/s41586-021-03298-5

16. Dimitrov, S., Hulteng, E., & Hong, S. (2017). Inflammation and exercise: Inhibition of monocytic intracellular TNF production by acute exercise via β 2-adrenergic activation. *Brain, behavior, and immunity*, 61, 60–68. https://doi.org/10.1016/j.bbi.2016.12.017

17. Duggal, N. A., Pollock, R. D., Lazarus, N. R., Harridge, S., & Lord, J. M. (2018). Major features of immunesenescence, including reduced thymic output, are ameliorated by high levels of physical activity in adulthood. *Aging cell*, *17*(2), e12750. https://doi.org/10.1111/acel.12750

18. Nelke, C., Dziewas, R., Minnerup, J., Meuth, S. G., & Ruck, T. (2019). Skeletal

muscle as potential central link between sarcopenia and immune senescence. *EBioMedicine*, 49, 381–388. https://doi.org/10.1016/j.ebiom.2019.10.034

19. Reilly, S. M., & Saltiel, A. R. (2017). Adapting to obesity with adipose tissue inflammation. Nature reviews. *Endocrinology*, *13*(11), 633–643. https://doi.org/10.1038/nrendo.2017.90

20. Mailing, L. J., Allen, J. M., Buford, T. W., Fields, C. J., & Woods, J. A. (2019). Exercise and the Gut Microbiome: A Review of the Evidence, Potential Mechanisms, and Implications for Human Health. *Exercise and sport sciences reviews*, *47*(2), 75–85. https://doi.org/10.1249/JES.0000000000000183

21. White, M. P., Alcock, I., Grellier, J., Wheeler, B. W., Hartig, T., Warber, S. L., Bone, A., Depledge, M. H., & Fleming, L. E. (2019). Spending at least 120 minutes a week in nature is associated with good health and wellbeing. *Scientific reports*, *9*(1), 7730. https://doi.org/10.1038/s41598-019-44097-3

22. Thompson, C. W., Roe, J., Aspinall, P., Mitchell, R., & Clow, A. (2012). More green space is linked to less stress in deprived communities: Evidence from salivary cortisol patterns. *Landscape and Urban Planning*, *105*(3), 221–229. https://doi.org/10.1016/j.landurbplan.2011.12.015

23. Beyer, K. M., Kaltenbach, A., Szabo, A., Bogar, S., Nieto, F. J., & Malecki, K. M. (2014). Exposure to neighborhood green space and mental health: evidence from the survey of the health of Wisconsin. *International journal of environmental research and public health*, *11*(3), 3453–3472. https://doi.org/10.3390/ijerph110303453

24. Jimenez, M. P., Elliott, E. G., DeVille, N. V., Laden, F., Hart, J. E., Weuve, J., Grodstein, F., & James, P. (2022). Residential Green Space and Cognitive Function in a Large Cohort of Middle-Aged Women. *JAMA network open*, *5*(4), e229306. https://doi.org/10.1001/jamanetworkopen.2022.9306

25. Kuo M. (2015). How might contact with nature promote human health? Promising mechanisms and a possible central pathway. *Frontiers in psychology*, 6, 1093. https://doi.org/10.3389/fpsyg.2015.01093

26. Selway, C. A., Mills, J. G., Weinstein, P., Skelly, C., Yadav, S., Lowe, A., Breed, M. F., & Weyrich, L. S. (2020). Transfer of environmental microbes to the skin and respiratory tract of humans after urban green space exposure. *Environment*

international, 145, 106084. https://doi.org/10.1016/j.envint.2020.106084

27. Walker, M. (2017). Why we sleep: Unlocking the power of sleep and dreams. Scribner.

28. Prather, A. A., Janicki-Deverts, D., Hall, M. H., & Cohen, S. (2015). Behaviorally Assessed Sleep and Susceptibility to the Common Cold. *Sleep*, *38*(9), 1353–1359. https://doi.org/10.5665/sleep.4968

29. Spiegel, K., Sheridan, J. F., & Van Cauter, E. (2002). Effect of sleep deprivation on response to immunization. *JAMA*, *288*(12), 1471–1472. https://doi.org/10.1001/jama.288.12.1471-a

30. Suzuki, H., Savitz, J., Kent Teague, T., Gandhapudi, S. K., Tan, C., Misaki, M., McKinney, B. A., Irwin, M. R., Drevets, W. C., & Bodurka, J. (2017). Altered populations of natural killer cells, cytotoxic T lymphocytes, and regulatory T cells in major depressive disorder: Association with sleep disturbance. *Brain, behavior, and immunity*, 66, 193–200. https://doi.org/10.1016/j.bbi.2017.06.011

31. Irwin, M., Mascovich, A., Gillin, J. C., Willoughby, R., Pike, J., & Smith, T. L. (1994). Partial sleep deprivation reduces natural killer cell activity in humans. *Psychosomatic medicine*, *56*(6), 493–498. https://doi.org/10.1097/00006842-199411000-00004

32. Irwin, M. R., Wang, M., Ribeiro, D., Cho, H. J., Olmstead, R., Breen, E. C., Martinez-Maza, O., & Cole, S. (2008). Sleep loss activates cellular inflammatory signaling. *Biological psychiatry*, *64*(6), 538–540. https://doi.org/10.1016/j.biopsych.2008.05.004

33. Irwin M. R. (2019). Sleep and inflammation: partners in sickness and in health. Nature reviews. *Immunology*, *19*(11), 702–715. https://doi.org/10.1038/s41577-019-0190-z

34. Goldstein, A. N., & Walker, M. P. (2014). The role of sleep in emotional brain function. *Annual review of clinical psychology*, 10, 679–708. https://doi.org/10.1146/annurev-clinpsy-032813-153716

35. Klinzing, J. G., Niethard, N., & Born, J. (2019). Mechanisms of systems memory consolidation during sleep. *Nature neuroscience*, *22*(10), 1598–1610. https://doi.org/10.1038/s41593-019-0467-3

36. Smith, R. P., Easson, C., Lyle, S. M., Kapoor, R., Donnelly, C. P., Davidson, E. J.,

Parikh, E., Lopez, J. V., & Tartar, J. L. (2019). *Gut microbiome diversity is associated with sleep physiology in humans*. PloS one, *14*(10), e0222394. https://doi.org/10.1371/journal.pone.0222394

37. Leproult, R., Colecchia, E. F., L'Hermite-Balériaux, M., & Van Cauter, E. (2001). Transition from dim to bright light in the morning induces an immediate elevation of cortisol levels. *Journal of clinical endocrinology and metabolism*, *86*(1), 151–157. https://doi.org/10.1210/jcem.86.1.7102

38. Angarita, G. A., Emadi, N., Hodges, S., & Morgan, P. T. (2016). Sleep abnormalities associated with alcohol, cannabis, cocaine, and opiate use: a comprehensive review. *Addiction science & clinical practice*, *11*(1), 9. https://doi.org/10.1186/s13722-016-0056-7

14 爱

1. Dantzer, R., Cohen, S., Russo, S. J., & Dinan, T. G. (2018). Resilience and immunity. *Brain, behavior, and immunity*, 74, 28–42. https://doi.org/10.1016/j.bbi.2018.08.010

2. Think CBT. (n.d.). *Cognitive Behavioural Therapy Worksheets and Exercises*. Think CBT. https://thinkcbt.com/think-cbt-worksheets.

3. Starr, L. R., Hershenberg, R., Shaw, Z. A., Li, Y. I., & Santee, A. C. (2020). The perils of murky emotions: Emotion differentiation moderates the prospective relationship between naturalistic stress exposure and adolescent depression. *Emotion*, *20*(6), 927–938. https://doi.org/10.1037/emo0000630

4. Hoemann, K., Xu, F., & Barrett, L. F. (2019). Emotion words, emotion concepts, and emotional development in children: A constructionist hypothesis. *Developmental psychology*, *55*(9), 1830–1849. https://doi.org/10.1037/dev0000686

5. Willcox, G. (1982). The feeling wheel: A tool for expanding awareness of emotions and increasing spontaneity and intimacy. *Transactional Analysis Journal*, *12*(4), 274–276. https://doi.org/10.1177/036215378201200411

6. Hazlett, L. I., Moieni, M., Irwin, M. R., Haltom, K. E. B., Jevtic, I., Meyer, M. L., Breen, E. C., Cole, S. W., & Eisenberger, N. I. (2021). Exploring neural mechanisms of the health benefits of gratitude in women: A randomized controlled trial. *Brain, behavior, and immunity*, 95, 444–453. https://doi.org/10.1016/j.bbi.2021.04.019

7. Hölzel, B. K., Carmody, J., Vangel, M., Congleton, C., Yerramsetti, S. M., Gard,

T., & Lazar, S. W. (2011). Mindfulness practice leads to increases in regional brain gray matter density. *Psychiatry research*, *191*(1), 36–43. https://doi.org/10.1016/j.pscychresns.2010.08.006

8. Stellar, J. E., John-Henderson, N., Anderson, C. L., Gordon, A. M., McNeil, G. D., & Keltner, D. (2015). Positive affect and markers of inflammation: discrete positive emotions predict lower levels of inflammatory cytokines. *Emotion (Washington, D.C.)*, *15*(2), 129–133. https://doi.org/10.1037/emo0000033

9. National Center for Complementary and Integrative Health. (2023, December). *Tai chi: What you need to know.* https://www.nccih.nih.gov/health/tai-chi-what-you-need-to-know.

10. Sapolsky, R. M. (2004). *Why zebras don't get ulcers: The acclaimed guide to stress, stress-related diseases, and coping.* Holt Paperbacks.

11. Sapolsky, R. M. (2017, June 20). *Why zebras don't get ulcers: Stress and health* [Lecture]. Beckman Institute, Uni・versity of Illinois Urbana-Champaign.

12. Dweck, C. S., & Yeager, D. S. (2019). Mindsets: A View From Two Eras. *Perspectives on psychological science : a journal of the Association for Psychological Science*, *14*(3), 481–496. https://doi.org/10.1177/1745691618804166

13. Durant, W. (1961). *Story of philosophy. Simon & Schuster.*

14. Clear, J. (2018). *Atomic habits: An easy & proven way to build good habits & break bad ones.* Penguin.

15. Holt-Lunstad J. (2022). Social Connection as a Public Health Issue: The Evidence and a Systemic Framework for Prioritizing the "Social" in Social Determinants of Health. *Annual review of public health*, 43, 193–213. https://doi.org/10.1146/annurev-publhealth-052020-110732

16. Eisenberger, N. I., Lieberman, M. D., & Williams, K. D. (2003). Does rejection hurt? *An FMRI study of social exclusion. Science* , *302*(5643), 290–292. https://doi.org/10.1126/science.1089134

17. Sapolsky, R. M. (2004). Social status and health in humans and other animals. *Annual Review of Anthropology*, 33, 393–418.